U0269420

新冠肺炎综合防控诊治丛书

SERIES IN COMPREHENSIVE PREVENTION, CONTROL, DIAGNOSIS, AND TREATMENT OF COVID-19

临床诊治

分册

新冠肺炎临床病例和热点问题解析

河南省卫生健康委员会
河南省人民医院　编写

河南科学技术出版社
·郑州·

图书在版编目（CIP）数据

新冠肺炎综合防控诊治丛书. 临床诊治分册：新冠肺炎临床病例和热点问题解析 / 河南省卫生健康委员会，河南省人民医院编写. —郑州：河南科学技术出版社，2020.6

ISBN 978-7-5349-9965-9

Ⅰ. ①新… Ⅱ. ①河… ②河… Ⅲ. ①日冕形病毒—病毒病—肺炎—诊疗 Ⅳ. ①R563.1

中国版本图书馆CIP数据核字（2020）第079344号

出版发行：河南科学技术出版社
　　　　　地址：郑州市郑东新区祥盛街27号　　邮编：450016
　　　　　电话：（0371）65788858　　65788628
　　　　　网址：www.hnstp.cn
策划编辑：马艳茹
责任编辑：高　杨
责任校对：牛艳春　丁秀荣
封面设计：张　伟
责任印制：张艳芳
印　　刷：河南新华印刷集团有限公司
经　　销：全国新华书店
开　　本：787 mm×1 092 mm　1/16　印张：17　字数：305千字
版　　次：2020年6月第1版　　2020年6月第1次印刷
定　　价：55.00元

如发现印、装质量问题，影响阅读，请与出版社联系并调换。

丛书编委会

主　任　顾建钦　邵凤民

编　委　武素英　田海峰　陈传亮　申志强　孙培春
　　　　张连仲　李建军　赵东卿　王宇明　王留义
　　　　王梅云　李　刚　张加强　张红梅　武启峰
　　　　秦秉玉　康　谊　梁新亮　程兆云

本书编委会

主　审　邵凤民

主　编　康　谊　李　刚　王宇明

副主编　张晓菊　刘俊平　李　轶　王雪梅　张玉薇　吴贺文
　　　　曾艳丽

编　委　（按姓氏笔画排序）

丁岗强　丁忠于　马　力　马汝飞　王保亚　王艳春
王雪梅　王慧玲　牛垚飞　毛小欢　毛重山　占伟丽
宁会彬　刘俊平　刘艳红　刘晓丽　刘翠平　李　刚
李　轶　李　宽　李向玉　杨栋强　肖二辉　吴贺文
佑航标　张　乾　张　琦　张　璨　张江峰　张晓菊
张福明　陈原邻　邵凤民　罗伟光　胡　敏　翁鑫鑫
郭凤霞　崔发财　康　谊　康月华　康艳红　彭　真
曾艳丽　魏君锋

秘　书　刘俊平

主编简介

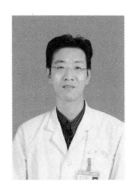

康谊 博士，主任医师，硕士研究生导师。河南省人民医院感染科主任。美国加利福尼亚大学旧金山分校访问学者。主要研究领域为肝脏和感染性疾病，发表论文30余篇，其中SCI论文10余篇。主持多项临床科研项目，包括河南省科学技术厅课题2项，省部共建课题1项，卫生计生科技英才海外研修工程1项。参与研究"十三五"国家科技重大专项项目。荣获"河南省医学科学技术进步奖"二等奖和"河南省科学技术进步奖"三等奖。

学术职位：

河南省医院协会抗菌药物合理应用管理分会第一届副主任委员

中华医学会肝病学分会重型肝病与人工肝学组委员

河南省医学会肝病学分会副主任委员

河南省医学会感染病学分会副主任委员

《中华肝脏病杂志》编委

《现代医药卫生》杂志编委

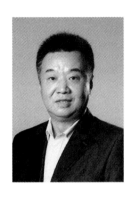

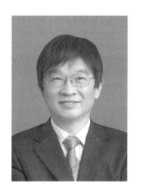

李刚 副主任技师，硕士生导师，河南省人民医院国际医疗中心党总支书记，河南省人民医院检验科主任。先后在国家级专业刊物及管理杂志上发表论文30余篇，发表SCI论文8篇，出版专著4部，获河南省科技成果二等奖、三等奖各一项，先后获全国医院优秀信息主管（CIO）、优秀召集人、河南省医院信息化先进个人等荣誉称号。

现任：

中华检验医学教育学院河南分院副院长

中国中西医结合学会检验医学专业委员会临床实验室信息智能化专家委员会常务委员

中国医学装备协会现场快速检测（POCT）装备技术分会第二届常务委员

中国医学装备协会检验医学分会委员

中国卫生信息学会理事

《中华检验医学杂志》审稿专家

《中国数字医学》编委

河南省微循环学会检验医学分会会长

河南省医院管理协会检验专业委员会副主任委员

河南省医学会第九届检验医学分会委员会常务委员

王宇明 二级教授，研究员，郑州大学特聘教授，医学博士，享受国务院特殊津贴，河南省优秀专家。现任河南省人民医院首席科技官，兼任河南省医学会副会长。任中华医学会医学科研管理专科分会常委5届至今，任中华医学会医学科研管理专科分会副主任委员1届，2017年获中华医学会医学科学研究管理学会科研管理杰出贡献奖。

发表学术论文70余篇，编写学术专著10余部，其中1998年主编出版的《临床医学科研方法》，是国内较早的医学科研管理学术专著。2020年3月，作为通讯作者在《美国医学会杂志》发表论文。主持多项国家级、省级重大科研项目，如科技部"十一五""十二五"重大科技专项；2018年科技部重点研发计划专项。获多项科技成果奖，其中河南省科技进步奖8项；河南省医学科技进步奖7项。

序

整合：构建新冠肺炎健康服务生态系统。

Integration: Building COVID-19 Health Services Eco-system.

人类发展史是一部人类与传染病的斗争史。在历史上，危害过人类的传染病有鼠疫、天花、霍乱、麻风、白喉、流行性感冒、梅毒、斑疹伤寒、疟疾、狂犬病、肺结核等数十种之多，其中以鼠疫、天花、流行性感冒影响最大。进入21世纪以来，SARS（严重急性呼吸综合征）、禽流感、埃博拉出血热、中东呼吸综合征等疫情频发，近期新型冠状病毒肺炎（简称新冠肺炎，COVID-19）肆虐，人类与传染病斗争的形势依然严峻。

医院作为重大传染病预警研判、医疗救治、临床研究、宣教培训的综合载体，在疫情防控中的地位举足轻重。但在新冠肺炎疫情暴发初期，也暴露了一些共性短板，如信息传递和反馈滞后、形势误判、决策不当、措施不力、反应迟缓、协调不畅、物资储备不足等。这说明，传统经验式的医院医疗健康服务供给模式，已经无法胜任传播速度快、感染范围广、防控难度大的疫情防控重任。

河南省人民医院是河南省省级新冠肺炎定点救治医院，疫情暴发初期就坚持以生态论、系统论、协同论、制度论、信息论、资源论等方法论为指导，积极整合院内、院外优质资源，构建医院主导、社区支持、社会参与的"三位一体"的新冠肺炎防控健康服务生态系统，取得了"确诊病例全部治愈、医务人员零感染"的成效。

作为奋战在新冠肺炎疫情防控一线的医务工作者，我们不仅有义务提供优质高效的医疗健康服务，更有责任从学术角度寻求在新冠肺炎大流行背景下实施有效干预和优化服务供给的一般规律，以期从临床、护理、社区干预、应急管理、线上服务等多维视角，提供新冠肺炎综合防治示范方案，为巩固我国新冠肺炎疫情防控成果、降低社会经济健康总体代价做出贡献。

基于这种思考，我们着手编写了"新冠肺炎综合防控诊治丛书"。本丛书采用理论分析结合案例报道的形式展开写作，全面总结了新冠肺炎防控健康服务生态系统所涵盖的八个学科在疫情防控中的做法和经验，编著形成九个分册：《应急管理分册》《互联智慧分级诊疗分册》《河南省人民医院公共卫生医学中心分册》《全科与社区分册》《临床诊治分册》《重症救治分册》《护理案例解析及管理分册》和《影像学诊断分册》及其英文版 *Image Atlas of COVID-19*。

《应急管理分册》旨在全面总结河南省人民医院构建新冠肺炎疫情期间应急管理体系的做法和经验，涵盖应急管理概述、灾害脆弱性分析、应急管理系统设计、线下服务应急管理、线上服务应急管理、质量安全应急管理、人力资源应急管理、科技创新应急管理、支持保障系统应急管理、信息传播宣传应急管理和境外输入性病例应急管理十一个方面的内容。

《河南省人民医院公共卫生医学中心分册》旨在呈现河南省人民医院公共卫生医学中心尤其是新冠楼的建设成果，真实反映其在疫情防控救治中发挥的重要作用。全书从医防融合、新冠时刻两方面介绍了其建设理念，从区域相对独立、流向合理顺畅、设计标准规范、配套智能高端、防护安全可靠、人性关怀服务六个方面介绍了其特色亮点，从科学规划方面介绍了其支撑保障。

《互联智慧分级诊疗分册》旨在介绍河南省人民医院新冠肺炎线上服务供给，涵盖线上服务系统总论、互联网诊疗、远程医疗服务、96195综合服务及相关制度五个方面的内容。

《全科与社区分册》以医院–社区联防联控为出发点，涵盖疫情下全科与社区的功能定位、新冠肺炎认识、医务人员个人防护、全科及社区工作、信息管理、社区护理、慢性病管理七个方面的内容。

《临床诊治分册》旨在解决新冠肺炎临床诊疗面临的困惑，涵盖新冠肺炎的概述，新冠肺炎临床病例解析，新冠肺炎诊疗热点、难点问题解析，规范化新型冠状病毒临床实验室检测四个方面的内容。

《重症救治分册》重点关注新冠肺炎合并基础性疾病的危重型患者的救治和围术期管理，涵盖新冠肺炎重型及危重型患者在重症监护病房的诊疗及救治，新冠肺炎合并心血管疾病急重症手术及围术期管理四个方面的内容。

《护理案例解析及管理分册》旨在为各级医疗机构新冠肺炎疫情防控护理组织管理提供策略，为护理人员临床护理工作提供切实可行的指导，涵盖新冠肺炎护理案例解析与护理应急管理两方面内容。

《影像学诊断分册》收集了61例典型病例的CT、DR、PET/CT、PET/MR检查，每一张图片都有解释，部分病例还有出院后影像学检查，旨在通过汇编成功救治病例的影像资料，支持临床治疗方案完善。此外，编写委员会还编写了英文版的影像学诊断分册（*Image Atlas of COVID-19*）。

本丛书理论与案例深度融合，图文并茂，可为新冠肺炎临床诊治、社区防控，以及应急管理的日常工作和专项研究提供有益参考，同时也可为政策制定者、高等院校师生及其他有兴趣的社会大众提供借鉴。

本丛书在内容编写上引用了大量文献，皆附书末，在此对原文作者表示感谢。本丛书是在河南科学技术出版社的大力支持下，由河南省卫生健康委员会和河南省人民医院科研与学科建设部、互联智慧健康服务院、全科医学科、公共卫生医学中心、重症医学中心、护理部、影像科共同努力编撰完成，在此一并致谢。

新冠肺炎是新发疾病，研究进展不断更新，加之该病资料有限、编写时间紧迫，本丛书可能存在疏漏和不足之处，恳请各位同仁批评指正。

生命至上，谨以本丛书缅怀每一位因新冠肺炎逝去者，致敬奋战在新冠肺炎疫情防控一线的广大医务工作者！

丛书编写委员会
2020年5月27日

前　言

　　自新型冠状病毒肺炎（以下简称"新冠肺炎"）暴发以来，随着临床研究和基础科学的进一步探索和归纳总结，我们对这一新型传染性疾病的认识正在不断深入。国家卫生健康委员会在疫情发生后，先后组织相关专家制定了多个版次的新型冠状病毒肺炎诊疗方案。这些诊疗方案为临床新冠肺炎救治提供了规范化的诊疗原则。

　　目前，关于新冠肺炎临床诊治中，还有不少临床困惑存在，例如，糖皮质激素的使用，雾化吸入过程中产生的气溶胶是否增加传染性风险，单一粪便检查新型冠状病毒核酸阳性可否诊断为新冠肺炎等，诸如此类临床热点、难点问题还需要更多地临床研究去解惑。

　　本书第一章对新冠肺炎进行了概括性叙述，让读者了解新冠肺炎相关知识。第二章内容从河南省人民医院诊治新冠肺炎的实际病例出发，收集临床诊治的经典的新冠肺炎病例，详细描述患者诊疗经过，并对病例的特殊之处进行剖析。如书中《呼吸康复训练，治疗心肺之殇》一节中，中年女性医务工作者感染新冠肺炎后，情绪低落、恐惧，整日蜷卧于病床上，极少言语和活动，胸部 CT 影像提示为坠积性肺炎。我们为患者制订了详细的呼吸康复锻炼计划，指导并监督其进行呼吸训练仪的使用，在呼吸康复锻炼中，该患者不但坠积性肺炎得以快速改善，而且患者的情绪也逐渐好转，这也让我们认识到行为干预对患者心理的影响，可谓是一举两得。

第三章内容是针对新冠肺炎临床诊治的热点和难点进行最新的文献检索，并归纳总结和探究；在治疗观点上，各位编者依据临床疗效各抒己见，希望能与读者进行分享和研讨。本部分内容覆盖了糖皮质激素在新冠肺炎中的应用问题、粪便新型冠状病毒核酸检测意义、COVID-19并发肝功能损伤的机制探讨、新型冠状病毒核酸转阴的影响因素等16个问题，以期望为广大奋斗在新冠肺炎救治一线的临床工作者提供参考。

第四章内容我们期望给三级医院提供部分新型冠状病毒临床实验室规范化布局与管理的建议，分享河南省人民医院新型冠状病毒核酸检测实验室生物安全管理措施。

由于本书在内容编写上进行了大量的文献检索、参考和引用，为了对原文作者表示感谢，本书将所引用的参考文献以二维码形式置于书末，方便进一步了解相关信息的读者提供检索。

由于新冠肺炎是新发疾病，研究进展不断更新，加之该病临床资料有限、编写过程急促，如在内容上存在不足之处，还望读者海涵，多提宝贵意见！

本书编委会

2020 年 3 月 15 日

目　录

第一章

新冠肺炎的概述

一、新冠肺炎命名

2020 年 2 月 7 日，国家卫生健康委员会将新型 β 属冠状病毒（2019-nCoV）感染的肺炎暂命名为"新型冠状病毒肺炎"（novel coronavirus pneumonia，NCP），简称"新冠肺炎"。随着科学家和医务工作者对 2019-nCoV 及新冠肺炎的进一步研究和了解，2 月 12 日，世界卫生组织将新型冠状病毒命名为"SARS-CoV-2"（severe acute respiratory syndrome corona virus 2），将新型冠状病毒感染的疾病命名为"COVID-19"（corona virus disease 2019）。

二、新冠肺炎传播途径

新冠肺炎主要通过呼吸道飞沫和接触在人与人之间传播，粪口途径也可传染。人群普遍易感，没有明显的年龄特点。传染源主要是新型冠状病毒感染的主要患者。无症状感染者虽然被多个文献报道，因为绝大多数的无症状感染者都有明确流行病学史，故而在当前的疫情严密控制措施下，无症状感染者所占的比例非常低，主要的传染源还是显性感染者。

三、新冠肺炎发病情况

一项基于 8 866 例（包括新冠肺炎疑似病例和确诊病例）的研究表明，男女发病率有显著差异，每 10 万人中发病人数男性为 0.31，女性为 0.27。重型新冠肺炎、轻型新冠肺炎和无新冠肺炎表现患者比例分别约为 25.5%、69.9% 和 4.5%。重型新冠肺炎患者年龄明显更高，男性占比更高，达到 61.5%。为了能够准确评估预后，此研究只选取在 1 月 26 日之前出现症状超过 10 d 的患者，推算整体病死率为 3.06%。与病死率升高相关的潜在因素包括男性患者、60 岁以上、发病到诊断时间过长（大于 5 d）。新冠肺炎的主要临床表现是发热，可以合并干咳、乏力、咽痛、肌痛等症状，少部分患者起病时无发热、咳嗽等呼吸道症状，以腹泻、恶心、呕吐为首发症状就诊。临床应该对非典型症状起病的新冠肺炎患者予以关注，以免造成漏诊。

四、新冠肺炎主要诊断方法

新冠肺炎主要的辅助检查是血常规检测和胸部 CT。发病早期外周血白细胞总数正常或减少，淋巴细胞计数减少。因胸部平片漏诊率高，建议胸部 CT 检查。新冠肺炎早期病变局限，呈斑片状、亚段或节段性磨玻璃影，伴或不伴小叶间隔增厚；胸腔积液或淋巴结肿大少见。疾病恢复期胸部 CT 影像显示磨玻璃样病变及实变区域逐渐吸收缩小、密度降低直至逐渐消失。部分患者在原病灶区遗留纤维条索影，此特征较其他病因所致肺炎明显。胸部 CT 检查作为诊断新冠肺炎的主要手段之一，其价值在于发现病变、判断病变性质、评估严重程度，以利于临床进行分型。对于新冠肺炎重型或危重型患者，或者是具有重型化趋势的新冠肺炎患者，应该进一步评估其他脏器损伤情况，关注肝酶、肌酶和肌红蛋白增高、炎性细胞因子［白细胞介素 –2（IL-2）、白细胞介素 –6（IL-6）与肿瘤坏死因子 – α（TNF-α）、干扰素 – γ（IFN-r）等］水平。

五、新冠肺炎的核心治疗手段

（一）首要原则

新冠肺炎临床管理的首要原则是隔离，根据病情严重程度安置合理治疗场所，进行隔离治疗，以彻底阻断传播途径。

（二）核心治疗手段

临床核心治疗手段是氧疗、机械通气和抗病毒治疗。

（1）氧疗。以 5 L/min 的流速开始氧疗，调整流速以达到非妊娠成年患者血氧饱和度（SpO_2）$\geq$ 94% 和妊娠患者血氧饱和度 $\geq$ 95% 的目标血氧饱和度。

（2）机械通气。建议当新冠肺炎患者出现呼吸窘迫、标准氧气治疗无效时，应考虑为严重的呼吸衰竭，通常需要机械通气，可选择高流量鼻导管吸氧（high-flow nasal oxygen，HFNO）或无创通气（noninvas iveventilation，NIV）。应密切监测 HFNO 和 NIV 治疗中的患者，如果患者在短时间（约 1 h）后严重恶化或无法改善，应该进行气管插管。

（3）抗病毒治疗。目前尚无特异性抗病毒药物。建议试用 α – 干扰素（成人每次500万U，加入灭菌注射等渗盐水2 mL、雾化吸入、2次/d）、洛匹那韦/利托那韦（每粒含洛匹那韦200 mg/利托那韦50 mg、2粒、2次/d、不超过10d）、利巴韦林（500 mg/次、2~3次/d、静脉滴注、不超过10d）、磷酸氯喹（成人500 mg，2次/d，不超过10 d）、阿比多尔（成人200 mg、3次/d，不超过10 d）。应注意洛匹那韦/利托那韦的腹泻、恶心、呕吐、肝功能损害等不良反应，及与其他药物的相互作用。

　　总之，由于新冠肺炎是一种全新的疾病，随着我们对新型传染性疾病认识的不断深入，随着对更多病例的临床观察，对疾病发病病原学特点、传播途径、临床特点、实验室检查、临床诊断等方面研究的不断深入，临床预防、治疗措施及方案也会不断优化、完善。

第二章

新冠肺炎临床病例解析

第一节　粪便检测核酸单阳性确诊新冠肺炎1例

病例

　　患者崔某某，女，25岁，自由职业者。于2020年2月3日由河南省人民医院发热门诊收治入院。

　　主诉：发热10 d。

　　现病史：患者于10 d前（2020年1月24日）无明显诱因出现发热，最高体温为39.6 ℃，热型无规律，伴寒战，另伴纳差、乏力、咳嗽、咳白黏痰，无恶心、呕吐，无腹痛、腹泻，无尿频、尿急、尿痛，遂至当地诊所就诊，查血常规（2020年1月28日）示白细胞计数（WBC）$2.9×10^9$/L，淋巴细胞计数（Lym）$0.9×10^9$/L。给予口服药物（具体药物及剂量不详）治疗，疗效欠佳，仍伴发热。于2 d前至郑州市第七人民医院就诊，查血常规（2020年2月1日）示白细胞计数 $4.1×10^9$/L，淋巴细胞计数 $0.86×10^9$/L；胸部X线片提示：肺部感染。给予对症治疗，效果欠佳。现为求进一步诊治，特来河南省人民医院发热门诊，经专家会诊后，发热门诊以"发热待查"为诊断收治住院。自患病以来，患者神志清，精神可，饮食、睡眠可，大小便正常，体重未见明显变化。

　　既往史：患者否认高血压、心脏病史，否认糖尿病、脑血管疾病病史，否认手术、外伤、输血、献血史，否认食物、药物过敏史。

　　个人史：患者生于原籍，久居本地，自由职业者。其表弟在疫区上学，于2020年1月18日自疫区乘高铁返郑，在2020年1月21日与其同学共同进餐，后其同学在新乡确诊为"新型冠状病毒肺炎",患者与其表弟有1天接触史。无其他疫区、疫水接触史,无牧区、矿山、高氟区、低碘区居住史,无化学性物质、放射性物质、毒物质接触史,无吸毒史,否认吸烟史,否认饮酒史,无冶游史。

婚育史: 24岁结婚,配偶体健,夫妻关系和睦。未育。

月经史: 初潮13岁,每次持续4~5 d,周期28 d,末次月经时间2020年1月10日。月经量中等,颜色正常。无血块、无痛经史。

家族史: 患者父母体健;为独生女。家族中无类似疾病发生,否认家族性遗传病史。

【阳性体征】

1. 入院查体

(1)患者体温38.3 ℃,脉搏92次/min,呼吸频率22次/min,血压26/73 mmHg。因此病为传染性疾病,医务人员行2级防护,听诊部分缺失。

(2)全身皮肤黏膜无黄染,全身浅表淋巴结无肿大。口唇无发绀,口腔黏膜正常。舌苔正常,伸舌无偏斜、震颤,牙龈正常,咽部黏膜正常,扁桃体无肿大。胸廓正常,胸骨无叩痛,乳房正常对称。呼吸运动正常,肋间隙正常,语颤正常。心前区无隆起,心尖冲动正常,心浊音界正常。

2. 辅助检查

(1)血常规:2020年1月28日于汝州某诊所检查,示白细胞计数 2.9×10^9/L,淋巴细胞计数 0.9×10^9/L。2020年2月1日于郑州市第七人民医院检查,示白细胞计数 4.1×10^9/L,淋巴细胞计数 0.86×10^9/L。2020年2月3日,于河南省人民医院发热门诊检查,示白细胞计数 4.1×10^9/L,中性粒细胞计数(NEUT) 2.49×10^9/L,中性粒细胞百分比(NEUT%)61.1%,淋巴细胞计数 1.13×10^9/L,淋巴细胞百分比(LY%)27.7%,红细胞计数(RBC) 4.33×10^{12}/L,血红蛋白(HGB)155.0 g/L,血细胞比容(PVC)43.80%,血小板计数(PLT) 178×10^9/L。

(2)胸部X线片提示:肺部感染。

(3)C反应蛋白(CRP):18.5 mg/L。

(4)流感病毒抗原检测提示:甲型流感病毒抗原检测为阴性;乙型流感病毒抗原检测为阴性。

(5)血生化提示(2020年2月3日于河南省人民医院发热门诊):钾(K$^+$)

3.86 mmol/L，钠（Na⁺）136 mmol/L，氯（CL⁻）99 mmol/L，钙（Ca²⁺）11 mmol/L，磷（P）0.82 mmol/L，尿素氮（BUN）2.7 mmol/L，肌酐（Cr）45 μmol/L，尿酸（UA）143 μmol/L，血糖（GLU）5.7 mmol/L，谷草转氨酶（AST）32 U/L，乳酸脱氢酶（LDH）676 U/L，肌酸激酶（CK）29 U/L。

（6）胸部 CT 影像结果（2020 年 2 月 3 日于河南省人民医院）：①双肺病变，以下叶为著，考虑感染性病变，建议结合临床病史；②双侧胸膜局部稍增厚；③提示脂肪肝；④请结合临床及其他相关检查（图 2-1-1）。

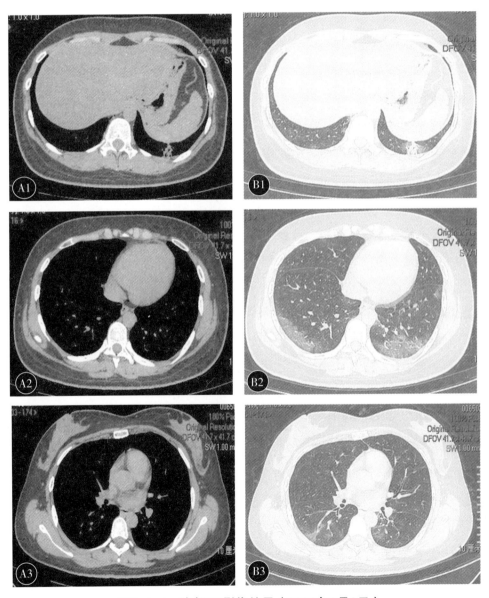

图2-1-1　胸部CT影像结果（2020年2月3日）

注：图中A1、A2、A3表示纵隔窗；B1、B2、B3为A1、A2、A3相应的肺窗。

【病例特点】

（1）青年女性，平素体健，有流行病学史，即此次发病前 14 d 内曾接触过来自疫区的表弟，与其表弟共餐的同学确诊为新型冠状病毒感染者。

（2）发热 10 d，伴纳差、乏力、畏寒及咳嗽、咳痰等呼吸道症状。

（3）胸部 CT 影像提示：两肺可见斑片状磨玻璃影及片状影，以下叶为著，气管、支气管通畅。

（4）2020 年 2 月 1 日血常规：白细胞计数 4.1×10^9/L，淋巴细胞计数 0.86×10^9/L。

（5）其他检查：C 反应蛋白 18.5 mg/L；甲型流感病毒抗原检测为阴性，乙型流感病毒抗原检测为阴性。

【初步诊断】

（1）肺部感染：新冠肺炎疑似患者。

（2）脂肪肝。

【诊治思路及治疗经过】

1. 诊治思路

患者青年女性，高热伴咳嗽、咳痰，胸部 CT 影像提示双肺弥漫性多发病变，伴胸膜稍增厚，淋巴细胞降低。因此根据国家卫生健康委员会发布的《新型冠状病毒肺炎诊疗方案（试行第六版）》诊断标准：一是"有流行病学史中的任何一条，且符合临床表现中任意 2 条（发热和 / 或呼吸道症状；具有新型冠状病毒肺炎影像学特征；发病早期白细胞总数正常或降低，淋巴细胞计数减少）"。二是"无明确流行病学史的，且符合临床表现中的 3 条（发热和 / 或呼吸道症状；具有新型冠状肺炎影像学特征；发病早期白细胞总数正常或降低，淋巴细胞计数减少）"。此患者符合流行病学史的第一条及 3 项临床表现。

我们考虑为：新型冠状病毒肺炎疑似病例，同时须与以下疾病相鉴别。

（1）社区获得性肺炎：如流行性感冒及细菌、真菌、军团菌、衣原体、支原体等感染引起的非典型肺炎,同样可以出现高热、淋巴细胞减少及肺部感染的表现。目前患者行甲型流感病毒抗原检测及乙型流感病毒抗原检测均为阴性,但在冬季,本地区流行性感冒仍流行，故不排除。

（2）肺结核：肺结核多有全身中毒症状，如午后低热、盗汗、疲乏无力、体重减轻、失眠、心悸等。X 线胸片见病变多在肺尖或锁骨上下、密度不匀,消散缓慢,且可形成空洞或肺内播散。痰中可找到结核分枝杆菌。一般抗菌药物治疗无效。

此患者影像学表现为胸膜稍增厚，病变部位非结核病常见部位表现，可以行痰检及 T-SPOT.TB 相关检查以鉴别。

（3）肺癌：多无急性感染中毒症状，有时痰中带血丝。血白细胞计数不高，若痰中发现癌细胞可以确诊。肺癌可伴发阻塞性肺炎，经抗生素治疗后，肺部炎症不易消散，或暂时消散后于同一部位再出现肺炎，必要时，进一步做 CT、MRI、支气管镜和痰脱落细胞检查。

（4）急性肺脓肿：早期临床表现与肺炎链球菌肺炎相似。但随着病程进展，咳出大量脓臭痰为肺脓肿的特征。X 线显示脓腔及气液平，易与肺炎相鉴别。

2. 诊疗计划

（1）常规护理，多喝水，心理疏导，注意休息，优质蛋白饮食。

（2）给予抗感染及对症支持治疗。

（3）完善相关降钙素原、血常规、C 反应蛋白、肝功、肾功等检查，评估病情。

（4）积极申请新冠肺炎会诊专家组会诊，根据会诊结果及时行核酸检测。

（5）请示上级医生指导下一步诊治。

3. 诊疗经过

根据河南省人民医院相关文件规定，迅速组织院内新冠肺炎专家组进行专家会诊，会诊结果如下。

呼吸科会诊医生建议：患者有流行病学史及发热、淋巴细胞降低，符合新冠肺炎疑似病例，建议行新型冠状病毒核酸检测。

影像科会诊医生建议：影像学表现为两肺可见斑片状磨玻璃影及片状影，以下叶外带为著，不能排除病毒性肺炎可能，建议行新型冠状病毒核酸检测。

重症医学科会诊医生建议：按照国家卫生健康委员会发布的《新型冠状病毒感染的肺炎诊疗方案（试行第五版）》的有关规定，疑似病例诊断需符合：①有流行病学史中的任何一条；②符合临床表现中任意两条。结合此例患者病史、症状、化验及检查结果，考虑此例患者符合新型冠状病毒疑似病例诊断标准，建议尽快进行新型冠状病毒核酸检测，以明确诊断，以利于患者的下一步诊治。

因此本患者拟诊为：新冠肺炎疑似病例，确诊需进一步行新型冠状病毒核酸检测。

【实验室检查】

入院后完善相关检查，行血培养检查，并申请新型冠状病毒核酸检测。

1. 2020 年 2 月 3 日化验结果回示　血培养 + 药敏：4 管均培养 5 d 后未见细菌生长。

2. 2020年2月4日入院后检验结果回示

（1）发热9项联检：嗜肺军团菌抗体-IgM、肺炎支原体抗体-IgM、Q-热立克次体抗体-IgM、肺炎衣原体抗体-IgM、腺病毒抗体-IgM、呼吸道合胞病毒抗体-IgM、甲型流感病毒抗体-IgM、副流感病毒抗体-IgM均阴性，乙型流感病毒抗体-IgM弱阳性。

（2）血清淀粉样蛋白A（SAA）：110.39 mg/L，高于正常值。

（3）新型冠状病毒核酸检测（咽拭子）：阴性。

3. 治疗后复查胸部CT（2020年2月9日）影像结果　双肺间质性炎症，以外围为著，病灶较2020年2月3日有所吸收，双侧胸膜增厚（图2-1-2）。

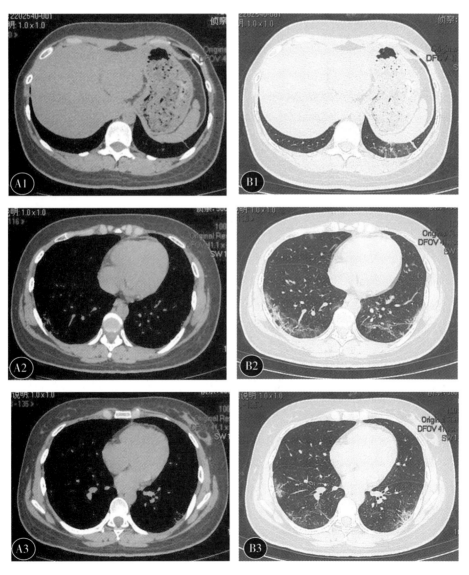

图2-1-2　胸部CT影像结果（2020年2月9日）

注：图中A1、A2、A3表示纵隔窗，B1、B2、B3为A1、A2、A3相应的肺窗。

【治疗方案】

入院后，考虑患者高热，体温达 39.6 ℃，而根据有研究发现入院前体温超过 39 ℃的新型冠状病毒感染患者仅 3.5%（38/1 081），胸部 CT 影像表现为外带磨玻璃样影，加之淋巴细胞降低，不除外流行性感冒，故入院后予以帕拉米韦联合莫西沙星抗感染治疗。2020 年 2 月 5 日查房患者仍诉有发热，夜间最高体温 39 ℃，予以对症处理后热退，但仍有咳嗽，伴咳黄色黏痰，无畏寒、寒战，无咽痛、头痛、四肢肌肉酸痛，无胸闷、胸痛、心悸，饮食、睡眠可，大小便正常。晨查房时查体：体温 36.9 ℃，呼吸频率 20 次 /min，脉搏 80 次 /min，血压 123/72 mmHg。2 月 4 日咽拭子检测新型冠状病毒核酸阴性。当时考虑为肺部感染，即新型冠状病毒性肺炎可能，但不排除社区获得性肺炎可能。于是继续间隔 24 h 以上再次留取标本送检新型冠状病毒，结合患者有发热，咳嗽、咳痰，伴乏力、纳差等相关症状，血常规提示白细胞计数、淋巴细胞计数下降，河南省人民医院胸部 CT 提示斑片状磨玻璃影及片状影，加上患者有明确的流行病学史，入院诊断考虑为新型冠状病毒感染的肺炎疑似病例，请新型冠状病毒防控专家组会诊后一致认为高度可疑，第 1 次（2020 年 2 月 4 日）咽拭子检测新型冠状病毒核酸为阴性，第 2 次（2020 年 2 月 5 日）咽拭子检测新型冠状病毒核酸仍为阴性，但同时送检粪便检测新型冠状病毒核酸为阳性。此时患者体温降至正常。鉴于咽拭子检测新型冠状病毒核酸阳性率较低，而粪便检测新型冠状病毒核酸阳性，故修正诊断为"新型冠状病毒肺炎确诊病例"。

由于患者目前体温已经恢复正常，未再调整治疗方案，继续给予莫西沙星抗感染及帕拉米韦抗病毒治疗，至 2020 年 2 月 8 日停用，详见图 2-1-3、图 2-1-4。2020 年 2 月 9 日复查胸部 CT 发现，影像图 2-1-1、图 2-1-2 中，B1、B2、B3 相应部位病变较 2020 年 2 月 3 日稍实，范围有所吸收，肺部感染较前好转，同时 2020 年 2 月 10 日复查血常规提示白细胞计数及淋巴细胞计数恢复正常（图 2-1-5），C 反应蛋白、血沉（ESR）等未见明显异常，同时 2020 年 2 月 10 日、2020 年 2 月 11 日再次复查新型冠状病毒核酸检测均呈阴性（图 2-1-1），再次请示科主任及上级疾控部门相关人员，当时结合《新型冠状病毒肺炎诊疗方案（试行第五版　修正版）》隔离解除及出院标准予以解除隔离，嘱其出院后继续隔离 2 周，加强营养、多饮水，注意休息，避免受凉；隔离期满后复查胸部 CT 查看病变吸收情况，遂给予办理出院。

【出院诊断】

（1）新型冠状病毒肺炎（普通型）。

（2）脂肪肝。

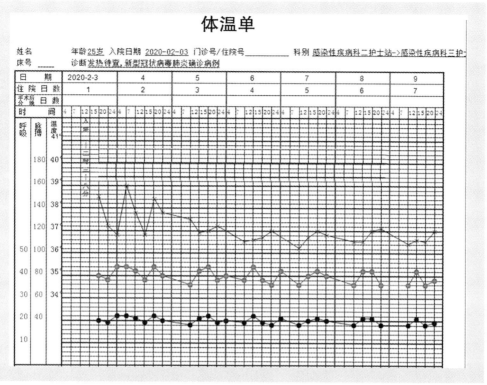

图2-1-3　患者住院第1周体温单

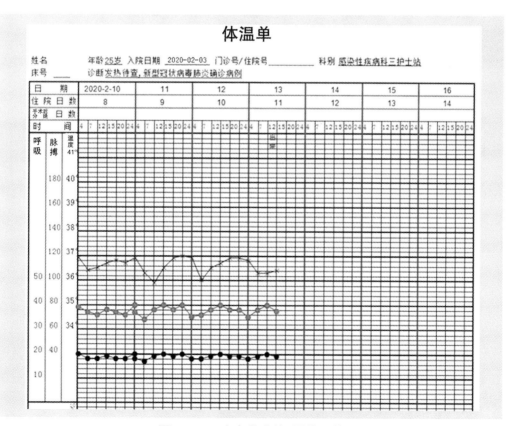

图2-1-4　患者住院第2周体温单

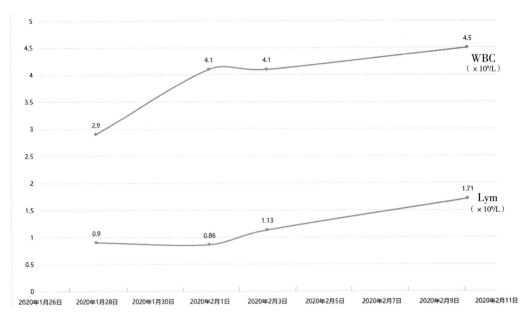

图2-1-5　治疗过程中白细胞计数、淋巴细胞计数变化（单位：×10⁹/L）

表2-1-1　治疗过程中新型冠状病毒核酸检测情况

项目＼日期	2020年2月4日	2020年2月5日	2020年2月10日	2020年2月11日
咽拭子	阴性	阴性	阴性	阴性
粪便核酸	—	阳性	—	—

【出院情况】

（1）体温 36.2 ℃，呼吸频率 16 次 /min，脉搏 72 次 /min，发育正常，营养良好，面容正常，扁桃体无肿大，呼吸运动正常，双肺叩诊清音，呼吸规整。

（2）心前区无隆起。

【出院医嘱】

（1）出院后继续隔离 2 周，加强营养、多饮水，注意休息，避免受凉。

（2）隔离期满后复查胸部 CT 查看病变吸收情况。

（3）如有不适，及时就诊。

【讨论】

新冠肺炎是一种新发急性传染病，目前临床上有病例报道，经过 2 次新型冠状病毒核酸检测为阴性，胸部 CT 影像学高度疑似的新冠肺炎，最终反复检测新型冠状病毒核酸阳性而确诊。分析可能原因为：

（1）检测手段的敏感性。实时荧光 RT-PCR 存在假阴性的可能。

（2）检测误差。检测试剂盒本身质量、咽拭子采集是否规范，以及标本送检储存、运送、检测操作等均会影响检测结果的可靠性。

（3）样本采集的时机。对检测结果的影响既往关于SARS冠状病毒的研究显示，在发病前 5 d 内，鼻咽吸引器、咽拭子等上呼吸道标本的病毒核酸检出率较高，随病情进展，粪便标本核酸检测阳性率增高。新冠肺炎是否有此趋势有待进一步验证。

（4）标本采集部位的局限性。该患者因整个发病过程中缺乏咳嗽、咳痰等呼吸道症状，单纯咽拭子检测新型冠状病毒核酸难以获取下呼吸道标本。有研究显示，下呼吸道标本无论从检出率或病毒载量方面均优于鼻咽拭子。因此，对于无法获取痰标本的病例，行支气管肺泡灌洗液检测新型冠状病毒核酸可能提高诊断的准确率。

在新冠肺炎的临床诊断过程中，应认真分析患者的流行病学史、临床表现及辅助检查的动态变化，综合判断。尤其是对于一些发病早期且呼吸道症状不明显的疑似病例，不宜单纯依赖于上呼吸道标本的新型冠状病毒核酸检测结果作为确诊病例的判别依据，从而导致漏诊，对患者盲目解除隔离，使疫情进一步扩散。同时，患者出院后，应继续进行 14 d 的隔离管理和健康状况监测。

通过这个病例我们看到，这例患者并没有采用国家卫生健康委员会《新型冠状病毒肺炎诊疗方案（试行第七版）》提到的抗病毒治疗方案，如 α－干扰素雾化吸入、洛匹那韦／利托那韦、利巴韦林、磷酸氯喹、阿比多尔等抗病毒药物，而是应用了治疗流行性感冒的帕拉米韦及莫西沙星药物，经应用后体温正常，影像示肺部病灶较前有所吸收，这侧面也说明了新冠肺炎可能为自限性疾病，无须进行特殊抗病毒药物应用。

第二节　以消化道症状为主要临床表现而发病的新冠肺炎

病例1

患者王某某，男，57 岁，平顶山市人。

主诉：腹泻 20 d。

现病史：20 d 前无明显诱因出现腹泻，为稀水样便，3~4 次 /d，无腹痛，无畏寒、发热，无恶心、呕吐，无头痛、咽痛、四肢肌肉酸痛，无鼻塞、流涕，无咳嗽、咳痰，无胸闷、胸痛、心悸，未治疗。13 d 前症状加重，遂至平顶山市第二人民医院就诊。患者进一步完善检查，血常规 +C 反应蛋白示：白细胞计数 5.5×10^9/L，中性粒细胞计数 4.46×10^9/L，淋巴细胞计数 0.61×10^9/L，C 反应蛋白 113.4 mg/L；胸部 CT 影像提示：双肺感染性病变，考虑病毒性肺炎可能性大。遂留观并行咽拭子检测新型冠状病毒核酸，2020 年 2 月 5 日确诊为新冠肺炎，转入平顶山市传染病医院，给予阿比多尔、干扰素雾化抗病毒、莫西沙星、吸氧等对症支持治疗，患者腹泻症状逐渐好转，出现胸闷、呼吸困难，活动后加重，伴乏力、咳嗽、咳痰，咳少量白色黏痰，为求进一步诊治，于 2020 年 2 月 17 日转入河南省人民医院继续治疗。患者起病以来，神志清，精神欠佳，饮食差，睡眠尚可，大便如上述，小便正常，体重无明显变化。

既往史： 冠心病病史 10 余年，服用麝香保心丸治疗；高血压病病史 10 余年，血压最高达 160/95 mmHg，服用氨氯地平降压治疗，血压控制欠佳；2 型糖尿病病史 4 年，服用二甲双胍、格列齐特降糖治疗，近半月血糖控制欠佳。

流行病学史： 常年在平顶山市一火锅店工作，无明确新冠肺炎确诊患者接触史。

个人史、婚育史、家族史无特殊。

【初步诊断】

（1）新冠肺炎（重型）。

（2）冠心病。

（3）高血压病 2 级，很高危。

（4）2 型糖尿病。

【实验室检查】

1.血常规 +C 反应蛋白（表 2-2-1） 检查结果提示整个病程白细胞计数、中性粒细胞计数均正常，淋巴细胞计数起始降低，经治疗后升至正常，轻度贫血，C 反应蛋白升高，经治疗后明显降低。

表2-2-1 血常规+C反应蛋白检查结果汇总表

日期	WBC（$\times 10^9$/L）	N（$\times 10^9$/L）	L（$\times 10^9$/L）	RBC（$\times 10^{12}$/L）	HGB（g/L）	PLT（$\times 10^9$/L）	CRP（mg/L）
2月4日	5.5	4.46	0.61↓	3.42↓	105↓	420↑	113.4↑

日期	WBC（×10⁹/L）	N（×10⁹/L）	L（×10⁹/L）	RBC（×10¹²/L）	HGB（g/L）	PLT（×10⁹/L）	CRP（mg/L）
2月18日	7.4	4.59	2.04	3.38↓	106↓	448↑	7.8
2月22日	7.3	4.7	1.8	3.51↓	112↓	345	42.4↑

注：N为单核细胞计数，L为淋巴细胞计数。

2. 肝功能（表2-2-2）　检查结果提示谷丙转氨酶（ALT）轻度升高，经治疗后降至正常，白蛋白（ALB）轻度减低，考虑与饮食差相关。

表2-2-2　肝功能变化表

日期	ALT（U/L）	AST（U/L）	ALB（g/L）	TBIL（μmol/L）	DBIL（μmol/L）	GGT(U/L)	LDH（U/L）
2月18日	57.1↑	23.6	38.3↓	8.1	2.9	34	157
2月22日	26.3	14.6	38.5↓	9.2	3.6	30.9	157
2月22日	7.3	4.7	1.8	3.51↓	112↓	345	42.4↑

注：TBIL为总胆红素，DBIL为直接胆红素，GGT为谷氨酰转移酶。

3. 肾功能（表2-2-3）　检查结果提示未见明显异常。

表2-2-3　肾功能变化表

日期	BUN（μmol/L）	Cr（μmol/L）	UA（（μmol/L）
2月18日	5.83	44	205.2
2月22日	4.77	43↓	275.4

4. 降钙素原（表2-2-4）　降钙素原（PCT）检查结果提示未见明显异常。

表2-2-4　降钙素原变化表

日期	PCT（ng/mL）
2月18日	0.11
2月22日	0.08

5. 铁蛋白（表2-2-5）　检查结果提示铁蛋白明显升高，考虑与炎症相关。

表2-2-5　铁蛋白变化表

日期	铁蛋白（ng/mL）
2月18日	472.2↑
2月22日	461.04↑

6. 心肌酶谱（表 2-2-6） 检查结果提示未见明显异常。

表2-2-6 心肌酶谱变化表

日期	CK（U/L）	CK-MB（U/L）	LDH（U/L）	HBDH（U/L）
2月18日	16↓	5.1	157	127.9
2月22日	20↓	9.1	157	134.2

注：CK-MB为肌酸激酶同工酶，HBDH为羟丁酸脱氢酶。

7. 血清淀粉样蛋白 A（SAA）（表 2-2-7） 检查结果提示未见明显异常。

表2-2-7 血清淀粉样蛋白A变化表

日期	SAA(mg/L)
2月18日	3.6
2月22日	39.78

8. 细胞因子（表 2-2-8） 检查结果提示白细胞介素 -6 经治疗后升高。

表2-2-8 细胞因子测定变化表

（单位：pg/mL）

日期	IFN-γ	TNF-α	IL-5	IFN-α	IL-2	IL-6	IL-1β	IL-10	IL-8	IL-17	IL-4	IL-12p70
2月18日	0.31	0.82	1.87	1.25	0.81	0.00	0.01	1.44	3.26	1.7	1.01	0.73
2月22日	1.28	0.54	0.26	1.1	0.73	5.54↑	0.00	1.15	4.36	1.95	0.89	0.81

9. 淋巴细胞免疫分析 12 项（表 2-2-9） 检查结果提示未见明显异常。

表2-2-9 淋巴细胞免疫分析12项

日期	B细胞(%)	T细胞(%)	辅助T（%）	毒性T(%)	比值	NK(%)	Lym（μL）	T（μL）	CD4⁺T（μL）	CD8⁺T（μL）	B（μL）	NK（μL）
2月18日	26.41↑	63.59	47.64	15.95	2.99↑	7.81	2 153	1 368	1 050	350	551	164
2月22日	13.69	74.06	54.39	20.15	2.7↑	10.48	1 772	1 309	964	364	245	185

注：Lym为淋巴细胞绝对数；T为总T淋巴细胞绝对数；CD4⁺为辅助T淋巴细胞绝对数；CD8⁺为毒性T淋巴细胞绝对数；B为B淋巴细胞绝对数；NK为NK细胞绝对数。

10. 凝血功能（表2-2-10） 检查结果提示未见明显异常。

表2-2-10 凝血功能变化表

日期	PT(s)	PTA	INR	APTT(s)	FBG(g/L)	TT(s)	FDP	D-Di（μg/mL）
2月18日	10.5↓	109	0.91	21.9↓	3.072	16.9	4.2	0.68↑
2月22日	10.3↓	112	0.9	24.3↓	3.624	16.6	2.5	0.33

注：PT为血浆凝血酶原时间；PTA为凝血酶原活动度；INR为国际标准化比值；APTT为活化部分凝血活酶时间；FBG为纤维蛋白原；TT为凝血酶时间，FDP为纤维蛋白降解产物；D-Di为D二聚体。

11. 新型冠状病毒核酸检测（表2-2-11） 2月18日、2月19日、2月21日连续3次检测新型冠状病毒核酸均为阴性。

表2-2-11 新型冠状病毒核酸检测表

日期	标本	ORF1a/b基因	N基因	E基因	总结果
2月18日	咽拭子	–	–	–	–
2月19日	咽拭子	–	–	–	–
2月21日	咽拭子	–	–	–	–

12. 胸部CT影像学变化 2020年2月18日（图2-2-1）影像提示双肺散在分布斑片状、网状高密度影，外带为著，下叶为著。2020年2月23日（图2-2-2）影像提示病毒性肺炎治疗后改变，较前片好转。

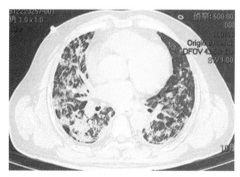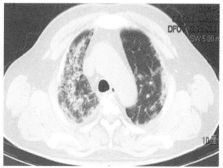

图2-2-1 胸部CT影像结果（2020年2月18日）

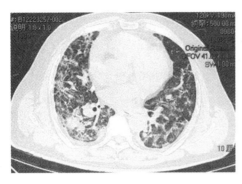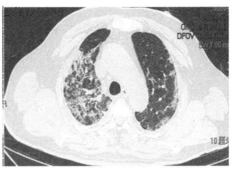

图2-2-2　胸部CT影像结果（2020年2月23日）

【治疗经过】

该患者在治疗上给予以下方案。

（1）氧疗：鼻导管吸氧4 L/min。

（2）抗病毒治疗：干扰素 α -2b（600万 IU、2 次 /d，雾化吸入）、阿比多尔（0.2 g、3 次 /d，口服）。

（3）止泻、调节肠道菌群：双歧杆菌、蒙脱石散。

（4）控制血压：氨氯地平。

（5）控制血糖：诺和锐（12 IU 三餐前），来得时（10 IU 睡前）。

（6）抗感染治疗：血必净。

（7）止咳、化痰治疗：乙酰半胱氨酸。

（8）中药治疗及心理疏导。

患者体温正常超过 3 d，肺部影像显示明显好转，连续 2 次检测新型冠状病毒核酸阴性，于 2 月 27 日达到出院及解除隔离标准，并办理出院。

病例2

患者范某某，女，26 岁，商丘市人。

主诉：恶心、呕吐 10 d，发热伴咳嗽、咳痰 1 周。

现病史：10 d 前无明显诱因出现恶心、呕吐，多于进食时出现，呕吐少量胃内容物，无泛酸、烧心、嗳气，无腹胀、腹泻、腹痛，至当地诊所就诊，考虑"胃炎"，给予抑酸、护胃等方式治疗，效果欠佳。1 周前出现发热，体温最高达37.5 ℃，伴咳嗽、咳白色黏痰，偶有痰中带血丝，晨起时明显，伴乏力、纳差、头晕，无头痛、咽痛、四肢肌肉疼痛，无鼻塞、流涕，无胸闷、胸痛、心悸，就诊于宁陵县人民医院。患者完善检查，行胸部 CT，影像提示右肺及左肺下叶可见多发斑片状磨玻璃影；咽拭子检测新型冠状病毒核酸阳性，给予利巴韦林、干扰素雾化抗病毒治疗。期间复查胸部 CT，影像提示肺部病变逐步进展，后给予甲泼尼龙、莫西沙星、新冠 2 号颗粒治疗，体温恢复正常，但仍反复恶心、呕吐，伴咳嗽、咳痰，为进一步诊治，于 2020 年 2 月 21 日转入河南省人民医院。患者发病以来，神志清，精神可，饮食、睡眠差，大小便正常，体重无明显变化。

既往史：慢性胃炎病史 3 年，未规律治疗。

流行病学史：近期在开封某门诊从事护理工作，自诉有新冠肺炎确诊患者接触史。

个人史：医务人员。

婚育史、家族史无特殊。

【初步诊断】

（1）新型冠状病毒肺炎重型。

（2）慢性胃炎。

【实验室检查】

1. 血常规 +C 反应蛋白（表 2-2-12）　检查结果提示白细胞计数、中性粒细胞计数起始升高。经治疗后降至正常，整个病程中淋巴细胞、C 反应蛋白正常。

表2-2-12　血常规+C反应蛋白变化表

日期	WBC (×10⁹/L)	N (×10⁹/L)	L (×10⁹/L)	RBC (×10¹²/L)	HGB (g/L)	PLT (×10⁹/L)	CRP (mg/L)
2月22日	10.4 ↑	7.42 ↑	2.07	4.37	132	283	2.2
2月26日	6.8	4.43	1.58	4.44	128	239	1.3
3月1日	5.1	3.31	1.23	4.18	120	194	5.3

2. 肝功能（表 2-2-13）　检查结果提示白蛋白轻度降低，考虑与饮食差相关。

表2-2-13　肝功能变化表

日期	ALT(U/L)	AST(U/L)	ALB(g/L)	TBIL(μmol/L)	DBIL(μmol/L)	GGT(U/L)
2月22日	24.6	15.5	35.6 ↓	9.1	3.5	41.1
2月26日	31.6	16.4	38.3 ↓	13.7	4.8	44.1
3月1日	39.2	24.4	39 ↓	14.2	5.8	45.7 ↑

3. 肾功能（表2-2-14） 检查结果提示未见明显异常。

表2-2-14 肾功能变化表

（单位：μ mol/L）

日期	BUN	Cr	UA
2月22日	3.63	38 ↓	232.8
2月26日	3.47	43 ↓	258.1
3月1日	2.28 ↓	43 ↓	276.8

4. 降钙素原（表2-2-15） 检查结果提示未见明显异常。

表2-2-15 降钙素原变化表

日期	PCT（ng/mL）
2月22日	0.09
2月26日	0.07
3月1日	0.05

5. 铁蛋白（图2-2-16） 经治疗后，检查结果提示铁蛋白轻度升高，考虑与炎症相关。

表2-2-16 铁蛋白变化表

日期	铁蛋白（ng/mL）
2月22日	143.02
2月26日	242.6 ↑
3月1日	0.05

6. 心肌酶谱（表2-2-17） 检查结果提示未见明显异常。

表2-2-17 心肌酶谱变化表

（单位：U/L）

日期	CK	CK-MB	LDH	HBDH
2月22日	19 ↓	11.8	207	179.9
3月1日	20 ↓	7.6	182	168.9

7. 血清淀粉样蛋白 A（图 2-2-18） 检查结果提示未见明显异常。

表2-2-18　血清淀粉样蛋白A变化表

日期	SAA(mg/L)
2月22日	11.78

8. 细胞因子（表 2-2-19） 检查结果提示 IL-1β、IL-12p70 经治疗后升高。

表2-2-19　细胞因子测定

（单位：pg/mL）

日期	IFN-γ	TNF-α	IL-5	TNF-α	IL-2	IL-6	IL-1β	IL-10	IL-8	IL-17	IL-4	IL-12p70
2月22日	0.22	0.00↓	0.73	1.37	0.8	0.00	0.00	1.1	3.6	1.6	0.17	0.23
2月26日	1.51	1.96	1.88	2.95	0.94	0.00	28.67↑	0.98	15.1	3.59	1.8	5.77↑
3月1日	1.01	0.00↓	0.18	0.76	0.95	0.00	0.00	1.09	4.9	1.54	0.58	0.18

9. 淋巴细胞免疫分析 12 项（表 2-2-20） 经治疗后，检查结果提示辅助 T、辅助 T 淋巴细胞绝对数、NK 细胞绝对数降低，毒性 T 计数升高。

表2-2-20　淋巴细胞免疫分析12项

日期	B细胞(%)	T细胞(%)	辅助T(%)	毒性T(%)	比值	NK(%)	Lym(μL)	T(μL)	CD4⁺T(μL)	CD8⁺T(μL)	B(μL)	NK(μL)
2月22日	27.09↑	68.3	32.84	34.78	0.94	4.39↓	2 121	1 450	687	737	581↑	91.9↓
2月26日	19.36	74.88	34.76	39.7	0.88	5.4	1 807	1 355	629	729	345	94.5↓
3月1日	10.89	80.98	26.76↓	52.09↑	0.51↓	7.44	1 901	1 539	504↓	989	207	140↓

10. 凝血功能（图 2-2-21） 检查结果提示未见明显异常。

表2-2-21　凝血功能变化表

日期	PT(s)	PTA	INR	APTT(s)	FBG(g/L)	TT(s)	FDP	D-Di（μg/mL）
2月22日	10↓	117	0.87	23.2↓	2.412	18.3	2.5	0.19
3月1日	10.2↓	114	0.89	22.7↓	1.879↓	14.9	2.5	0.19

11. 新型冠状病毒核酸检测（表2-2-22） 2月23日检测为阴性，2月24~26日检测为阳性，2月27日检测为阴性，2月28~29日检测为阳性，3月1日、3月2日连续2次检测均为阴性（2次采样间隔时间大于24 h）。

表2-2-22 新型冠状病毒核酸检测

日期	标本	ORF1a/b基因	N基因	E基因	总结果
2月23日	咽拭子	−	−	−	−
2月23日	咳出痰	−	−	−	−
2月24日	咽拭子	+	−	+	+
2月24日	咳出痰	+	−	−	+
2月25日	咽拭子	+	−	+	+
2月25日	咳出痰	−	−	−	−
2月26日	咽拭子	−	−	−	−
2月26日	咳出痰	+	−	+	+
2月27日	咽拭子	−	−	−	−
2月28日	咽拭子	+	+	+	+
2月29日	咽拭子	+	−	+	+
3月1日	咽拭子	−	−	−	−
3月2日	咽拭子	−	−	−	−

12. 胸部 CT 影像学变化 2020年2月22日影像提示（图2-2-3）：右肺及左下肺可见多发磨玻璃密度影，边界模糊。2020年2月28日影像提示（图2-2-4）：双肺炎症，较前片部分病变稍变淡，局部病变范围增大。2020年3月2日影像提示（图2-2-5）：右肺及左下肺可见散在数处磨玻璃密度影，较前片明显好转。

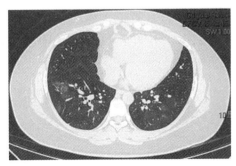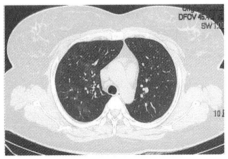

图2-2-3 胸部CT影像结果（2020年2月22日）

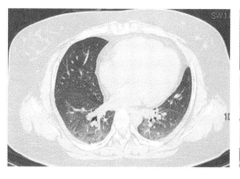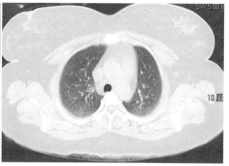

图2-2-4　胸部CT影像结果（2020年2月28日）

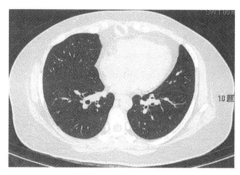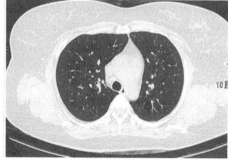

图2-2-5　胸部CT影像结果（2020年3月2日）

【治疗经过】

该患者在治疗上给予以下方案。

（1）氧疗：鼻导管吸氧 4 L/min。

（2）抗病毒治疗：干扰素 α-2b（600万IU，2次/d，雾化吸入）、阿比多尔（0.2 g，3次/d，口服）、磷酸氯喹（0.5g，2次/d，口服）。

（3）抑酸、止吐、调节肠道菌群治疗：泮托拉唑、硫糖铝混悬凝胶、双歧杆菌、胃复安（甲氧氯普胺）。

（4）抗感染治疗：血必净。

（5）止咳、化痰治疗：乙酰半胱氨酸。

（6）中药治疗及心理疏导。

患者体温正常超过 3 d，肺部影像学明显好转，连续 2 次检测新型冠状病毒核酸阴性，于 3 月 3 日达到出院及解除隔离标准，并办理出院。

【讨论】

新冠肺炎的临床表现多种多样，最常见的临床症状为发热、疲劳和干咳。部分轻度患者仅有低烧，甚至无明显发热。还有少数患者以消化道症状为首发症状，如腹泻、恶心、呕吐等。上述 2 例病例的患者明显增加了诊断和误诊的难度，增加了人群感染的机会。患者皆以消化道症状为首发症状入院，且入院后再无发热症状，同时，患者的实验室检查多为正常，这也可能是该患者临床症状不明显、不严重，且治疗效果明显的原因。

目前，研究人员发现新型冠状病毒的 S 蛋白与严重急性呼吸综合征冠状病毒的 S 蛋白相似。S 蛋白可以与宿主细胞表面的 ACE2 蛋白相互作用，感染宿主上皮细胞。有研究发现 ACE2 蛋白不仅在 II 型肺泡上皮细胞、食管上皮和复层上皮细胞中高表达，在回肠及结肠的吸收性肠上皮细胞中也存在着高表达。此外，有学者认为严重急性呼吸综合征冠状病毒可以通过粪口途径传播，相关研究显示，10.6% 的严重急性呼吸综合征患者也有腹泻，而这一比例在中东呼吸综合征患者中更是高达 30%。研究表明，中东呼吸综合征冠状病毒可在体外培养的胃肠液中存活，并对肠道类器官有感染性。由于新冠肺炎还在不断地传播，新冠肺炎患者腹泻的比例尚不清楚，但已有研究显示部分确诊患者存在腹泻。以上结果提示冠状病毒可能通过消化系统侵入和传播，并强调腹泻作为新型冠状病毒感染的首发症状的重要性。已有研究报道，部分确诊患者的粪便标本在新型冠状病毒核酸检测中呈阳性。

上述 2 例病例的患者首发症状是非典型呼吸道症状，易造成漏诊、误诊，不利于疾病的防控，易造成医护人员和普通门诊患者的交叉感染。因此，强调临床医生根据不同的初始症状对疑似患者进行快速识别、诊断和隔离的重要性，以及胃肠道系统作为潜在的侵袭和传播途径的可能性，所以门诊在对疑似病例的筛查时需格外谨慎，做到早发现、早诊断，从而在疾病的早期采取隔离、消毒措施，有效地阻断疫情传播。

第三节　肺部影像完全好转，咽拭子检测核酸依然阳性的新冠肺炎 1 例

新冠肺炎发病率高，传染性强，临床表现多样，早期表现隐匿，甚至肺部影像学表现早于临床症状，中老年人或有基础疾病人群患病后病情进展迅速，如果治疗不及时可能发展为重症、危重症甚至危及生命。因此，对于新冠肺炎患者，尤其是具有高危因素的新冠肺炎患者，早发现、早诊断、早治疗是控制病情进展、降低病死率及抑制疫情发展的关键。本节介绍了一例年龄偏大且有高血压病史的

患者，通过积极有效的临床诊疗后影像学征象快速好转，并结合新型冠状病毒核酸检测最终痊愈出院，借此来探讨胸部 CT 检查和病毒核酸检测在新冠肺炎发病过程中的作用及其相互关系。

病例

患者女性，56 岁，河南南阳人。于 2020 年 2 月 25 日由南阳高等医学专科学校第一附属医院（以下简称"南阳医专一附院"）转入河南省人民医院。

主诉： 间断发热、咳嗽 22 d。

现病史： 患者于 2020 年 2 月 3 日居家隔离期间无明显诱因出现发热，体温最高 38.9℃，前往南阳卧龙医院行胸部 CT 及血常规（未见结果），自诉未见异常，给予对症药物治疗后未再发热，逐渐出现阵发性咳嗽，干咳为主，无明显咳痰，无其他不适，于 2 月 13 日就诊南阳卧龙医院查胸部 CT，提示"肺部磨玻璃影，新冠不排除"。患者 2 月 14 日前往南阳医专一附院就诊，收入隔离病房，于 2 月 15 日、2 月 17 日行新型冠状病毒核酸初检及复检均为阳性，确诊为新冠肺炎，给予吸氧，化痰，干扰素雾化，盐酸阿比多尔胶囊、利巴韦林注射液及达伦那韦片抗病毒治疗，对症支持并联合中药治疗。治疗后患者咳嗽、咳痰症状明显好转，2 月 24 日复查胸部 CT（图 2-3-1），影像提示"右肺下叶后基底段炎症较前明显消散"，但检测新型冠状病毒核酸仍为阳性，且患者对抗病毒药物反应较大，出现纳差、乏力、恶心、呕吐等症状，血常规提示红细胞及血红蛋白水平进行性下降，并于 2 月 21 日出现低血压 58/43 mmHg，根据河南省卫生健康委员会统一部署，省内会诊专家组提出，患者循环不稳定，于 2 月 25 日急诊转至河南省人民医院，以"新冠肺炎"为诊断收住入院。

既往史： 高血压病史 10 余年，最高血压 180/100 mmHg，平素 1 次 /d 服用氨氯地平 5 mg，血压控制一般，无糖尿病及其他病史。

流行病学史： 患者丈夫于 2020 年 1 月 29 日确诊为"新型冠状病毒肺炎"，患者与丈夫有亲密接触史。患者本人无疫区居留及旅行史，患者自丈夫确诊后开始居家隔离直到入院前。

个人史： 久居南阳，无不良嗜好。

婚育史： 22 岁结婚，配偶确诊"新冠肺炎"，育有 1 男、1 女，均体健。

月经史： 50 岁绝经，孕 2 产 2。

家族史： 无特殊。

【阳性体征】

体温 36.7 ℃，脉搏 79 次 /min，呼吸频率 19 次 /min，血压 168/102 mmHg。

因此病为传染性疾病，医务人员行 2 级防护，听诊部分缺失。

全身皮肤黏膜无黄染，全身浅表淋巴结无肿大。口唇无发绀，口腔黏膜正常。舌苔正常，伸舌无偏斜、震颤，牙龈正常，咽部黏膜正常，扁桃体无肿大。胸廓正常，胸骨无叩痛，乳房正常对称。呼吸运动正常，肋间隙正常，语颤正常。心前区无隆起，心尖搏动正常，心浊音界正常。

【外院辅助检查】

1. *血常规*　患者于 2020 年 2 月 22 日开始出现红细胞及血红蛋白水平进行性下降，2 月 22 日血常规示红细胞计数 2.91×10^{12}/L、血红蛋白 103 g/L，2 月 25 日血常规示红细胞计数 2.44×10^{12}/L、血红蛋白 77 g/L。余血常规各项指标无异常。

2. *咽拭子新型冠状病毒检测*　自 2020 年 2 月 15 日于南阳医专一附院初次检测至入院前均为阳性。

3. *胸部 CT 检查*　2020 年 2 月 13 日于南阳卧龙医院查胸部 CT 影像提示：右肺下叶多发斑片状磨玻璃影，可见增粗血管影。2 月 16 日于南阳医专一附院复查胸部 CT，影像结果：①右肺下叶肺炎；②右肺中叶炎性改变。2 月 24 日南阳医专一附院复查胸部 CT，影像提示：右肺中、下叶基底段炎症消失。

【病例特点】

（1）患者中年女性，以"间断发热、咳嗽 22 d"为主诉入院。

（2）患者发病前有明确的新冠肺炎确诊患者密切接触史。

（3）患者胸部 CT 结果符合典型新冠肺炎影像学表现，新型冠状病毒核酸检测阳性。

（4）经抗病毒及对症治疗后，患者临床症状及胸部 CT 影像学表现均有明显好转。

（5）患者对抗病毒药物耐受性较差，抗病毒治疗后出现纳差、乏力、恶心、呕吐等症状，有进行性贫血及低血压表现。

【初步诊断】

（1）新冠肺炎（普通型）。

（2）高血压病 3 级，很高危。

（3）中度贫血。

【入院后辅助检查】

1. 血常规 患者整个病程白细胞计数、中性粒细胞计数及比率、淋巴细胞计数及比率，以血小板水平无异常，来河南省人民医院后查红细胞及血红蛋白水平偏低，提示中度贫血。经支持治疗后红细胞及血红蛋白水平逐步回升。

2. 新型冠状病毒核酸检测 2月27日~3月2日取咽拭子核酸检测结果均为阳性。3月3日、3月4日连续2次检测新型冠状病毒核酸均为阴性（2次采样间隔时间大于24 h）。

3. 胸部CT影像学变化 情况如图2-3-1所示。

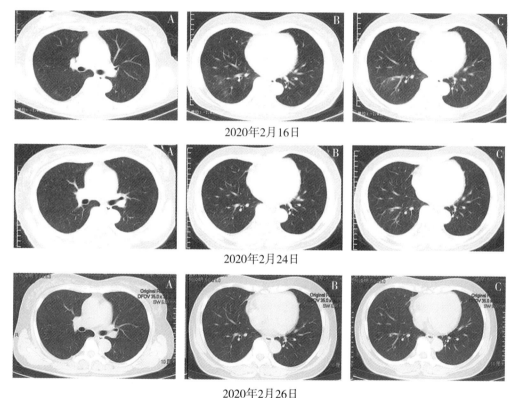

2020年2月16日

2020年2月24日

2020年2月26日

图2-3-1 患者接受医院隔离及治疗后胸部CT影像变化情况

注：2月16日，患者在南阳医专一附院的胸部CT影像表现，可见右肺下叶后基底段片状磨玻璃影，血管增粗影，以及右中叶及下叶、右斜裂微小结节；2月24日，患者在南阳医专一附院的胸部CT影像学表现，可见右肺下叶后基底段片状磨玻璃影明显消散；2月26日，患者在河南省人民医院的胸部CT影响学表现，可见右肺下叶后基底段片状磨玻璃影消失。

【诊疗思路及治疗经过】

1. 诊疗思路 根据《新型冠状病毒肺炎诊疗方案（试行第六版 修正版）》，该患者符合新冠肺炎诊断标准，应按照方案中的建议梳理诊疗思路，但患者目前已无发热表现，仅有轻度咳嗽及咳白痰，胸部 CT 影像提示肺部炎性病变消失，血液学及生化学指标无明显异常，核酸检测仍未阳性，但由于对抗病毒药物的耐受性较差，出现了纳差、乏力、恶心、呕吐等症状，有进行性贫血及循环不稳定的情况，因此应较少抗病毒药物应用的种类并选择副作用较小的抗病毒药物，加强患者的营养及支持治疗，密切监测患者血压及循环变化情况。

2. 治疗经过 患者入院后完善血常规、尿常规、凝血功能、肝肾功能、电解质、胸部 CT 等相关检查。给予氧疗、止咳化痰及对症支持治疗，抗病毒治疗给予干扰素雾化，给予中医辨证治疗，给予 CCB 类降压药物降压治疗，给予心理疏导及安慰。经治疗后，患者咳嗽及咳痰症状基本消失，恶心及呕吐症状消失，食欲及精神状态逐渐恢复，未出现红细胞及血红蛋白水平进行性下降，血压控制可。2 月 26 日及 3 月 1 日 2 次复查胸部 CT 均未提示有病毒性肺炎表现（图 2-3-1）。由于患者入院后至 3 月 2 日，新型冠状病毒核酸检测在胸部影像学表现消失的情况下持续阳性，先后给予患者磷酸氯喹及阿兹夫定抗病毒治疗，3 月 3 日、3 月 4 日检测新型冠状病毒核酸连续 2 次阴性（2 次采样间隔时间大于 24 h），达到新冠肺炎治愈标准，于 3 月 5 日办理出院。

【出院情况】

（1）患者神志清，精神可，呼吸道症状明显改善，生命体征平稳，达到新冠肺炎治愈标准。

（2）患者血常规提示红细胞及血红蛋白水平进行性上升。

【出院医嘱】

（1）院外隔离观察 14 d。

（2）注意休息、防止受凉感冒。

（3）恢复期中医康复指导。

（4）定期复查血常规、C 反应蛋白、肝功能、肾功能、胸部 CT 等项目。

（5）如有不适，及时就诊。

【讨论】

本例患者尽管存在年龄偏大（56岁）及合并高血压且血压控制不良等高危因素，但患者在发病初期及时就医，行胸部CT检查提示新冠肺炎表现，随即进入隔离病房接受正规的抗病毒及对症支持治疗，这可能是患者病情迅速得到控制的关键。但若该例患者属于散发病例，而不是在个人及医务人员均高度警惕的疫情期间，或者患者在先前医疗资源相对不足的地区，很有可能因为拖延就医或漏诊而失去宝贵的黄金治疗时机，从而发展为重型、危重型，甚至危及生命。

疫情发生初期，新型冠状病毒核酸检测成为该病确诊金标准，也是出院及解除隔离的判断标准。随着疫情发展和临床病例积累，临床逐渐认识到新型冠状病毒核酸检测的局限性，比如检测的速度、检测的假阴性问题。随着临床对胸部CT特征性改变及典型的演变过程的总结，甚至有学者提出以胸部CT检测代替新型冠状病毒核酸检测作为确诊标准。胸部CT检查具有快速得到诊断结果的优势，并且典型的影像学改变结合临床、流行病学史，可以作出临床诊断。结合本例患者，虽然属于临床确诊的典型病例，亦有高龄及高血压病史等高危因素，但由于及时的诊断和有效的隔离治疗，从2月13日第1次胸部CT检查的典型病毒性肺炎的磨玻璃样改变，到2月24次复查胸部CT病变显著消散，再到2月26日复查胸部CT病变基本消失，影像学改变直接从早期征象进入消散期，并未出现进展期及重症期表现。从本例患者的病情发展和诊疗情况也可以看出，胸部CT检查对于患者的早期诊断、治疗及病情变化和预后判断有极其重要的意义。

本例患者，其发病及接受治疗的时间窗口在疫情发展的中晚期，医疗资源紧张的情况相对缓解，检测试剂相对充足，检测方法及流程得到优化，各种诊治指南已经统一并日臻完善，因此患者在首次入院（南阳医专一附院）当日（2月14日）检测新型冠状病毒核酸即为阳性，为对抗病毒及其他对症支持治疗的及时应用提供了有力且可靠的指导，而在影像学征象已经完全消失的情况下，患者检测新型冠状病毒核酸持续阳性，直至3月2日，也为抗病毒药物的调整提供了依据；随后核酸检测连续2次阴性结果，亦使患者达到了出院的标准。核酸检测贯穿了该例患者发病及痊愈的整个过程，对于核酸检测在新冠肺炎中所起到的重要作用，可以说是一例"教科书式"的范例。也在一定程度上说明了随着检测和操作技术的规范和改良，核酸检测的可靠性可能在不断提高。因此，胸部CT和病毒核酸检测应该相互补充，根据患者流行病学史、临床症状，结合各种检查结果，综合分析，作出科学判断。

结合本例，即是检测新型冠状病毒核酸和胸部CT检查良好配合，互为补充的范例。患者通过胸部CT检查及时入院，做到了早发现、早隔离；通过及时可靠的核酸检测结果做到了早诊断、早治疗；通过检测新型冠状病毒核酸和胸部CT的联合复查，做到了对病情的分型、进展及预后的正确判断，制订了合理的治疗方案。患者最终的痊愈出院，核酸检测和胸部CT都发挥了重要作用，缺一不可。

第四节　新冠肺炎并发肝功能损伤1例

病例

患者方某某，男，58岁，周口淮阳人，农民，回族。2020年1月23日发病，2020年2月5日收入河南省人民医院。

主诉： 发热咳嗽12 d，进行性加重伴胸闷、气喘5 d。

现病史： 患者发病前12 d（2020年1月23日）前因受凉后出现发热，最高体温37.5 ℃，伴咳嗽，干咳为主，偶尔咳少量白色黏痰，无明显头晕、头痛、乏力，无恶心、呕吐，无胸痛、胸闷、心悸、气短，无腹痛等症状。在当地诊所按"上呼吸道感染"行退热等对症支持治疗，症状无明显改善。8 d前（2020年1月27日）至淮阳县人民医院留观治疗，留取咽拭子检测新型冠状病毒核酸为阳性，2020年1月31日行胸部CT（无报告单）提示：双肺散在斑片状及片絮状高密度影，边界模糊，考虑肺部感染，按"新型冠状病毒感染的肺炎"参照国家试行诊疗指南给予左氧氟沙星0.4 g、1次/d静脉滴注，甲泼尼龙40 mg、1次/8 h，干扰素α-2b 600 mg、2次/d、雾化吸入，洛匹那韦/利托那韦、2次/d、口服，5 d前（2020年2月1日）患者症状加重，出现胸闷、气喘等症状，即转入周口市传染病院继续治疗，调整治疗方案给予莫西沙星针0.4g、1次/d、静脉滴注，甲泼尼龙80 mg、1次/12 h，干扰素α-2b 600 mg、2次/d、雾化吸入，洛匹那韦/利托那韦2粒、2次/d、口服治疗，胸闷症状呈进行性加重，出现呼吸衰竭，需高流量吸氧，血氧饱和度80%左右，为进一步诊疗，经河南省各级卫生健康委员会指挥部协调，专家会诊后同意转入河南省人民医院，急诊以"新型冠状病毒感染的肺炎；呼吸衰竭；冠心病；

高血压病"为诊断收入感染科ICU。患者发病来神志清，精神差，饮食、睡眠差，大小便正常，体重无明显减轻。

流行病学史： 具有新冠肺炎家族聚集发病史，患者2子1女此次疫情期间确诊为新冠肺炎。

既往史： 患高血压病10余年，最高血压不详，自服美托洛尔等降压药治疗，具体用量不详，血压控制不佳，冠状动脉搭桥术后约5年，1次/d自服阿司匹林100 mg、氯吡格雷75 mg等药物，症状控制可，否认糖尿病、脑血管疾病病史，否认肝炎、结核、疟疾病史，预防接种史随当地进行，否认外伤史，否认输血、献血史，否认食物、药物过敏史。

个人史： 患者生于原籍，久居当地，农民，小学学历，此次发病前有疫区旅居史6 d，2020年1月23日离开疫区，无化学性物质、放射性物质、毒物质接触史，无吸毒史，无吸烟、饮酒史，无冶游史。

婚育史： 患者21岁结婚，配偶体健，夫妻关系和睦。育有2子、2女。

家族史： 患者父母已故，自然死亡；1哥2妹2姐。否认家族性遗传病史。

【阳性体征】

（1）患者入科时面罩吸氧，10 L/min，血氧饱和度71%，体温37.8 ℃，呼吸频率30次/min，血压131/84 mmHg，心率79次/min。

（2）神志清，精神差，呼吸急促，胸部正中可见长约20 cm陈旧手术瘢痕，愈合良好。

【病例特点】

（1）患者中老年男性，以"发热咳嗽12 d，进行性加重伴胸闷、气喘5 d"为主诉入院。

（2）患者发病前有明确流行病学史及新冠肺炎确诊患者密切接触史。

（3）患者胸部CT结果符合典型新冠肺炎影像学表现，新型冠状病毒核酸检测阳性。

（4）经抗病毒及对症治疗后，患者临床症状及胸部CT影像学仍进行性加重。

【体格检查】

1.一般检查

（1）入科面罩吸氧，10 L/min，血氧饱和度71%，体温37.8 ℃，呼吸频率30次/min，血压131/84 mmHg，心率79次/min。

（2）神志清，精神差，呼吸促，胸部正中可见长约 20 cm 手术瘢痕，愈合良好。

2. 辅助检查

（1）新型冠状病毒核酸检测 (2020 年 1 月 30 日于当地疾控中心)：检查结果提示阳性。

（2）肝功能（2020 年 2 月 4 日于周口市传染病院）：谷丙转氨酶 23 U/L，谷草转氨酶 35 U/L，白蛋白 26.4 g/L，总胆红素 35 μmol/L，直接胆红素 15 μmol/L，间接胆红素 20 μmol/L，谷氨酰转肽酶 20 U/L，碱性磷酸酶 68 U/L，乳酸脱氢酶 699 U/L，前白蛋白 99 mg/L。

（3）血常规（2020 年 2 月 4 日于周口市传染病院）：白细胞计数 12.45×10^9/L，中性粒细胞计数 11.69×10^9/L，中性粒细胞百分比 93.94%，淋巴细胞计数 0.54×10^9/L，淋巴细胞百分比 4.34%，红细胞计数 4.44×10^{12}/L，血红蛋白 128 g/L。

（4）胸部 CT：患者入院前分别于 2020 年 1 月 28 日（图 2-4-1），1 月 31 日（图 2-4-2）于当地医院行 2 次 CT 检查。第 2 次检查结果与第 1 次检查结果对比：双肺渗出明显增多，病情进展加重。

【初步诊断】

（1）新冠肺炎（危重型）。

（2）I 型呼吸衰竭。

（3）冠心病，冠状动脉搭桥术后状态。

（4）高血压病 3 级，很高危。

【实验室检查】

1. 血清学检查（2020 年 2 月 6 日）　乙型肝炎病毒表面抗原：阴性；乙型肝炎病毒表面抗体：阳性；乙型肝炎病毒 e 抗原：阴性；乙型肝炎病毒 e 抗体：阴性；乙型肝炎病毒核心抗体：阴性；丙型肝炎病毒抗体：阴性；梅毒螺旋体抗体：阴性；人类免疫缺陷病毒抗体：阴性。

2. 肝功能（2020 年 2 月 29 日）　总白蛋白 64.5 g/L，白蛋白 33.8 g/L，总胆红素 51.0 μmol/L，前白蛋白 205.1 mg/L，直接胆红素 36.8 μmol/L，谷草转氨酶 52.5 U/L。

3. 肝功能（2020 年 3 月 1 日）　总白蛋白 66.7 g/L，白蛋白 36.7 g/L，前白蛋白 216.3 mg/L，总胆红素 92.0 μmol/L，直接胆红素 68.5 μmol/L，间接胆红素 23.50 μmol/L，谷草转氨酶 70.0 U/L。

4. 肝功能（2020 年 3 月 2 日）　总白蛋白 62.7 g/L，白蛋白 35.8 g/L，前白

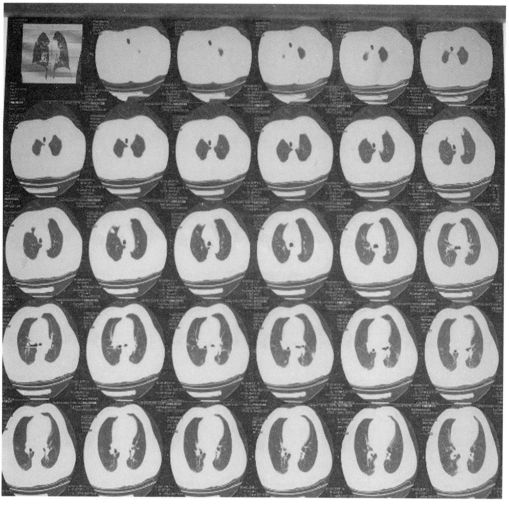

图2-4-1 胸部CT影像结果（2020年1月28日）

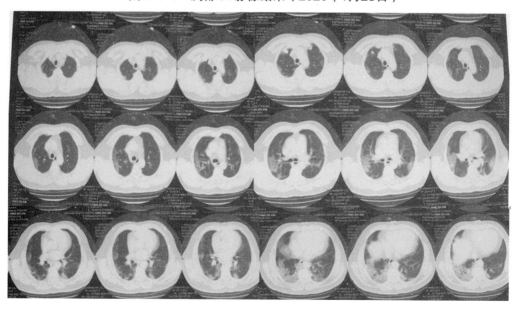

图2-4-2 胸部CT影像结果（局部）（2020年1月31日）

蛋白 175.2 mg/L，总胆红素 115.1 μmol/L，直接胆红素 88.0 μmol/L，间接胆红素 27.10 μmol/L，谷丙转氨酶 210.2 U/L，谷草转氨酶 74.7 U/L。

5. 床旁心脏及肝脏超声（2020年3月2日）　影像结果：①右心大，左心房稍大，节段性室壁运动异常；②肺动脉增宽，肺动脉高压（59 mmHg，中度）；③主动脉瓣改变，心脏瓣膜少量返流；④左心房舒张功能降低；⑤双侧小腿肌间静脉血栓；⑥右肾囊肿；胆囊体积大伴沉积物，胆囊壁粗糙，肝外胆管增宽伴腔内沉积物；⑦右侧股浅、腘静脉血流缓慢，自发显影（血栓形成前状态）。

6. 肝功能（2020年3月3日）　谷丙转氨酶 87.6 U/L，谷草转氨酶 119.8 U/L，白蛋白 39.5 g/L，总胆红素 142.5 μmol/L，直接胆红素 106.2 μmol/L，间接胆红素 36.30 μmol/L，谷丙转氨酶 302.1 U/L，碱性磷酸酶 204.0 U/L，总胆汁酸 81.3 μmol/L，5-核糖核苷酸酶 43.5 U/L，乳酸脱氢酶 740 U/L，前白蛋白 147.9 mg/L。

7. 肝功能（2020年3月4日）　谷丙转氨酶 84.4 U/L，谷草转氨酶 104.8 U/L，总胆红素 48.4 μmol/L，直接胆红素 28.0 μmol/L，间接胆红素 20.40 μmol/L，谷丙转氨酶 197.8 U/L，碱性磷酸酶 141.8 U/L，总胆汁酸 15.2 μmol/L，5-核糖核苷酸酶 28.1 U/L，乳酸脱氢酶 638 U/L，前白蛋白 145.4 mg/L。

8. 床旁心脏及肝脏超声（2020年3月4日）　影像结果：右心大，左心房稍大，主动脉瓣增厚，各瓣膜开放可，关闭欠佳，左心室下壁及前内壁运动降低，心包无积液。EF值53%，CO 6.5 L/min。胆囊大小约109 mm×48 mm，壁毛糙，内见低回声团，范围约83×42 mm，肝外胆管内径较宽处约17.6 mm，内透声差，全程增宽，肝内胆管未见扩展。肝左叶大小65 mm×107 mm，右叶前后径106 mm，右叶斜径155 mm，肝体积大，形态稍饱满，实质回声致密。

9. 肝功能（2020年3月5日）　谷丙转氨酶 132.0 U/L，谷草转氨酶 159.8 U/L，总胆红素 89.3 μmol/L，直接胆红素 65.5 μmol/L，间接胆红素 23.80 μmol/L，谷丙转氨酶 254.9 U/L，碱性磷酸酶 169.2 U/L，总胆汁酸 35.3 μmol/L，腺苷脱氨酶 18.6 U/L，5-核糖核苷酸酶 42.4 U/L，乳酸脱氢酶 689 U/L。

10. 肝功能（2020年3月6日）　谷丙转氨酶 103.2 U/L，谷草转氨酶 84.4 U/L，总胆红素 34.3 μmol/L，直接胆红素 17.4 μmol/L，谷丙转氨酶 197.5 U/L，碱性磷酸酶 145.4 U/L，腺苷脱氨酶 19.7 U/L，5-核糖核苷酸酶 30.4 U/L，乳酸脱氢酶 705 U/L。

2020年2月4日，患者于当地行肝功能检查，结果提示胆红素轻度升高，治疗期间监测肝功能；2020年2月29日发现胆红素及转氨酶明显升高；彩超提示肝外胆管增宽，胆汁淤积；于2020年3月3日行血浆置换1次，胆红素及转氨酶下降。

11. 床旁胸部X线（于河南省人民医院）　X线片提示（图2-4-3）双肺见斑

片状高密度影,双肺透亮度减低,心影增大,纵隔居中,纵隔影内见环状金属缝线影。
结果:双肺炎症,胸部术后改变。

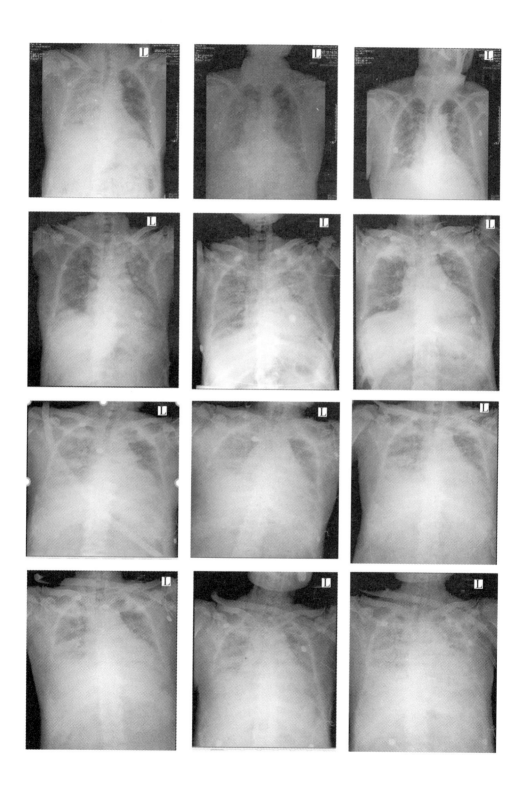

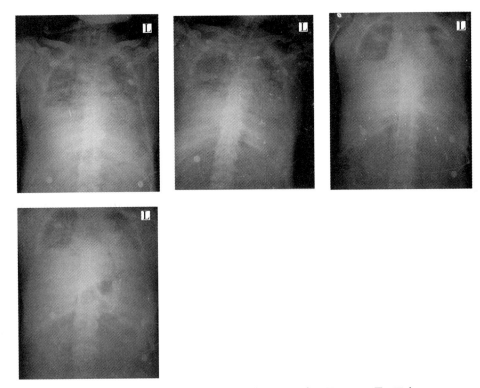

图2-4-3　床旁胸部X线片（2020年2月6日~3月6日）

【诊疗思路及治疗经过】

1. 诊疗思路

（1）患者入院当天完善血常规、尿常规、凝血功能、肝肾功能、电解质、超声、心电图、床旁胸X线等相关检查，进一步明确病情及诊断。

（2）予以重症感染隔离病房特级护理，高流量吸氧，保持气道通畅，心电血压监护，书面告病危。

（3）患者新型冠状病毒感染的肺炎诊断明确，依据《新型冠状病毒感染的肺炎诊疗方案（试行第五版）》暂给予利巴韦林注射液0.5 g、1次/12 h、静脉滴注，甲泼尼龙琥珀酸钠80 mg、1次/12 h、静脉滴注，头孢哌酮舒巴坦3.0 g、1次/8 h、静脉滴注，血必净100 mL、1次/12 h、静脉滴注，洛匹那韦/利托那韦2粒、2次/d、口服，联合用药抗病毒、抗炎、抗感染治疗，予以干扰素α-2b雾化、退热等对症处理。

（4）向上级医生汇报病情，请本院公共卫生医学中心ICU、感染科、中医科、营养科及呼吸内科等相关科室会诊指导诊疗。

（5）因患者家属也在隔离观察，故与家属电话沟通患者病情，并告知病情危重，若病情进展可导致多器官功能障碍甚或危及生命，患者及其家属表示理解并支持诊疗。

2.治疗经过

入院后诊疗经过：患者新型冠状病毒感染的肺炎，诊断明确，考虑到患者当地医院治疗时间长，白细胞计数、中性粒细胞计数、C反应蛋白均升高，体温升高，胸部CT影像提示肺部感染，病毒、细菌（阴性菌或阳性菌）均有可能。按照《新型冠状病毒感染的肺炎诊疗方案（试行第五版）》及《国家抗微生物治疗指南（第2版）》推荐意见，结合专家会诊意见，暂给予干扰素 α–2b 600 mg、2次/d、雾化吸入，洛匹那韦/利托那韦2粒、2次/d、口服，血必净100 mL、1次/12 h、静脉滴注,利巴韦林注射液0.5 g、1次/12 h、静脉滴注，头孢哌酮舒巴坦注射液3.0 g、1次/8 h、静脉滴注，双歧杆菌4粒、2次/d、口服，联合用药以抗炎、抗病毒、抗感染、调节肠道菌群失调及对症支持治疗，维持患者循环稳定，维持水电解质平衡，加强营养支持治疗。

2月9日，间断应用无创呼吸机辅助通气。

2月10日，调整抗菌药物，具体为停用头孢哌酮舒巴坦改用亚胺培南西司他汀0.5 g、1次/6 h、静脉滴注，联合伏立康唑，即首日0.4 g、1次/12 h，次日起0.2 g、1次/12 h、静脉滴注抗感染治疗，甲泼尼龙80 mg、1次/12 h、静脉滴注，逐渐减量，丙种球蛋白调节免疫治疗。改日患者呼吸急促，无创呼吸机辅助通气与高流量吸氧交替应用，调整成高流量＋储氧面罩高浓度吸氧时，血氧饱和度不能达到90%，多在80%左右，给予持续无创呼吸机（飞利浦 V60，IPAP 10 cmH$_2$O，EPAP 8 cmH$_2$O，氧浓度100%）应用，留置胃管鼻饲肠内营养。

2月11日，患者在无创呼吸机辅助通气下，氧饱和度偏低，氧合指数进行性下降，呼吸费力。当日4时30分，急诊行气管插管呼吸机辅助通气，给予镇痛镇静；患者氧合指数仍进行性下降；15时，V–VECMO(体外膜式氧合)上机成功；16时，床旁CRRT（连续性肾脏替代治疗）上机。患者血压低，给予补液及去甲肾上腺素泵入维持血压，加强脱水；经治疗，患者病情较前相对稳定，ECMO支持下呼吸机氧浓度逐渐下调，氧合较前改善；血常规提示血小板进行性下降，调整体外抗凝药物为阿加曲班；给予氨溴索加量化痰，布地奈德、乙酰半胱氨酸溶液雾化；人免疫球蛋白增强免疫；给予加强肠内营养，促进肠道蠕动等治疗。

2月16日，患者出现少尿，血压低，心率偏快，查体全身皮肤黏膜干燥，弹性差，考虑容量不足，给予减少血滤脱水。

2月17日，患者复查胸部CT影像提示双肺透亮度明显变差，为其输注血浆补充胶体渗透压，循环稳定下继续CRRT脱水；进一步减少液体入量，间断输注红细胞、血浆、血小板支持治疗。

2月19日，加用磷酸氯喹0.5 g，2次/d，抗病毒治疗。

2月20日、2月21日，间隔24 h以上患者2次检测新型冠状病毒核酸，为阴性。

2月22日、2月24日，分别输注病毒灭活新冠恢复期血浆400 mL。

2月26日，复查胸部CT，示透亮度减低，考虑肺部渗出增多。经多学科会诊调整V-VECMO模式为V-A-VECMO模式支持治疗。

患者镇痛状态（舒芬太尼、右美托咪定、丙泊酚、顺阿曲库铵持续泵入），RASS评分-3~-4分，气管插管呼吸机辅助通气，持续床旁血液滤过，V-A-VECMO支持，血管活性药物泵入维持血压，留置胃管鼻饲肠内营养，尿量尚可。

治疗期间，应用中药治疗，2020年2月6日为患者使用麻杏薏甘汤合平胃散合犀角地黄汤加减，症状有所好转，具体药物（中药颗粒剂）组成如下：紫苏叶12 g、炒苦杏仁10 g、生薏苡仁30 g、桂枝10 g、麸炒苍术12 g、姜厚朴10 g、清半夏10 g、黄芩10 g、北柴胡10 g、红花15 g、丹参10 g、生地黄15 g、赤芍10 g、牡丹皮10 g、桔梗10 g、生甘草6 g、生姜10 g。共2剂，每天1剂，热水冲制400 mL，分早、晚2次温服（饭后40 min），每次200 mL。

根据患者病情调整方剂，2020年2月8日使用麻杏薏甘汤合平胃散合大柴胡汤加减，具体药物（中药颗粒剂）组成如下：紫苏叶12 g、炒苦杏仁10 g、生薏苡仁30 g、桂枝10 g、麸炒苍术12 g、姜厚朴10 g、清半夏10 g、黄芩10 g、北柴胡10 g、红花15 g、大黄15 g、麸炒枳实15 g、桔梗10 g、生甘草6 g、生姜10 g。共2剂，每天1剂，热水冲制400 mL，分早、晚2次温服（饭后40 min），每次200 mL。

2020年2月10日，另用人参败毒散合小陷胸汤加减，具体方药（中药颗粒剂）组成如下：人参15 g、黄芪30 g、北柴胡20 g、清半夏30 g、黄芩30 g、忍冬藤30 g、瓜蒌30 g、川芎10 g、红花15 g、茯神30 g、麸炒枳实15 g、前胡20 g、羌活15 g、升麻10 g、生甘草10 g。共2剂，每天1剂，热水冲制400 mL，分早、晚2次温服（饭后40 min），每次200 mL。

目前诊断：①新冠肺炎；②急性呼吸窘迫综合征；③肺动脉高压（轻中度）；④急性呼吸衰竭；⑤血流感染；⑥冠心病；⑦冠状动脉搭桥术后状态；⑧高血压病3级(很高危)；⑨下肢静脉血栓形成；⑩颈内静脉血栓形成；⑪急性肝肾功能损伤；⑫高胆红素血症；⑬中度贫血；⑭低血小板血症；⑮低蛋白血症。

【讨论】

患者入院后完善相关检查、化验，给予抗病毒、抗感染、抗炎及对症治疗，患者呼吸衰竭进行性加重，无创呼吸机辅助通气难以维持氧合，经多学科会诊，行气管插管、有创呼吸机辅助通气，患者氧合仍维持欠佳，再行 V-VECMO 及 CRRT 支持治疗，积极给予抗休克、镇痛镇静、输血、抑酸、祛痰及营养支持等对症治疗；患者于 2020 年 2 月 20 日、2020 年 2 月 21 日间隔 24 h 以上留取呼吸道分泌物标本，2 次检测新型冠状病毒核酸均为阴性。患者病情危重，持续予以 ECMO 及呼吸机支持，持续床旁 CRRT 治疗，患者出现转氨酶、胆红素升高，尽量停用肝损伤药物，强化肠内营养，减少静脉营养支持，加强保肝抗炎，使用熊去氧胆酸联合腺苷蛋氨酸改善胆汁淤积，辅助给予血浆置换 1 次。患者肝功能于 3 月 6 日复查胆红素显著下降，基本恢复正常。

本例患者的治疗中，依据《新型冠状病毒感染的肺炎诊疗方案（试行第五版）》及《新型冠状病毒肺炎诊疗方案（试行第六版）》，早期给予抗病毒、对症支持、氧疗、激素、中药等治疗。患者肝功能正常，后期患者出现转氨酶、胆红素升高考虑胆汁淤积型肝损伤，原因多考虑用药、新冠肺炎的炎症因子风暴、肠外营养支持等综合因素所导致，治疗上积极给予调整药物，强化肠内营养支持，减少静脉营养，给予保肝降酶退黄利胆等药物应用，辅助血浆置换 1 次，患者肝功能恢复。重型新冠肺炎发生肝功能损伤较为常见，但是出现胆红素显著升高并不多见。

第五节 炎症因子水平如此之高，何去何从

病例

患者饶某某，女，79 岁，南阳市桐柏县人。2020 年 2 月 16 日由桐柏县某医院转入河南省人民医院。

主诉： 腹泻 16 d，加重伴胸闷 11 d。

现病史： 患者 16 d 前无明显诱因出现腹泻，里急后重，伴腹痛，无咳嗽、咳痰，无胸闷、气短，未在意。11 d 前无明显诱因但上述症状加重，呈黄色稀水样便，伴胸闷、气短，伴恶心、干呕，遂至桐柏县某医院，查血常规及胸部

CT考虑病毒性肺炎可能性大，进一步查咽拭子示新型冠状病毒核酸阳性（未见单），患者静息状态下血氧饱和度<93%，按照《关于印发新型冠状病毒肺炎诊疗方案（试行第五版　修正版）的通知》评估该患者为新冠肺炎重型，给予洛匹那韦/利托那韦2粒、2次/d、口服，干扰雾化，阿比多尔（具体用法用量不详）抗病毒治疗，并给予头孢哌酮舒巴坦（具体用法用量不详）抗感染治疗，经桐柏县某医院专家组会诊后以"新型冠状病毒肺炎（重型）"转入河南省人民医院治疗。自发病来，患者神志清，精神差，饮食、睡眠差，小便正常，大便如上述，体重无明显减轻。

既往史： 患者有脑供血不足8年，未予规范治疗；8年前行腹部囊肿激光切除术；否认高血压、心脏病病史；否认糖尿病、肝炎、结核、疟疾病史；预防接种史随当地进行；否认外伤、输血、献血史；否认食物、药物过敏史。

个人史： 患者生于桐柏县，久居本地，自由职业者，小学学历。家族里共8人确诊为新冠肺炎，患者本人与家族确诊者有接触史。无牧区、矿山、高氟区、低碘区居住史，无化学性物质、放射性物质、毒物质接触史，无吸毒史，否认吸烟史，否认饮酒史，无冶游史。

婚育史： 患者20岁结婚，配偶已故，死于脑血管疾病。育有3男2女，其三儿子确诊为新冠肺炎，2女均体健。

月经史： 初潮14岁，每次持续5~7 d，周期28 d，绝经年龄52岁，已停经27年余。月经量中等，颜色正常。无血块、无痛经史。

家族史： 患者父母已故（具体死因不明）；同胞2人，1哥，死于"胃癌"。否认家族性遗传病史。

【阳性体征】

（1）体温36.8 ℃、脉搏80次/min、呼吸频率22次/min(心电监护)、血压125/70 mmHg。

（2）呼吸机用氧，持续给予高流量加温湿化氧疗，流速50 L/min，氧浓度50%，体温34 ℃，心电监护提示RR22次/min，血氧饱和度95%。

【病例特点】

（1）老年女性患者，与新冠肺炎确诊患者有接触史。

（2）急性起病，以消化道症状为首发表现，伴胸闷11 d。

（3）外院胸部CT影像提示病毒性肺炎可能，查咽拭子新型冠状病毒核酸示阳性，确诊为新冠肺炎，并给予抗病毒治疗及对症支持治疗。

【初步诊断】

（1）新冠肺炎（重型）。

（2）呼吸衰竭。

（3）脑供血不足。

（4）腹部囊肿激光切除术后。

【实验室检查】

（1）血常规：白细胞计数 8.60×10^9/L、中性粒细胞计数 5.57×10^9/L、中性粒细胞百分比 64.7%、淋巴细胞计数 1.91×10^9/L、淋巴细胞百分比 22.2%、红细胞计数 3.04×10^{12}/L、血红蛋白 95.0 g/L、血小板计数 278×10^9/L。

（2）C 反应蛋白 67.7 mg/L。

（3）血沉 46.00 mm/H。

（4）凝血功能：凝血酶原时间 10.3 s、PT 活动度 112%、国际标准化比值 0.90、纤维蛋白原 4.398 g/L、D- 二聚体测定 0.55 μg/mL。

（5）肝肾功能：谷丙转氨酶 8.6 U/L、谷草转氨酶 13.2 U/L、白蛋白 26.3 g/L、总胆红素 6.2 μmol/L、直接胆红素 2.2 μmol/L、谷丙转氨酶 24.8 U/L、碱性磷酸酶 52.2 U/L、尿素 3.85 mmol/L、肌酐 47 μmol/L、葡萄糖 4.20 mmol/L。

（6）降钙素原定量 0.5 ng/mL；血清铁蛋白测定 423.19 ng/mL。

（7）淋巴细胞亚型 12 项：B 细胞 32.59%、T 细胞 56.61%、辅助 T 细胞 36.37%、毒性 T 细胞 17.59%、辅助 T/ 毒性 T 2.07、NK6.80%、淋巴细胞绝对数目 1736/μL、总 T 淋巴细胞绝对数目 983/μL、辅助 T 淋巴细胞绝对数目 628/μL、毒性 T 淋巴细胞绝对数目 307/μL、B 淋巴细胞绝对数目 566/μL、NK 细胞绝对数目 116/μL。

（8）细胞因子 12 项：干扰素 –γ 813.58 pg/mL、肿瘤坏死因子 –α 642.65 pg/mL、白细胞介素 –5 129.90 pg/mL、干扰素 –α 95.35 pg/mL、白细胞介素 –2 47.63 pg/mL、白细胞介素 –6 344.94 pg/mL、白细胞介素 –1β 1 056.38 pg/mL、白细胞介素 –10 23.40 pg/mL、白细胞介素 –8 605.85 pg/mL、白细胞介素 –17 150.49 pg/mL、白细胞介素 –4 144.67 pg/mL、白细胞介素 –12p70 182.96 pg/mL。

（9）尿常规、粪常规正常。

（10）咽拭子新型冠状病毒核酸检测结果回示阴性。

（11）2020 年 2 月 17 日胸部 CT 影像提示双肺感染病灶（图 2-5-1）。

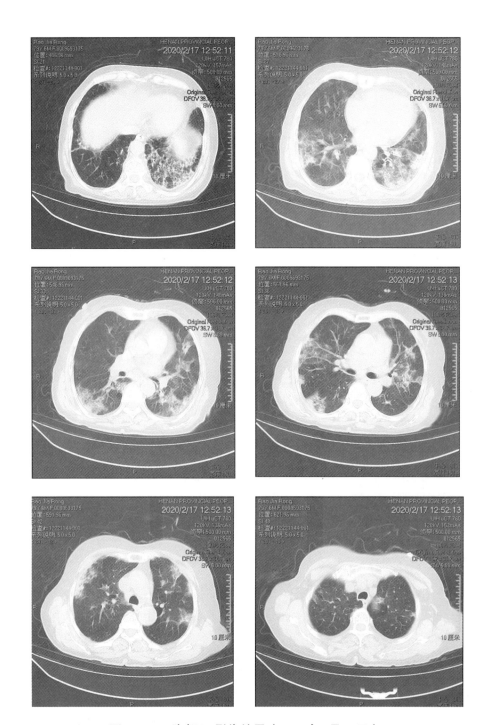

图2-5-1　胸部CT影像结果（2020年2月17日）

【诊治思路及治疗经过】

1.诊疗思路　根据患者临床表现及实验室检查结果，并依据《关于印发新型冠状病毒肺炎诊疗方案（试行第五版　修正版）的通知》制订诊疗方案。

（1）病房隔离，I级护理。

（2）抗病毒：给予干扰素 α‑2a（安达芬）注射液 600 万 IU，2 次 /d，雾化抗病毒治疗。

（3）氧疗：呼吸机高流量吸氧，改善患者呼吸功能。

（4）抗细菌感染：患者复查结果提示 C 反应蛋白、降钙素原升高，胸部 CT 提示双肺炎症改变，不排除在病毒感染基础上合并细菌感染，根据《抗菌药物临床应用指导原则（2015 年版）》，予以头孢曲松抗感染治疗。

（5）给予布地奈德雾化治疗后，给以乙酰半胱氨酸化痰治疗，并鼓励患者进行排痰训练，促进肺复张。

（6）患者下肢水肿考虑低蛋白血症相关，予以补充白蛋白，监测肝功能变化，另外给予血必净抗感染治疗。

（7）经中医科医生会诊后根据《关于印发新型冠状病毒肺炎诊疗方案（试行第五版　修正版）》给予中药制剂治疗。

2. 治疗经过　经治疗后患者气喘胸闷稍缓解，复查检查结果提示感染及部分炎症指标等较前好转，但各项炎症细胞因子仍处于较高水平（表 2‑5‑1），肺部病变严重伴纤维化明显，考虑疾病目前尚无明显缓解，治疗上继续予抗病毒、抗感染及对症支持治疗。2020 年 2 月 20 日复查胸部 CT 提示肺部感染炎症病灶较之前稍吸收（图 2‑5‑2）。

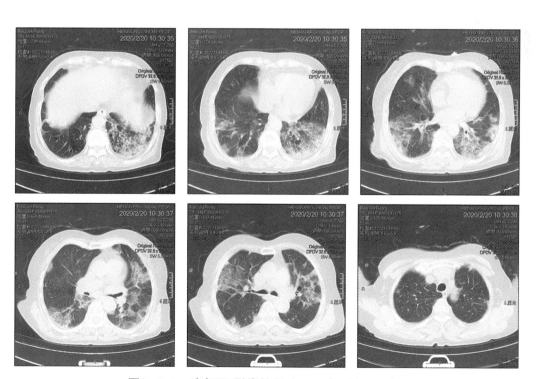

图2-5-2　胸部CT影像结果（2020年2月20日）

表2-5-1 患者住院期间炎症细胞因子检测结果

（单位：pg/mL）

项目 \ 日期	2月17日	2月19日	2月22日	2月25日	2月27日
IFN-γ	813.58	449.76	199.63	278.32	1 715.84
TNF-α	642.65	230.22	110.93	70.3	462.94
IL-5	129.9	103.71	107.37	61.81	272.98
IFN-α	95.35	72.18	74.63	55.11	240.6
IL-2	47.63	32.94	28.34	25.01	115.63
IL-6	344.94	313.76	263.22	209.61	848.08
IL-1β	1 056.38	784.61	884.42	838.48	2 357.47
IL-10	23.4	18.44	12.89	7.68	33.5
IL-8	605.85	462.05	407.11	375.93	1 535.62
IL-17	150.49	92.47	82.9	67.66	376.99
IL-4	144.67	91.7	68.82	45.98	288.86
IL-12p70	182.96	116.7	88.22	65.44	446.69

注：IFN为干扰素，TNF为肿瘤坏死因子，IL为白细胞介素。

因患者血气分析提示动脉血氧分压仍持续较低，继续予以呼吸机吸氧（氧流量45 L/min，氧浓度45%），复查血常规及肝肾功能未见明显异常（图2-5-2），血清白蛋白经治疗后指标上升，炎症及趋化细胞因子水平较前下降但仍处于较高水平（表2-5-2）。

表 2-5-2　患者住院期间血常规、C反应蛋白等检测结果

日期	WBC（×10⁹/L）	N（×10⁹/L）	LY（×10⁹/L）	RBC（×10¹²/L）	HGB（g/L）	PLT（×10⁹/L）	CRP（mg/L）	PCT（ng/mL）	ESR（mm/mL）
2月17日	8.6	5.57	1.91	3.04	95	278	67.7	0.5	46
2月19日	8.7	6.05	1.7	2.92	90	295	64	0.36	
2月22日	7.8	5.21	1.64	2.99	94	323	48.3	0.48	
2月25日	6.7	4	1.56	2.97	87	291	24.6	0.42	71
2月27日	7.1	4.68	1.37	2.82	83	253	19.9	0.26	59

2020 年 2 月 23 日，再次复查胸部 CT，较上一次胸部 CT 影像示肺部感染炎症病灶进一步吸收（图 2-5-3），继续原方案治疗，经医院专家组会诊后建议若病情反复或进展可考虑应用 CRRT 或输注恢复期血浆治疗。

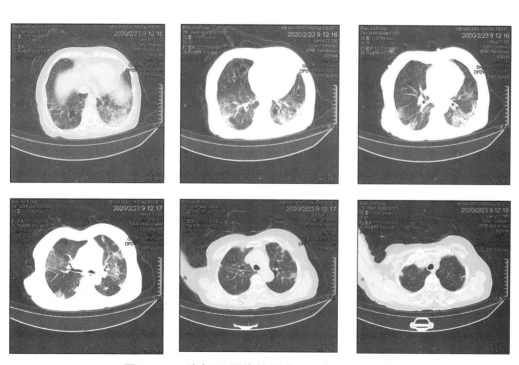

图2-5-3　胸部CT影像结果（2020年2月23日）

患者症状较前缓解，静息状态下动脉血氧分压 62.8 mmHg，氧饱和度波动在 96%~100%，胸部 CT 复查也较前缓解，更改呼吸机吸氧为鼻导管吸氧 5 L/min。因患者 2 月 23 日、2 月 24 日连续 2 次咽拭子检测新型冠状病毒核酸为阳性，2 月 24 日开始予以磷酸氯喹 0.5 g、2 次 /d、口服，联合干扰素雾化抗病毒治疗，并间隔 24 h 再次检测咽拭子新型冠状病毒核酸。虽然胸部 CT 提示肺部浸润性炎症病变较前逐步好转但病变范围仍较大，继续给予布地奈德雾化吸入及乙酰半胱氨酸化痰治疗，鼓励患者适当咳嗽，加强呼吸训练，患者复查炎性因子仍较高，但较之前有所下降（图 2-5-1），抗炎方面继续给予血必净静脉滴注，因患者复查 C 反应蛋白、降钙素原等感染指标逐步下降，根据《抗菌药物临床应用指导原则（2015版）》，在治疗疗程结束后停用抗生素治疗。并继续请中医科医生会诊，按照国家卫生健康委员会、国家中医药管理局印发的《关于印发新型冠状病毒肺炎诊疗方案（试行第六版）》，给予清热利湿方药治疗。

【出院情况】

2020 年 2 月 27 日，因患者体温正常 1 周（图 2-5-4），淋巴细胞计数检测（表 2-5-3），连续检测咽拭子新型冠状病毒核酸，每次检测间隔超过 24 h，检测结果均为阴性（表 2-5-4）。符合《关于印发新型冠状病毒肺炎诊疗方案（试行第六版）》解除隔离及出院标准，主管医生请示上级医师并请专家会诊后办理出院手续。

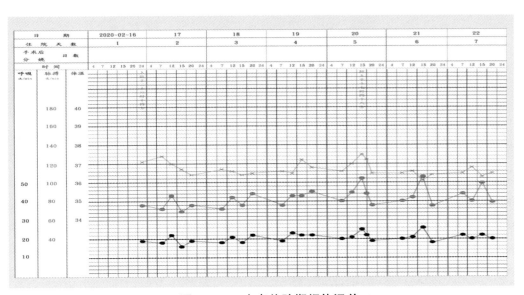

图2-5-4　患者住院期间体温单

表2-5-3　患者住院期间淋巴细胞计数检测结果

日期	Lym (μL)	T (μL)	CD4+ (μL)	CD8+ (μL)	B (/μL)	NK (μL)
2月17日	1 736	983	628	307	566	116
2月19日	1 597	965	692	238	510	97.7
2月22日	1 640	989	682	269	488	126
2月25日	1 723	1 147	773	320	422	108
2月27日	1 487	970	640	280	385	111

表2-5-4　新型冠状病毒核酸检测结果

时间	2月17日	2月18日	2月20日	2月23日	2月24日	2月25日	2月26日
结果	阴性	阴性	阴性	阳性	阳性	阴性	阴性

【出院医嘱】

（1）患者院外隔离观察14 d并继续吸氧治疗。

（2）注意休息、防止受凉感冒，鼓励进行咳嗽排痰训练。

（3）定期复查血常规、C反应蛋白、肝肾功、胸部CT等。

（4）如有不适，及时就诊。

【讨论】

新冠肺炎患者初始症状多为发热、乏力和干咳等，或有其他不典型症状，如腹泻等，也有无症状带病毒患者，轻者多数预后良好，肺部感染较重者可出现进行性呼吸困难，进而出现急性呼吸窘迫综合征（ARDS）或脓毒性休克，甚至多脏器功能衰竭而死亡。目前，对病原体缺乏针对性有效的抗病毒药物，隔离对症支持治疗为主。研究表明，在重症肺炎患者的肺部及血清中均能检测出高水平的细胞炎症因子，作为一把"双刃剑"，细胞因子和其他免疫分子一样，既可发挥免疫调节作用，在一定条件下也可参与多种疾病的发生，甚至引发细胞因子风暴及细胞因子风暴综合征，导致多器官损伤、功能衰竭而死亡。

在本例患者中，患者的炎症因子水平较正常值明显升高，但从患者体温变化及其他炎症感染指标并未有明显升高，对于类似这种病例，全身或局部显性的临床感染征象，但是存在低水平、持续的炎症状态，表现为炎症因子升高，我们可称之为微炎症状态。普遍认为，微炎症反应是单核吞噬细胞系统持续活化的结果，微炎症状态表现为炎症标志蛋白及炎性细胞因子在小范围内长期保持在高值状态，而临床上无明显症状，是机体持续存在和缓慢发生的轻微炎症反应，它与细菌、病毒及真菌感染的发生不同，其实质是免疫性状态。本例患者在入院时检查各项血细胞基本在正常范围内，C反应蛋白、降钙素原轻度升高，在经抗感染治疗后下降，在肺部炎症明显吸收后，患者的各项炎症细胞因子仍处于较高状态，鉴于本次讨论，虽然患者肾功能一直处于正常范围内，但在病毒的影响下，患者的肾功能出现代偿性的改变，导致炎症因子不能有效排出，其低蛋白血症也有可能是其作用的结果。目前临床对微炎症状态重视程度仍不足够，在治疗的同时应重视抗炎药物对肝、肾功能的损害，防止病情进一步进展，该患者出院后要密切监测肝、肾功及血清炎症因子变化，关于炎症因子较高而机体炎症反应不重的进一步研究需要对更多患者随访的结果进行证实。

第六节 医护人员感染新冠肺炎，心肺兼治

病例

患者张某，女，29岁，某医院护士。

主诉： 发热4 d。

现病史： 2020年2月13日无明显诱因出现发热，体温最高37.5 ℃，伴咳嗽，无咳痰，无胸闷气喘、腹痛腹泻等不适，自服蓝芩口服液、感康、阿莫仙（具体用量不详）等药物治疗，疗效差，2020年2月4日再次出现发热，伴乏力，于当地医院查血常规，示白细胞计数 $4.83×10^9$/L，淋巴细胞计数 $1.55×10^9$/L；降钙素原 0.02 ng/mL；2020年2月14日胸部CT影像提示左肺下叶炎症；2020年2月15日咽拭子检测新型冠状病毒核酸阳性，确诊为"新型冠状病毒肺炎"。给以干扰素压缩雾化吸入（具体不详），口服洛匹那韦/利托那韦200 mg、2次/d，口服阿比多尔200 mg、3次/d等抗病毒药物治疗，体温下降至正常，出现腹泻，4次/d，为进一步诊治，以"新冠肺炎（普通型）"为诊断收住入院。自发病以来，患者神志清，精神差，饮食睡眠欠佳，大便4次/d，小便可，体重无明显减轻。

既往史： 患者 2019 年 10 月行人流术，否认高血压、心脏病史，否认糖尿病、脑血管疾病病史，否认肝炎、结核、疟疾病史，预防接种史随当地进行，否认外伤、输血、献血史，否认食物、药物过敏史。

流行病学史： 患者为某医院护士，近期从事新冠肺炎患者的护理工作。

个人史： 生于原籍，久居本地，无其他疫区、疫水接触史，无牧区、矿山、高氟区、低碘区居住史，无化学性物质、放射性物质、毒物质接触史，无吸毒史，否认吸烟史，否认饮酒史，无冶游史。

婚育史： 患者 26 岁结婚，配偶体健，夫妻关系和睦。育有 1 男，体健。

月经史： 初潮 14 岁，每次持续 4~5 d，周期 28 d，末次月经时间 2020 年 2 月 2 日。月经量中等，颜色正常。无血块、无痛经史。

家族史： 患者父母体健；1 弟体健。家族中无类似疾病发生，否认家族性遗传病史。

【阳性体征】

患者表情淡漠，焦虑恐惧，拒绝回答问题，静息状态下指脉氧 95%~98%。

【病例特点】

（1）青年女性患者，因"发热 4 d"为主诉入院。

（2）4 d 前无明显诱因出现发热，体温最高 37.5 ℃，伴咳嗽，无其他自觉症状，自服感冒等药物治疗，效差；3 d 前再次出现发热，伴乏力，于当地医院确诊为"新冠肺炎"，给以抗病毒药物治疗，体温下降至正常，出现腹泻症状，4 次/d。

（3）患者为某医院护士，从事新冠肺炎患者的护理工作，入院时表情淡漠，极度焦虑、恐惧，难以沟通，不愿意回答其接触情况。

（4）2020 年 2 月 15 日，血常规提示白细胞计数、淋巴细胞计数正常；胸部 CT 影像提示左肺下叶炎症；新型冠状病毒核酸检测阳性。

【初步诊断】

新冠肺炎（普通型）。

【诊治思路及治疗经过】

1.诊治思路

（1）患者青年女性，发热伴咳嗽乏力，南阳市中心医院护士，从事新型冠状病毒感染肺炎患者的护理工作。于当地医院查血常规，提示白细胞计数及淋巴细胞计数正常，2020 年 2 月 14 日胸部 CT 影像提示左肺下叶炎症；2020 年 2 月 15 日咽拭子检测新型冠状病毒核酸为阳性，根据症状、体征、辅助检查及流行病学史，确诊为"新冠肺炎（普通型）"。

（2）收入负压发热病房，隔离治疗。卧床休息，加强营养，密切监测生命体征、血氧饱和度、血气分析、肺部影像学变化，以及各项实验室化验，包括血常规、C 反应蛋白、降钙素原、肝肾功、心肌酶谱、凝血功能、淋巴细胞免疫分析、细胞因子检测。

（3）给予鼻导管吸氧，改善患者呼吸道症状。

（4）抗病毒治疗：干扰素 α-2b 600 万 IU、2 次 /d，灭菌注射水 2 mL、压缩雾化吸入，口服洛匹那韦 / 利托那韦 200 mg、2 次 /d，口服阿比多尔 200 mg、3 次 /d。由于患者服用洛匹那韦 / 利托那韦出现腹泻、皮疹等不良反应，停用，加用口服磷酸氯喹 500 mg、2 次 /d。

（5）对症治疗：孟鲁斯特、苏黄止咳胶囊缓解患者咳嗽症状；常乐康调节菌群失调，胃复安改善患者消化道恶心、呕吐等症状；莫米松乳膏治疗患者皮疹。

（6）加强心理疏导，改善患者睡眠质量。鼓励患者，树立战胜疾病的信心；对患者不想回答的问题暂时不再追问，以免加重患者心理负担；给以阿普唑仑、佑佐匹克隆改善患者睡眠质量。

（7）中医治疗：由中医科医师开具对症的处方，让患者遵医嘱服用。

2. 治疗经过

（1）患者入院后未再发热，复查血常规、C 反应蛋白、降钙素原、肝肾功、心肌酶谱、凝血功能、淋巴细胞免疫分析、细胞因子检测未见明显异常。2020 年 2 月 18 日复查新型冠状病毒核酸结果阳性，入院后给予洛匹那韦 / 利托那韦、阿比多尔、干扰素雾化抗病毒及止咳、调节菌群失调等对症支持治疗，期间患者仍腹泻，双下肢出现散在皮疹，患者自诉开始服用洛匹那韦 / 利托那韦时出现腹泻，伴恶心呕吐，停用洛匹那韦 / 利托那韦，加用口服磷酸氯喹 0.5 g、2 次 /d，抗病毒治疗。患者恐惧焦虑，河南省人民医院感染科医生对其进行心理疏通，及时告知其化验结果，让患者了解自己的病情。

（2）入院后患者体温正常，住院期间体温单见图 2-6-1；咳嗽症状明显好转；2020 年 2 月 23 日胸部 CT（图 2-6-3）影像示肺部病灶较 2020 年 2 月 20 日胸部 CT 影像（图 2-6-2）示稍有吸收；2020 年 2 月 22 日、2020 年 2 月 23 日咽拭子新型冠状病毒核酸检测结果均阴性（2次采样间隔时间大于24 h），按照《关于印发新型冠状病毒肺炎诊疗方案（试行第七版）的通知》，患者达到出院标准，于2020年2月24日办理出院手续。

日　期	2020-02-17	18	19	20	21	22	23
住院天数	1	2	3	4	5	6	7
手术后日数							

图2-6-1　患者住院期间体温单

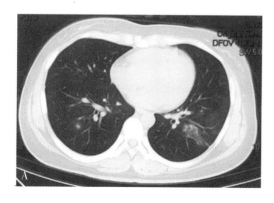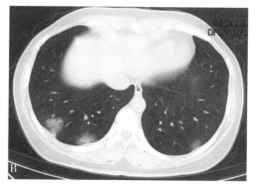

图2-6-2　胸部CT影像结果（2020月2月20日）

注：A.左肺下叶可见片状磨玻璃影；B.双肺多个玻璃结节及片状磨玻璃影。

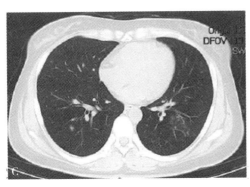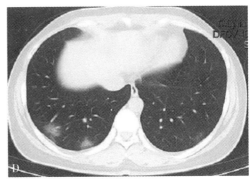

图2-6-3　胸部CT影像结果（2020年2月23日）

注：C.左肺下叶可见片状磨玻璃影；D.双肺多个玻璃结节及片状磨玻璃影,肺部病灶较2020年2月20日胸部CT影像提示有所缩小。

【实验室检查】

2020年2月18日、2020年2月20日、2020年2月23日复查血常规C反应蛋白、降钙素原、肝肾功、心肌酶谱、凝血功能、淋巴细胞免疫分析、细胞因子检测等未见异常。

2020年2月18日，咽拭子检测新型冠状病毒核酸为阳性；2020年2月22日、2020年2月23日咽拭子检测新型冠状病毒核酸均为阴性（2次采样间隔时间大于24 h）。

【出院诊断】

新型冠状病毒肺炎（普通型）。

【出院情况】

（1）体温36.4 ℃，呼吸频率22次/min，脉搏84次/min，正常面容，咳嗽症状明显好转。

（2）2020年2月23日胸部CT影像提示肺部病灶较2020年2月20日胸部CT影像稍有吸收。

（3）2020年2月22日、2020年2月23日（2次采样间隔时间大于24 h）咽拭子新型冠状病毒核酸检测结果均阴性。

【出院医嘱】

（1）出院后继续隔离2周，加强营养、多饮水，注意休息，避免受凉。

（2）隔离期满后复查胸部CT查看病变吸收情况。

（3）如有不适，及时就诊。

【讨论】

2020 年 1 月 20 日，国家卫生健康委公告，新型冠状病毒感染的肺炎纳入乙类传染病，并采取甲类管理。《关于印发新型冠状病毒肺炎诊疗方案（试行第七版）的通知》中明确指出，经呼吸道飞沫和密切接触传播是新冠肺炎主要的传播途径；在相对封闭的环境中，长时间暴露于高浓度气溶胶情况中存在经气溶胶传播的可能。医疗机构也是疫情的高风险区域，医护人员作为高危暴露群体，他们的身心健康和职业安全应高度重视。

由于疫情初期物质短缺、防护措施不到位等诸多原因，导致一线医务人员自身感染的情况并不少见。2020 年 2 月 14 日，国务院应对新型冠状病毒感染肺炎疫情联防联控机制举行新闻发布会，国家卫生健康委员会相关人员在新闻发布会上介绍，截至 2 月 11 日 24 时，全国医务人员确诊病例 1 716 例，占全国确诊病例的 3.8%。其中有 6 例死亡，占全国死亡病例的 0.4%。此感染相关数据引起了社会对医疗机构内感染防控的广泛关注。

本病例中的患者张某为来自抗击新冠肺炎的一名护士，是疫情期间医护人员感染典型病例，自己患有新冠肺炎，也存在诸多心理问题。据该患者自诉，自己是急诊科临时抽到感染科抗击疫情人员，当时随着疫情加重，整个病房楼收满了确诊和疑似患者，每天工作 4~6 h，从进入隔离病房到发病 18 d 未回过家，怕感染给家人，爱人来送生活用品也很少交流，急匆匆就分别了。我们可以想象，她当时有担心自己被感染，担心自己被感染后传染给家人的恐惧；有从急诊科抽调到感染科对隔离病房环境和防护设备不熟悉的焦虑；有工作强度大，夜班次数多，时间延长、每天都要执行烦琐的防护服的穿戴等程序造成的心理疲劳；有不能与家人见面而独自面对疫情的孤独和无助。入住河南省人民医院后，患者不愿告知其接触史，有对自己感染新冠肺炎而影响整体荣誉的自责……

由此可见，医护人员的身心健康和职业安全都应是临床上值得关注的问题。今后临床工作中，一方面应严格规范医务人员的个人防护行为，参考国家出台的医用防护用品使用建议及实际情况，适时调整个人防护用品在不同部门的分配，最大限度保护医务人员的职业健康安全；另一方面保证医务人员合理休息，增加对医护队员们的心理健康培训。

第七节　CRRT治疗成功拦截新冠肺炎危重症化之路

有效救治新冠肺炎重型及危重型患者是降低新型冠状病毒感染的肺炎病死率的关键要素。CRRT（连续性肾脏替代治疗）血液净化技术一直以来被应用于各类重症感染患者的救治，能够有效地控制体内炎症反应。CRRT被推荐用于危重症新冠肺炎的抢救。然而目前尚缺乏足够的临床证据经验。本节内容详细描述河南省人民医院公共卫生医学中心用CRRT救治的一例重症新冠肺炎患者，以期对重症新冠肺炎的救治提供借鉴。

病例

患者彭某，男，56岁，现长住河南省郑州市。

主诉： 发热、乏力5 d，加重伴咳嗽1 d。

现病史： 患者2020年1月26日无明显诱因发热，体温最高38 ℃，伴乏力，无咳嗽咳痰，无胸闷气喘，自行至药房购买头孢类抗生素（用法用量具体不详）、双黄连、抗病毒口服液、连花清瘟颗粒口服，效果欠佳，后换用阿莫西林等药物治疗，体温仍反复波动于37.3~38 ℃。2020年1月29日出现咳嗽，为刺激性干咳，无咳痰，伴乏力、胸闷，无胸痛，无腹痛、腹泻等消化道症状，为进一步诊治至河南省人民医院发热门诊就诊。考虑发病时处于新型冠状病毒疫情期，询问患者流行病学史，他于2019年1月19日高铁至疫区，停留2 d后返回郑州，其配偶也因"新型冠状病毒感染的肺炎疑似病例"在河南省人民医院隔离。

2020年1月31日，患者在河南省人民医院门诊初步检查。胸部CT影像提示：双肺弥漫性磨玻璃影斑片状实变影，双侧胸膜局限性增厚。血常规示白细胞计数$6.0×10^9$/L，淋巴细胞计数$0.78×10^9$/L。C反应蛋白140.4 mg/L。流感病毒抗原检测阴性。结合患者病史，门诊以"新型冠状病毒肺炎疑似病例"收入隔离病房。患者发病以来，神志清，精神差，二便及饮食无异常，体重无明显变化。

既往史：患者发现血糖升高 8 年，未规律诊治，否认高血压、心脏病史，否认脑血管疾病病史，否认肝炎、结核、疟疾病史，预防接种史随当地进行，否认手术、外伤、输血、献血史，否认食物、药物过敏史。

　　个人史：患者生于原籍，久居本地，公务员，本科学历。于 2020 年 1 月 19 日乘高铁至疫区，停留 2 d。有疫区接触史，无牧区、矿山、高氟区、低碘区居住史，无化学性物质、放射性物质、毒物质接触史，无吸毒史，无吸烟史，有饮酒史，饮酒史 10 余年、饮酒 2~3 次 / 周，每次 150 mL 左右，无冶游史。

　　婚育史：患者 34 岁结婚，配偶也因 "新型冠状病毒感染的肺炎疑似病例" 在河南省人民医院隔离，夫妻关系和睦。育有 2 男。

　　家族史：患者父母体健；同胞 3 人，均体健。2 子均体健。家族中有类似疾病发生，否认家族性遗传病史。

【阳性体征】

　　（1）初诊可见患者呼吸急促，呼吸粗重，活动后表现明显，平静状态下稍有缓解。

　　（2）呼吸运动正常，呼吸频率增快，22~26 次 /min，肋间隙正常，语颤正常。

　　（3）因该病为乙类传染病，医务人员 2 级防护，无法进行详细听诊，故本部分缺失。

【病例特点】

　　（1）老年男性患者，亚急性起病，以 "发热、乏力 5 d，加重伴咳嗽 1 d" 为主诉入院。

　　（2）发热病程 5 d，发热初期体温最高 38 ℃，伴乏力，无咳嗽、咳痰等明显呼吸道症状，自服药物按感冒治疗效差，体温仍反复波动于 37.3~38 ℃。2020 年 1 月 29 日出现咳嗽，为刺激性干咳，呼吸道症状明显，体温持续不缓解来河南省人民医院就诊。

　　（3）流行病学史：2019 年 1 月 19 日在疫区停留 2 d 后返回郑州，其配偶也因新冠肺炎疑似病例在河南省人民医院隔离。

　　（4）辅助检查提示血常规异常，主要表现为淋巴细胞数量下降，C 反应蛋白升高；2020 年 1 月 31 日胸部 CT 影像提示有明显的肺部炎症改变，表现为双肺弥漫性磨玻璃影斑片状实变影（图 2-7-1）。

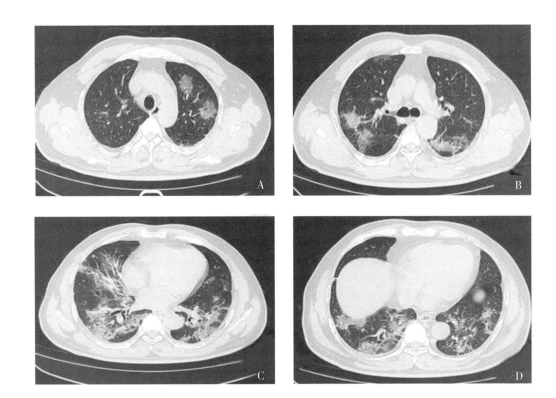

图2-7-1 胸部CT影像结果（2020年1月31日）

注：A.左上肺磨玻璃样影；B.双上肺外侧带可见磨玻璃影及斑片状实变影；C.双肺多发磨玻璃影及斑片状实变影，小叶间隔增厚呈网格样改变；D.双下肺斑片状实变影，双侧胸膜局限性增厚。

【初步诊断】

（1）新型冠状病毒肺炎疑似病例。

（2）2型糖尿病。

【实验室检查】

（1）胸部CT（2020年1月31日）影像结果：①双肺弥漫性磨玻璃影及斑片状实变影，建议实验室检查排除病毒性感染；②双侧胸膜局限性增厚；③所示肝左叶低密度影，囊肿可能；④请结合临床及其他相关检查。

（2）血常规（2020年1月31日）：白细胞计数6.0×10^9/L，淋巴细胞计数0.78×10^9/L，血小板计数152×10^9/L。

（3）C反应蛋白（2020年1月31日）：140.4 mg/L。

（4）甲型、乙型流感病毒抗原检测（快检法）（2020年1月31日）：阴性。

（5）肝功能（2020年1月31日）：谷丙转氨酶38.3 U/L、谷草转氨酶40.8 U/L、碱性磷酸酶（ALP）73 U/L、谷氨酰转移酶85.4 U/L。

（6）测血气分析（2020年2月1日）：pH7.467、动脉血氧分压64.5 mmHg、全血乳酸（Lau）0.99、氧合指数195 mmHg。

（7）新型冠状病毒核酸检测：阳性。

（8）其他检查（2020年2月1日）：G实验阴性；GM实验阴性；支原体、衣原体及其他病毒检测阴性；血沉32 mm/h；糖化血红蛋白10.1%；B型尿钠肽（BNP）274 ng/L；吸氧浓度（FiO_2）3 L/min。

以上部分检查结果在"诊疗思路及治疗经过"中有详细描述。

【诊疗思路及治疗经过】

1.诊疗思路　患者入院后予以单间隔离治疗，氧气吸入，心电监护，检测患者体温、呼吸、血压、心率、血氧饱和度等生命体征变化；患者持续吸氧状态于2020年2月2日复查血气分析示：pH为7.467，动脉血氧分压为58.7 mmHg，全血乳酸为1.81，氧合指数为177 mmHg。后增加吸氧浓度至4 L/min并改为面罩吸氧，患者胸闷症状不能缓解，体温再次升高至39 ℃。同日，河南省疾病预防控制中心检测患者新型冠状病毒核酸，报告结果为阳性，根据《新型冠状病毒感染的肺炎诊疗方案（试行第五版）》的诊断标准，该患者诊断明确：新型冠状病毒肺炎（重型）；2型糖尿病。

2.治疗经过

（1）重点治疗措施。结合既往冠状病毒重症肺炎使用CRRT的治疗经验及我国规范指导建议，经本院专家组会诊后，予以CRRT治疗（具体参数为：血滤机金宝Prismaflex连续血液净化装置，模式为连续性静脉–静脉血液净化滤过透析CVVHDF；滤器为金宝M150；膜面积为1.5平方米；血流量为200 mL/min；透析液为1 000 mL/h；置换液为1 000 mL/h），单次治疗时间7 h，2月2日、2月4日和2月5日治疗3次，治疗期间患者生命体征平稳，无头晕、呕吐、腹痛等不适，安全性及适应性良好。治疗前后肝功能、肾功能、凝血功能均无明显异常。患者CRRT治疗前后的血常规、炎症指标和细胞因子水平等检验异常变化指标见表2-7-1和表2-7-2。

表2-7-1 治疗前后各项指标对比情况

项目	时间	2020年1月31日（入院时）	2020年1月31日-2月1日（CRRT治疗3次后）	2020年2月15日（出院前）
血常规	WBC（×10⁹/L）	6.00	7.60	7.10
	N（×10⁹/L）	5.01	5.78	5.28
	L（×10⁹/L）	0.78	1.21	1.09
	PLT（×10⁹/L）	152	209	402
凝血功能	PT（s）	12.9	16.7	11.2
	D-Di（μg/mL）	0.45	1.32	0.64
肝功能	ALT(U/L)	38.3	27.4	30.8
	AST(U/L)	40.8	18.4	17.1
	TBIL(μmol/L)	8.2	8.9	7.6
	ALB（g/L）	40.4	27.6	30.5
	ALP（U/L）	73	49	46.7
	GGT（U/L）	85.4	57.5	47.7
肾功能	BUN（μmol/L）	3.61	5.7	3.5
	Cr（μmol/L）	48	52	58
炎症指标	PCT（ng/mL）	0.14	0.05	0.06
	CRP（mg/L）	140.4	57.5	29.9
	SAA（mg/L）	367.72	345.86	73.19
血气、（均为吸氧3L/min）	pH	7.476	7.485	7.470
	PaO₂（mmHg）	64.5	70.3	132
	Lau（mmol/L）	0.99	1.57	0.75
	氧合指数（mmHg）	195	213	400
脏器功能	SOFA	3	2	0
	APACHE-II	5	3	0

表2-7-2 治疗前后各类炎症指标和细胞因子变化对比

时间 项目	2020年1月31日	2020年2月7日
B细胞(%)	17.66	28.87
T细胞(%)	49.49	58.26
辅助T(%)	29.88	39.99
毒性T(%)	17.2	16.9
比值	1.74	2.37
NK(%)	28.58	8.9
Lym(μ/L)	473	1 343
T(μ/L)	234	785
CD4$^+$(μ/L)	142	567
CD8$^+$(μ/L)	83.4	247
B(μ/L)	81.9	356
NK(μ/L)	129	110
IFN-γ(pg/mL)	0.4	0.78
TNF-α(pg/mL)	1.21	0.01
IL-2(pg/mL)	0.95	0.52
IL-6(pg/mL)	12.49	6.55
IL-10(pg/mL)	0.97	2.8
IL-4(pg/mL)	0.86	0.01

（2）期间患者其他治疗方案。

1）抗病毒治疗：干扰素 α–2b 雾化吸入（500 万 U，2 次 /d）治疗 12 d，洛匹那韦 / 利托那韦口服（2 粒，2 次 /d）治疗 10 d。

2）抗感染治疗：血必净静脉滴注（50 mL/ 次，2 次 /d）治疗 14 d。

3）对症治疗：人血白蛋白静脉滴注（10 g/ 次，1 次 /d）治疗 5 d，乙酰半胱氨酸泡腾片冲服（1 片，2 次 /d）治疗 14 d。

4）血糖检测及治疗：患者入院时空腹血糖为 10.3 mmol/L，三餐前皮下注射诺和锐注射液 6 IU 及睡前皮下注射甘精胰岛素（来得时）注射液 18 IU；2020 年 2 月 4 日，患者最高空腹血糖 16.5 mmol/L，调整三餐前胰岛素为 8 IU，睡前胰岛素剂量不变，监测发现血糖控制平稳。2020 年 2 月 6 日 ~13 日患者空腹血糖波动在 4.6~7.8 mmol/L，2020 年 2 月 13 日开始调整胰岛素剂量，为三餐前 4 IU、睡前 12 IU，调整胰岛素使用计量后，患者空腹及三餐后血糖持续控制在正常范围内。

5）氧疗：患者入院时开始鼻导管吸氧，后更改为面罩吸氧，于 2020 年 2 月 7~9 日改用高流量氧疗 3 d，氧流量为 40 L/min，氧浓度为 45%，体温为 34℃，患者症状逐渐缓解。

6）体温变化情况：2 月 3 日起患者体温恢复正常（图 2-7-2）。

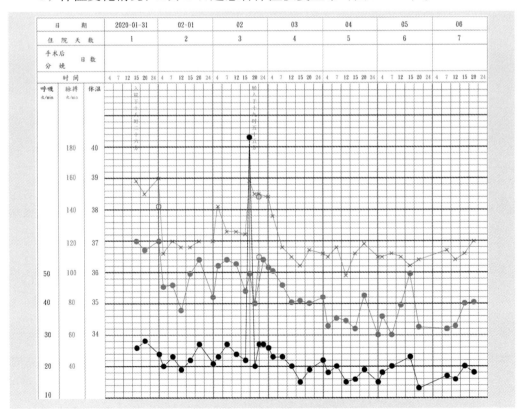

图2-7-2　患者住院期间体温单

转归：患者分别在 2020 年 2 月 14 日和 2 月 15 日检测咽拭子新型冠状病毒核酸检查，连续 2 次结果呈阴性（2 次采样间隔时间大于 24 h）。2020 年 2 月 15 日复查胸部 CT，影像提示磨玻璃影及斑片状实变影较前明显吸收（图 2-7-3），符合国家诊疗规范出院及解除隔离标准，患者于 2 月 16 日出院，院外继续居家隔离观察。

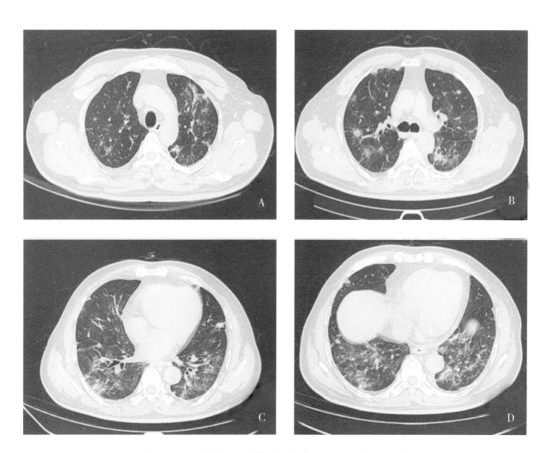

图2-7-3　胸部CT影像结果（2020年2月15日）

注：A.左上肺条索状高密度影；B.双上肺外侧带可见磨玻璃影及斑片状实变影，较前明显吸收；C.双肺多发斑片状实变影及条索状高密度影，较前明显吸收；D.双下肺斑片状及条索状实变影，双侧胸膜局限性增厚。

【讨论】

新冠肺炎有效救治重型及危重型患者是降低新冠肺炎诊治中病死率的关键要素。国家卫生健康委员会及国家中医药管理局发布的《新型冠状病毒肺炎诊疗方案（试行第七版）》中提出对于重型患者可选择 CRRT，以及其他血液净化系统包括血浆置换、吸附、灌流、血液 / 血浆滤过等，能清除炎症因子，阻断细胞因子风暴，从而减轻炎症反应对机体的损伤，可用于新冠肺炎重型、危重型患者细胞因子风暴早中期的救治。CRRT 也因此被推荐用于新冠肺炎重型及危重型的抢救。

急性重症呼吸道传染病的临床特征及疾病进程具有共性特点：肺部炎症迅速进展，严重低氧血症和多脏器功能衰竭，最终的死亡原因多为呼吸衰竭、休克等多脏器功能衰竭和后期难以控制的继发感染，其中 SARS（急性呼吸综合征）、MERS（中东呼吸综合征）及 H7N9 等病毒感染重症病例体内均呈现细胞因子风暴，参与疾病重症 / 危重症的发病机制。CRRT 通过非选择性清除血液循环中过度表达的前炎症和抗炎症递质，降低体内峰值浓度，下调机体炎症反应，防止过度激活炎症递质对机体的影响。

本节所述病例为河南省人民医院公共卫生医学中心成功救治的一例新冠肺炎重症患者，患者基础存在糖尿病病史，有激素治疗的相对禁忌证，为了防治进一步危重进展、多发脏器功能损害，以及激素治疗后相关并发症的出现，于高炎症反应阶段早期应用 CRRT 治疗，经连续治疗后患者氧合指数等指标逐步好转，患者症状明显缓解。该患者并未进展为 ARDS 及 MODS，病情缓解逐步趋于平稳，好转出院。该病例的诊治对我们临床后续新冠肺炎重症患者的治疗也带来一些提示，即对于新冠肺炎重症患者早期进行 CRRT 治疗可以有机会避免疾病进一步进展及危重症甚至死亡的出现，及时阻断细胞因子风暴，改善患者预后，为以后相关患者的临床诊疗提供帮助。

第八节　小剂量、短疗程糖皮质激素治疗新冠肺炎 1 例

病例

患者李某某，女，48 岁，农民，河南省安阳市人。

主诉：发热伴咳嗽、咳痰 10 d。

现病史：10 d 前无明显诱因出现发热，体温最高 38.5 ℃，伴咳嗽，偶有少量白色黏痰，无鼻塞、流涕，无胸闷、胸痛，无明显乏力，自行口服布洛芬、连花清瘟胶囊等药物治疗。9 d 前就诊于安阳市中医院，查血常规提示白细胞计数和淋巴细胞计数下降，心肌酶、C 反应蛋白、血沉升高（未见具体化验单），

咽拭子查甲型流感病毒抗原、乙型流感病毒抗原均阴性，胸部 CT 影像提示双肺多发感染，符合病毒性肺炎征象，经专家组会诊，考虑为新冠肺炎疑似病例，遂于 2020 年 2 月 10 日转入安阳市某医院。入院后次日行咽拭子检测新型冠状病毒核酸，结果提示阳性，确诊为"新型冠状病毒肺炎"。给予洛匹那韦 / 利托那韦（2 粒、1 次 /12 h、口服 5 d）抗病毒，莫西沙星（0.4 g、1 次 /d、口服 4 d）抗感染，甲泼尼龙（40 mg、1 次 /d、静脉滴注 1 d）及补充免疫球蛋白（15 g、静脉滴注 1 d）等药物治疗，患者仍发热，体温最高 38℃，咳嗽咳痰无明显好转，并逐渐出现胸闷气喘，鼻导管吸氧 5 L/min，血气分析示动脉血氧分压 73 mmHg，氧合指数 178 mmHg。经过河南省新型冠状病毒肺炎专家组会诊建议转上级医院进一步治疗。河南省人民医院发热门诊以"新型冠状病毒肺炎（重型）"为诊断收入河南省人民医院。患者发病以来，神志清，精神差，饮食差，睡眠一般，大小便正常，体重无明显变化。

既往史： 无特殊情况。

个人史： 自由职业者，小学学历，经反复询问，患者否认有新冠肺炎相关的流行病学史。

婚育史： 其爱人患"慢性肾功能衰竭"。

家族史： 其父亲死于心脏病，其母亲健在，有 1 弟 1 妹。

【体格检查】

（1）体温 36.0 ℃，脉搏 84 次 /min，呼吸频率 21 次 /min，血压 122/74 mmHg。

（2）发育正常，营养良好，急性面容，表情忧虑，自主体位，神志清楚，查体合作。口唇无发绀，呼吸运动正常，肋间隙正常，语颤正常。

（3）双肺叩诊清音。因传染病二级防护，听诊资料无法获得。

【病例特点】

（1）中年女性，既往体健，急性起病，病程 10 天，主要表现为发热伴上呼吸道症状。

（2）血常规提示白细胞计数和淋巴细胞计数下降，心肌酶、C 反应蛋白、血沉升高，甲型流感病毒抗原、乙型流感病毒抗原均阴性，胸部 CT 影像提示双肺多发感染，符合病毒性肺炎征象，咽拭子检测新型冠状病毒核酸阳性。

（3）使用莫西沙星、洛匹那韦 / 利托那韦抗病毒、甲泼尼龙及免疫球蛋白治疗，发热、咳嗽、咳痰无明显好转，并出现胸闷气喘，氧合指数 178 mmHg，符合"新冠肺炎（重型）"。

（4）否认有新冠肺炎相关流行病学接触史。

【初步诊断】

（1）新冠肺炎（重型）。

（2）Ⅰ型呼吸衰竭。

【诊治思路及诊疗经过】

1. 患者入院后完善相关检查

（1）血常规：白细胞计数 8.7×10^9/L，中性粒细胞比率 75.9%，淋巴细胞计数 1.08×10^9/L，血红蛋白 122 g/L，血小板 361×10^9/L。

（2）C 反应蛋白 54.7 mg/L。

（3）尿常规阴性、粪常规阴性。

（4）血生化：谷丙转氨酶 24.1 U/L，谷草转氨酶 23.0 U/L，总蛋白 58.1 g/L，白蛋白 27.2 g/L，总胆红素 10.5 μmol/L，直接胆红素 6.2 μmol/L，钾 3.26 mmol/L，肌酐 43 μmol/L，葡萄糖 6.7 mmol/L；铁蛋白 170.23 ng/mL。

（5）凝血：凝血酶原时间 10.1 s，凝血酶原活动度 115%，活化部分凝血活酶时间 22.70 s，纤维蛋白原降解产物 10.80 μg/mL，D-二聚体 1.60 μg/mL。

（6）淋巴细胞免疫分析：淋巴细胞绝对数目 1 010/μL，总 T 淋巴细胞绝对数目 610/μL，辅助 T 淋巴细胞绝对数目 348/μL，毒性 T 淋巴细胞绝对数目 229/μL，B 淋巴细胞绝对数目 304/μL，NK 细胞绝对数目 64.6/μL。

（7）输血 8 项：丙肝病毒抗体有反应性、R 阳性，余为阴性。

（8）核酸检测：2020 年 2 月 17 日、2020 年 2 月 18 日、2020 年 2 月 22 日、2020 年 2 月 23 日、2020 年 2 月 24 日分别采集咽拭子检测新型冠状病毒核酸均为阴性（ORF1a/b 基因阴性，N 基因阴性，E 基因阴性）。

（9）G 试验、GM 试验阴性。

（10）静息状态下血气分析：pH7.544，动脉血氧分压 41.8 mmHg。

（11）胸部 CT（2020 年 2 月 17 日）影像提示考虑病毒性肺炎。

综上检查结果，考虑诊断为：①新冠肺炎（重型）；②慢性丙型病毒性肝炎。

2. 诊疗经过

（1）给予高流量加温湿化氧疗，氧流量 50 L/min，氧浓度 50%，温度 34 ℃。

（2）质子泵抑制剂、人血白蛋白静脉滴注、血必净注射液 50 mL、2 次/d、静脉滴注；并给予干扰素 α-2b 600 mg、雾化吸入、2 次/d；布地奈德、特布他林雾化吸入、2 次 /d；复方甲氧那明（阿斯美）0.6 g、3 次 /d、口服，以止咳治疗。并于 2 月 18 日 ~2 月 21 日给予甲强龙 40 mg、1 次 /d、静脉滴注治疗（2 月 20 日给予甲强龙 20 mg 静脉滴注治疗，余日均为 40 mg 静脉滴注治疗）；并辅以中药治疗。

（3）2 月 20 日患者胸闷好转，复查抽血化验，血常规示白细胞计数 7.9×10⁹/L，淋巴细胞计数 1.74×10⁹/L，血红蛋白 113 g/L，血小板计数 371×10⁹/L；C 反应蛋白 16.9 mg/L。

（4）细胞因子检测：干扰素 – γ 0.79 pg/mL，肿瘤坏死因子 – α 14.09 pg/mL，白细胞介素 –5 6.68 pg/mL（数值升高，参考值 0~3.1 pg/mL），白细胞介素 –6 14.61 pg/mL（数值升高，参考值 0~5.4 pg/mL），白细胞介素 –8 52.12 pg/mL（数值升高，参考值 0~20.6 pg/mL），白细胞介素 –12p70 8.79 pg/mL（数值升高，参考值 0~3.4 pg/mL）。

（5）复查胸部 CT（2020 年 2 月 21 日）：影像提示双肺病变。结合病史，考虑病毒性肺炎，与 2020 年 2 月 17 日胸部 CT 影像相比，病变范围相仿，但病变边界变得清晰；双侧胸膜稍增厚；纵隔淋巴结轻度肿大。

（6）复查血气分析（2020 年 2 月 26 日）：吸氧浓度 35%，pH7.403，动脉血氧分压（PO₂）116.7 mmHg，动脉血二氧化碳分压（PaCO₂）36.3 mmHg，氧合指数 333 mmHg；停高流量吸氧 30 min 后测血气分析：吸氧浓度 21%，酸碱度 7.2，动脉血氧分压 66 mmHg，动脉血二氧化碳分压 39.1 mmHg，乳酸 0.87 mmol/L，氧合指数 314 mmHg。

（7）复查胸部 CT（2020 年 2 月 25 日）：影像提示双肺病变。结合病史，考虑病毒性肺炎，与 2020 年 2 月 21 日胸部 CT 影像相比，病变范围减小，但病变局部实变；双侧胸膜稍增厚；纵隔淋巴结轻度肿大。

结论：患者正常体温超过 3 d，呼吸道症状好转，胸部 CT 影像较前病变范围减小，但局部实变，连续 2 次新型冠状病毒核酸检测提示阴性（2 次采样间隔时间大于 24 h）。经专家组会诊后，认为该患者符合出院或解除隔离标准，予以转回当地医院进一步治疗。

【实验室检查】

经积极治疗后，患者病情好转，以下为患者恢复期 C 反应蛋白（图 2-8-1）、淋巴细胞数（图 2-8-2）及胸部 CT（图 2-8-3）的变化，可以看到，除患者主观症状（如发热、呼吸道症状、乏力等）好转外，患者客观检验及检查指标亦有好转，具体表现为如 C 反应蛋白、肿瘤坏死因子 – α、白细胞介素 –6 等炎症指标逐渐下降，至恢复正常，而患者各种淋巴细胞数亦明显回升，预示机体免疫力增强。胸部CT影像学恢复一般滞后于临床，本例患者在治疗后，胸部CT显示病变范围无扩大，且稍有缩小，并出现病灶实变等恢复期变化，也提示患者病情好转。

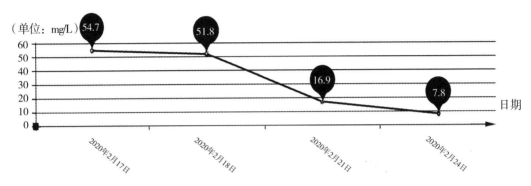

图2-8-1　患者恢复期C反应蛋白变化

注：患者C反应蛋白在治疗过程中呈下降趋势，直至正常，提示炎症指标好转，治疗有效。

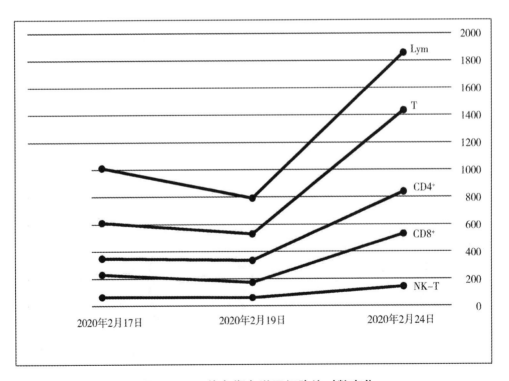

图2-8-2　恢复期各淋巴细胞绝对数变化

注：图中显示恢复期淋巴细胞绝对数、总T细胞绝对数、NK-T细胞绝对数、毒性T细胞绝对数、辅助T细胞绝对数均明显增加，其中横坐标为日期，纵坐标为细胞绝对数（单位：个/μL）。提示随病情好转，患者各淋巴细胞数目均呈上升趋势。

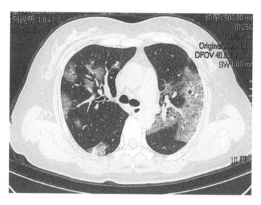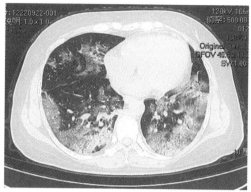

2020年2月17日

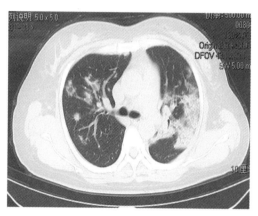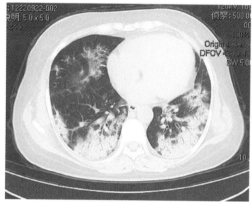

2020年2月21日

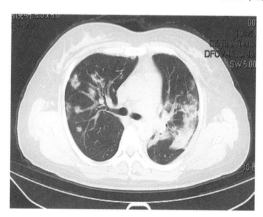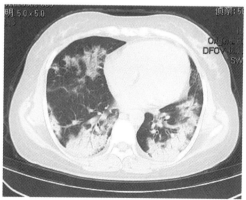

2020年2月25日

图2-8-3 患者各时期胸部CT影像变化

【治疗方案】

（1）氧疗：给予高流量加温湿化氧疗，氧流量50 L/min，氧浓度50%，体温34 ℃。

（2）抗病毒治疗：干扰素 α-2b 600 mg、2 次 /d、雾化吸入，血必净注射液 50 mL、2 次 /d、静脉滴注。

（3）对症治疗：质子泵抑制剂、人血白蛋白静脉滴注、布地奈德、特布他林雾化吸入，复方甲氧那明（阿斯美）0.6 g、3 次 /d、口服止咳治疗。

（4）给予甲强龙静脉滴注治疗。

（5）辅以中药治疗。

【讨论】

本节讨论的是一例新冠肺炎确诊患者，中年女性，入院前病史已有 10 d，临床表现有发热、干咳、胸闷，无新冠肺炎相关的流行病学史，确诊时为普通型，在当地医院诊治过程中转化为重型，出现胸闷、气喘，氧合指数下降（178 mmHg），根据我国《新型冠状病毒肺炎诊疗方案（试行第六版）》，患者符合重型，且胸部病变在短期内进展加重，转入河南省人民医院继续治疗。转入河南省人民医院后，根据我国《新型冠状病毒肺炎诊疗方案（试行第六版）》有关抗病毒方案的推荐，给予雾化吸入 α-干扰素、血必净注射液抗病毒治疗，并辅助中医药治疗，此外，给予患者短疗程、小剂量糖皮质激素的使用，并辅以质子泵抑制剂保护胃黏膜以预防激素副作用，患者转归良好，尤其观察到患者的淋巴细胞总数有明显回升。

糖皮质激素曾被广泛用于 SARS 和 MERS 治疗，但世界卫生组织在最新版临床指南中建议不要对新冠肺炎患者使用皮质类固醇。研究同样发现，没有临床数据表明皮质类固醇对 SARS、MERS 等病毒引起的呼吸道感染治疗有益。虽然皮质类固醇可以抑制肺部炎症反应，减轻细胞因子风暴，但同时不可避免地抑制了正常免疫反应，导致免疫系统对病毒的清除出现障碍，因此建议对新冠肺炎的患者应避免使用皮质类固醇，因其弊大于利。大剂量糖皮质激素治疗新冠肺炎患者可能继发感染，延长免疫系统对病毒的清除时间，但是对于新冠肺炎重型患者而言，大量炎性因子瀑布式释放将导致严重的肺损伤并造成疾病快速进展，因此是否可以考虑尝试短程、中小剂量激素治疗仍待商酌。

第九节 咽拭子新型冠状病毒核酸持续阳性为哪般

病例

患者王某某，女，71岁，南阳市唐河县人。

主诉： 咳嗽、咳痰1月余，加重伴胸闷、呼吸困难2周。

现病史： 1月余（2020年1月13日）前受凉后出现咳嗽、咳痰，痰呈白色黏痰，量少，痰不易咳出，伴发热、畏寒，伴乏力、纳差、头痛、恶心，最高体温达38.1 ℃，无胸闷、气促、心悸、胸痛，无腹痛、腹胀、腹泻，在当地诊所按普通感染治疗效果差。23 d前（2020年1月23日）因与疫区归家的弟弟（2020年1月22日确诊为新型冠状病毒肺炎重型）有密切接触史，遂至南阳医专一附院就诊，查胸部CT影像提示慢性支气管炎、肺气肿、双肺感染，双侧胸膜增厚。2020年1月24日咽拭子新型冠状病毒核酸检测示阳性，给予洛匹那韦/利托那韦、阿比多尔抗病毒及中药辅助治疗10 d（2020年2月5日）后，复查咽拭子检测新型冠状病毒核酸仍呈阳性，且咳嗽、咳痰逐渐加重伴胸闷、呼吸困难，经河南省各级卫生健康委员会指挥部协调，新型冠状病毒肺炎防控专家组会诊后转入河南省人民医院进一步治疗，以"新冠肺炎、肺气肿、慢性支气管炎"为诊断入院。患者自发病以来，神志清，精神欠佳，饮食、睡眠差，大小便正常，近期体重无明显变化。

流行病学史： 发病前2周内有疫区相关人员（新冠肺炎确诊患者）密切接触史。配偶因为新冠肺炎去世。弟弟确诊新冠肺炎。

既往史、个人史、婚育史无其他特殊。

【阳性体征】

（1）患者体温36.4 ℃，脉搏101次/min，呼吸频率23次/min，血压119/67 mmHg，静息状态下血氧饱和度92%。

（2）心、肺、腹部未见明显异常。

【病例特点】

一般情况：王某某，女，71岁，南阳市人，病程持续46 d。

临床症状：体温正常（图 2-9-1）、头晕、干咳、胸闷，伴有乏力。

辅助检查：淋巴细胞偏低，胸部 CT 影像提示病变好转，咽拭子新型冠状病毒核酸监测连续 44 d 阳性。

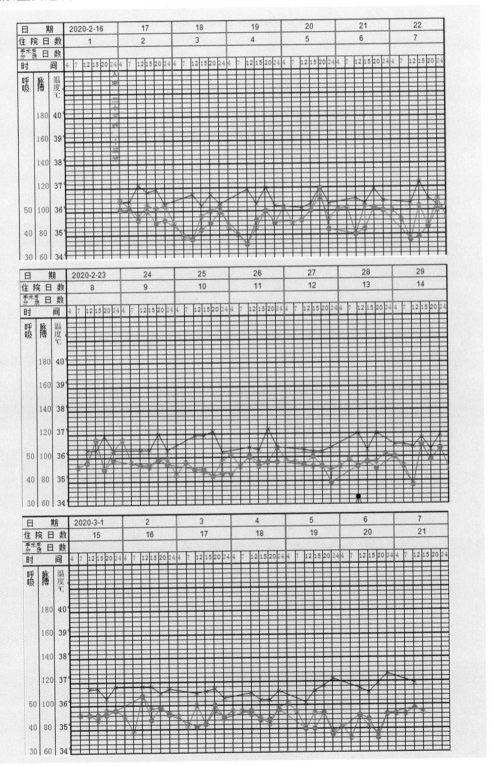

图2-9-1　患者住院期间体温单

【实验室检查】

（1）血常规 +C 反应蛋白（表 2-9-1）：患者整个病程白细胞计数、中性粒细胞计数及比率、血小板、C 反应蛋白无明显异常，红细胞、血红蛋白水平、血细胞比容偏低，提示中度贫血。治疗后红细胞及血红蛋白水平有所回升。

表2-9-1　患者住院期间血常规+C反应蛋白变化

日期	WBC ($\times 10^9$/L)	N ($\times 10^9$/L)	N%	L ($\times 10^9$/L)	RBC ($\times 10^{12}$/L)	HGB (g/L)	HCT%	PLT ($\times 10^9$/L)	CRP (mg/L)
2月17日	4.3	1.9	43.9	1.04	2.53	80	24.3	224	12.4
2月21日	5.7	3.11	54.8	1.33	3.12	98	30.4	241	4.0
2月26日	4.2	2.10	49.5	1.05	2.94	89	28.7	177	1.3
3月1日	4.4	2.16	49.1	1.22	2.79	85	27.1	162	1.5
3月4日	4.0	1.93	48.8	0.99	2.96	90	28.9	181	1.8

（2）降钙素原（表 2-9-2）入院时轻度升高，治疗后降至正常范围。

表2-9-2　患者住院期间降钙素原变化

日期	PCT（ng/mL）
2月17日	0.3
2月21日	0.29
3月1日	0.05
3月4日	0.03

（3）肝功能（表 2-9-3）：患者住院期间未见异常。

表2-9-3　患者住院期间肝功能变化

日期	ALT（U/L）	AST（U/L）	ALB（g/L）	TBIL（μmol/L）	DBIL（μmol/L）	GGT（U/L）	AKP（U/L）
2月17日	12.1	15.5	34.6	2.1	2.1	13.4	40.9
2月21日	13.3	15.2	41.7	2.8	2.8	14.1	51
2月26日	9.5	13.1	36.7	2.0	2.0	11.3	47.8
3月1日	9.4	16.2	36	3.3	3.3	9.1	44.4
3月4日	9.7	15.3	40	2.8	2.8	9.0	40.8
3月5日	8.5	14	42.5	1.8	1.8	9.1	41.7

（4）肾功能（表2-9-4）：患者住院期间未见异常。

表2-9-4　患者住院期间肾功能变化

日期	BUN(μmol/L)	Cr(μmol/L)	UA(μmol/L)	GLU(mmol/L)
2月17日	4.68	34	162	4.6
2月21日	5.21	38	181.8	5.8
2月26日	4.79	38	212	4.5
3月1日	4.24	34	207.2	4.7
3月4日	4.4	34	191	4.6

（5）心肌酶谱（表2-9-5）：患者住院期间未见异常。

表2-9-5　患者住院期间心肌酶谱变化　　　　（单位：U/L）

日期	CK	CK-MB	LDH	LD1	HBDH
2月17日	24	6.3	149	45.5	122.1
3月1日	25	16.1	194	75	193.1
3月4日	22	12	168	60	163.6

（6）血清淀粉样蛋白A（表2-9-6）：患者住院期间未见异常。

表2-9-6　患者住院期间血清淀粉样蛋白A变化

日期	SAA(mg/L)
2月17日	24
3月1日	25
3月4日	22

（7）12项细胞因子（表2-9-7）：患者住院期间未见异常。

表2-9-7　患者住院期间12项细胞因子变化

（单位：pg/mL）

时间 项目	2月18日	2月21日	2月26日	3月1日	3月4日
IFN-γ	1.79	2.16	4.05	2.26	2.44
TNF-α	0.36	1.13	0.00	0.79	0.01
IL-5	1.18	1.00	0.71	0.59	0.40
IFN-α	0.88	0.91	0.83	1.00	0.78
IL-2	1.13	1.29	0.89	1.02	0.95
IL-6	9.03	7.84	1.04	7.65	0.00
IL-1β	0.00	0.00	0.00	0.00	0.00
IL-10	3.34	3.00	2.78	2.88	2.28
IL-8	20.75	11.32	11.73	19.16	14.15
IL-17	1.04	1.68	1.41	1.62	1.52
IL-4	0.52	0.62	0.77	0.83	0.15
IL-12 p70	0.58	0.71	0.31	0.76	0.32

（8）淋巴细胞免疫分析12项（表2-9-8）：提示入院时辅助T淋巴细胞绝对数、毒性T淋巴细胞绝对数均降低，治疗后有所升高。

表2-9-8　患者住院期间淋巴细胞免疫分析12项变化

日期	B细胞(%)	T细胞(%)	辅助T(%)	毒性T(%)	比值	NK(%)	Lym(μ/L)	T(μ/L)	CD4+T(μ/L)	CD8+T(μ/L)	B(μ/L)	NK(μ/L)
2月17日	12.83	71.4	56.07	15.18	3.69	14.11	1 001	714	553	149	129	144
2月21日	8.59	65.82	48.41	17.86	2.71	24.61	1 312	864	640	236	112	321
2月26日	8.84	73.09	51.45	20.55	2.50	16.49	1 112	812	571	230	98.9	183
3月1日	8.30	75.25	51.41	22.64	2.27	13.74	1 163	876	598	263	98.2	160
3月4日	8.07	73.04	50.10	21.00	2.39	16.41	1 073	785	543	227	85.5	174

（9）凝血功能（表 2-9-9）：提示患者住院期间凝血酶原时间缩短，无明显变化，D- 二聚体轻度升高。

表2-9-9　患者住院期间凝血功能变化

日期	PT(s)	PTA	INR	APTT（s）	FBG（g/L）	TT（s）	FDP	D-Di（μg/mL）
2月17日	10.8	105	0.94	19.9	2.851	15.3	3.8	0.71
3月1日	9.9	119	0.86	18.9	1.688	15.9	4.2	0.58
3月4日	9.0	136	0.78	19.0	1.485	14.8	2.6	

（10）乙肝五项 +HCV+HIV+TP（表 2-9-10）：患者住院期间未见明显异常。

表2-9-10　乙肝五项+HCV+HIV+TP

日期	HCV-Ab	TP-Ab	HIV-Ab	HBsAg	HBsAb	HBeAg	HBeAb	HBcAb
2月29日	阴性	阴性	阴性	阴性	弱阳性	阴性	阴性	阴性

（11）血气分析（表 2-9-11）：患者住院期间未见明显异常。

表2-9-11 患者住院期间血气分析变化

日期	吸氧	pH	PO$_2$	氧合指数
2月18日	3L/min	7.417	145.2	537
3月1日	3L/min	7.455	214.7	650
3月2日	静息状态	7.396	72.3	344
3月5日	静息状态	7.416	86.2	410

（12）新型冠状病毒血清抗体检测（表2-9-12）未见升高。

表2-9-12 新型冠状病毒血清抗体检测

（参考值：0~5 Au/mL）

日期	IgG	IgM
3月6日	2.8	1.74

（13）新型冠状病毒核酸检测（表2-9-13）：2月19日、2月22日、2月26日、2月28日~3月8日取咽拭子核酸检测结果均为阳性，2月25日、2月26日取痰核酸检测结果均为阳性。3月9日、3月10日连续2次检测新型冠状病毒核酸均为阴性（2次采样间隔时间大于24 h）。

表2-9-13 患者住院期间新型冠状病毒核酸检测结果

日期	标本	ORF1a/b基因	N基因	E基因	总结果
2月17日	咽拭子	-	-	-	-
2月18日	咽拭子	-	-	-	-
2月19日	咽拭子	+	-	-	+
2月22日	咽拭子	+	-	+	+
2月23日	咽拭子	-	-	-	-
2月24日	咽拭子	-	-	-	-
2月25日	痰	+	-	-	+
2月25日	咽拭子	-	-	-	-

日期	标本	ORF1a/b基因	N基因	E基因	总结果
2月26日	痰	+	−	+	+
2月26日	咽拭子	+	−	+	+
2月27日	咽拭子	−	−	−	−
2月28日	咽拭子	+	−	+	+
2月29日	咽拭子	+	−	+	+
3月1日	咽拭子	+	−	+	+
3月2日	咽拭子	+	−	+	+
3月3日	咽拭子	+	−	+	+
3月4日	咽拭子	+	−	+	+
3月5日	咽拭子	+	−	−	+
3月6日	咽拭子	+	−	+	+
3月7日	咽拭子	+	−	+	+
3月8日	咽拭子	+	−	−	+
3月9日	咽拭子	−	−	−	−
3月10日	咽拭子	−	−	−	−

备注：检测所用试剂盒为上海之江新型冠状病毒RT-PCR试剂盒。

（14）胸部CT影像学变化：2020年2月17日胸部CT（图2-9-2）影像提示双肺多发磨玻璃影及斑片状实变影，小叶间隔增厚呈网格样改变，考虑病毒性肺炎；2020年2月28日胸部CT（图2-9-3）影像提示两肺弥漫性病变，考虑病毒性肺炎，炎症范围较2020年2月17日CT影像缩小；2020年3月7日胸部CT（图2-9-4）影像提示双肺可见散在炎症，范围较2020年2月28日CT影像明显吸收。

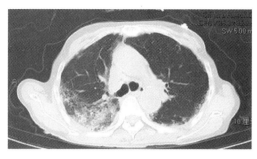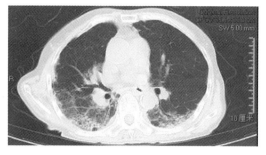

图2-9-2 胸部CT影像结果（2月17日）

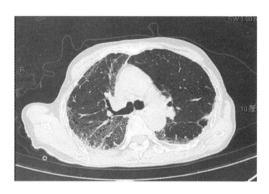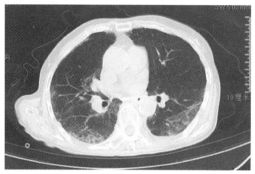

图2-9-3 胸部CT影像结果（2月28日）

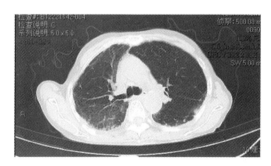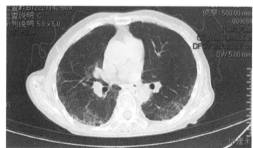

图2-9-4 胸部CT影像结果（3月7日）

【初步诊断】

新冠肺炎（重型）。

【诊疗思路及治疗经过】

（1）抗病毒药物选择：患者在当地医院治疗时已给予干扰素雾化、洛匹那韦/利托那韦、阿比多尔抗病毒（疗程满10 d）及中药辅助治疗，复检新型冠状病毒核酸仍呈阳性，根据《新型冠状病毒肺炎诊疗方案（试行第六版）》中的抗病毒指导方案，患者未使用的药物有利巴韦林、磷酸氯喹，患者入院时查血常规提示中度贫血，考虑利巴韦林副作用，未给予利巴韦林治疗。根据《磷酸氯喹治疗新型冠状病毒肺炎的专家共识》中"年龄＞18岁且＜65岁"，患者71岁，不符合，且患者乏力症状重、饮食差，考虑磷酸氯喹副作用未给予磷酸氯喹治疗。结合上述情况2月16日~2月26日未给予抗病毒治疗，给予止咳、化痰治疗对症治疗。

（2）核酸检测：2月27日患者入院第11 d，新型冠状病毒核酸检测仍为阳性，经院内新冠肺炎专家组讨论，给予干扰素600万U、2次/d、雾化吸入，阿比多尔0.2 g、3次/d、口服，抗病毒治疗。

3月1日患者入院第14天，新型冠状病毒核酸检测仍为阳性，停用阿比多尔，给予阿兹夫定第1天10 mg、1次/d，以后5 mg/d、1次/d、口服，抗病毒治疗至今。服用阿兹夫定后患者出现明显的恶心、呕吐消化道症状，给予泮托拉唑40 mg、1次/d、静脉滴注，托烷司琼100 mL、1次/d、静脉滴注，改善症状。

（3）调节免疫：患者持续新型冠状病毒核酸阳性，3月4日开始给予胸腺法新1.6 mg、2次/周、皮下注射。

（4）心理干预：患者住院期间得知爱人因新冠肺炎死亡后，出现抑郁、恐惧、痛苦情绪，给予心理疏导，右佐匹克隆片3 mg、1次/d、口服。

（5）中药辅助治疗。

【治疗方案】

（1）氧疗：间断鼻导管吸氧，缓解胸闷症状。

（2）抗病毒治疗：2月27日~3月1日干扰素600万U、2次/d、雾化吸入，阿比多尔0.2 g、3次/d、口服；3月1日~3月10日干扰素（600万U、2次/d、雾化吸入），阿兹夫定（3月2日10 mg、口服；其余时间5 mg、1次/d、口服）。

（3）止咳、化痰治疗：乙酰半胱氨酸0.3 g，布地奈德1 mg，特布他林5 mg雾化吸入；多索茶碱0.3 g、1次/d、静脉滴注；孟鲁司特钠片10 mg、1次/d、口服。

（4）护胃治疗：泮托拉唑40 mg、1次/d、静脉滴注；托烷司琼100 mL、1次/d、静脉滴注。

（5）调节免疫：3月4日开始给予胸腺法新1.6 mg、2次/周、皮下注射。

（6）营养支持：复方氨基酸（18 AA）200 mL、1次/d、静脉滴注，人血白蛋白10g、1次/d、静脉滴注。

（7）心理干预：心理疏导，右佐匹克隆片3 mg、1次/d、口服。

（8）中药辅助治疗。

【出院情况】

患者于3月10日满足《新型冠状病毒肺炎诊疗方案（试行第七版）》中出院标准：体温恢复正常3d以上；呼吸道症状明显好转；肺部影像学显示急性渗出性病变明显改善；连续2次咽拭子检测新型冠状病毒核酸阴性（2次采样间隔时间大于24h）。

患者转至当地定点医院继续行14d的隔离管理和健康状况监测，并于出院后第2周和第4周到医院随访、复诊。

【讨论】

新型冠状病毒核酸检测对目前新冠肺炎患者的诊断及疗效评价起着非常重要的作用。新型冠状病毒核酸检测（RT-PCR方法）是确诊感染的"金标准"之一，这个"金标准"是指"阳性"结果而言，即扩增阳性可以作为确诊新冠肺炎的依据。另一方面，如果检测结果为2次"阴性"，采样间隔时间大于24h，又是患者出院或解除隔离的一项重要条件。此例患者在长达44d的时间咽拭子核酸阳性，因此分析恢复期患者核酸转阴的影响因素是非常必要的。

新型冠状病毒核酸检测作为一种实验室检测方法，具有局限性，可能出现假阴性、假阳性的结果，假阴性主要与被感染者的细胞中病毒的数量、标本采集时是否采集到含有病毒的细胞、体外诊断试剂的可靠性、临床实验室的规范性有关，患者基础免疫功能与新冠肺炎的检测也有关系。近来有极少数出院患者或恢复期患者再次出现新型冠状病毒核酸检测阳性，其原因是多样的：首先新型冠状病毒是一个新病毒，它的致病机理、疾病全貌和病程特点还需要进一步加深认识，所以我们一方面要进一步加强对出院患者的管理，要进行14d的医学观察，同时观察当中应加强跟踪随访、健康监测和健康指导，同时对疾病的发生、发展、转归的全程进一步加深认识；其次就病毒而言，患者有再次感染的可能。钟南山院士说：由于治愈的患者体内有抗体，因此新型冠状病毒再次入侵时可被抗体消灭，再次感染的概率不大，但"不大"并不代表"不会感染"，再次感染有多方面的原因，可能为康复患者自身的原因，也可能与病毒的改变有关，也可能为实验室检测的原因。如果是病毒自身的原因，新型冠状病毒变异可能导致康复患者自身产生的抗体对变异病毒无效，若患者再次被感染变异病毒，则核酸检测可能再次阳性。

作为患者其基础免疫水平也在影响体内病毒核酸转阴的时间，有研究发现新冠肺炎患者表现为淋巴细胞绝对数减少，NK细胞绝对数减少，且与健康对照者比较，淋巴细胞绝对数、总淋巴细胞绝对数、辅助T淋巴细胞绝对数、毒性T淋巴细胞绝对数水平均降低。新型冠状病毒可侵袭患者的淋巴结和脾等免疫器官不断增殖，从而感染更多的淋巴细胞和单核细胞，致其死亡，因此新冠肺炎患者表现为淋巴细胞减少。但有研究发现，在新型冠状病毒感染后，短时间内机体为了对抗新型冠状病毒感染，会产生特异性 T 淋巴细胞免疫反应，所以感染早期可表现为新冠肺炎患者 T 细胞 % 和 B 细胞 % 高于健康对照者。绝大多数患者恢复健康，主要还是依靠自身免疫力。极少数患者症状消失或核酸检测阴性并不代表病毒已经被彻底清除干净了，或许有少量的病毒躲过了免疫系统的监测和灭杀，或许还有一些病毒仅仅是受到了免疫系统的抑制而陷入暂时的"沉睡"，如果患者体质差或免疫能力较弱，少量残存的新型冠状病毒则有可能再次活跃起来，继而导致核酸检测阳性的结果。

本文所述病例为老年女性患者，无基础疾病，有明确的流行病学史，给予综合治疗后，住院时间连续 2 次检测新型冠状病毒核酸为阴性，后又复阳，所谓的"复发"或"二次感染"最合理的解释，是测不准导致的假阴性。这也提醒我们，病毒核酸检测的局限性。鉴于目前已有抗体检测试剂，在出院检测时，应考虑在检测核酸的同时把抗体检测纳入辅助诊断，如果抗体有 4 倍以上增高才是进入恢复期。值得关注的是，此患者淋巴细胞免疫分析 12 项提示为辅助 T 淋巴细胞绝对数、毒性 T 淋巴细胞绝对数有所下降，细胞免疫及体液免疫功能下降，导致核酸转阴时间延长。此患者住院期间得知爱人因新冠肺炎去世的消息，出现了悲痛、焦虑、抑郁的情绪，间接导致基础免疫功能的下降，可能导致了病程的延长，心理、情绪变化对新冠肺炎患者的影响值得进一步研究。

第十节　1 例老年新冠肺炎患者的诊治历程

病例

患者，刘某某，男，81 岁，安阳市人。

主诉： 咳嗽 17 d，发热伴呼吸困难 1 d。

现病史： 患者 17 d 前无明显诱因出现咳嗽，无咳痰，无明显乏力及气短，无发热、腹痛、腹泻等伴随症状，伴有新冠肺炎患者接触史，无疫区旅居史；

2020年2月2日遂至安阳市某医院检查，血常规提示淋巴细胞计数下降，心肌酶、C反应蛋白升高（未见报告）；胸部CT影像提示左肺上叶和双肺下叶胸膜下炎症、慢性支气管炎、冠状动脉壁钙化、胆囊结石。依据《关于印发新型冠状病毒感染的肺炎诊疗方案（试行第四版）》中的相关标准，收为疑似病例，于2020年2月4日检测新型冠状病毒核酸为阳性，给予洛匹那韦/利托那韦、干扰素雾化等抗病毒治疗，莫西沙星片等抗感染及对症治疗，未见明显好转。1d前患者出现发热伴呼吸困难症状，体温最高39.4℃，伴咳嗽、胸闷症状加重，鼻导管吸氧3L/min，血气分析示pH 7.465，动脉血氧分压81 mmHg，动脉血二氧化碳分压36.6 mmHg，氧合指数245 mmHg；复查胸部CT，影像提示肺部感染病变较前加重，为进一步诊治，于2020年2月17日15：11，以"新型冠状病毒肺炎（重型）"为诊断，收入河南省人民医院感染科六病区进一步治疗。自发病来，患者神志清楚，精神差，饮食欠佳，睡眠可，大便次数减少，有便秘症状，小便正常，体重无明显变化。

既往史： 患者有多年慢性支气管炎病史（具体治疗情况不详），否认高血压、心脏病病史，否认糖尿病、脑血管疾病病史，否认肝炎、结核、疟疾病史，预防接种史随当地进行，否认手术、外伤、输血、献血史，否认食物、药物过敏史。

流行病学史： 患者女儿于2020年1月21日自疫区返乡，且已因新冠肺炎入院，与其有接触史。

个人史： 患者生于原籍，久居当地。无牧区、矿山、高氟区、低碘区居住史，无化学性物质、放射性物质、毒物质接触史，无吸毒史，否认吸烟史，否认饮酒史，无冶游史。

婚育史： 23岁结婚，配偶为脑梗死后遗症，患新冠肺炎在当地住院治疗，夫妻关系和睦。育有2男、1女，1女因新冠肺炎就诊安阳市某医院，余均体健。

家族史： 患者父母已故，死因不详；有2弟1妹，均体健。发病有家族聚集倾向，其女儿、女婿、配偶均诊断为新冠肺炎，否认家族性遗传病史。

【阳性体征】

1.一般检查　患者体温37.2℃，脉搏107次/min，呼吸频率32次/min，血压158/103 mmHg。

因此病为传染性疾病，医务人员行2级防护，听诊部分缺失。

急性面容，神志清楚，精神欠佳，查体欠合作。高流量吸氧（流量50 L/min，氧浓度60%），全身皮肤黏膜无黄染，全身浅表淋巴结无肿大。口唇无发绀，口腔黏膜正常。胸廓正常，胸骨无叩痛，乳房正常对称。呼吸急促，肋间隙正常。心前区无隆起，心尖冲动正常，心浊音界正常，心率107次/min。腹平坦，无腹壁静脉曲张，腹部柔软，腹部无包块。肝脏未触及，脾脏未触及。双下肢无水肿。

2. 辅助检查

（1）血常规（2020年2月2日于安阳市某医院检查，未见报告）提示淋巴细胞计数下降。心肌酶、C反应蛋白升高。

（2）胸部CT（2020年2月2日于安阳市某医院检查，未见报告）影像提示左肺上叶和双肺下叶胸膜下炎症、慢性支气管炎、冠状动脉壁钙化、胆囊结石。

（3）2020年2月4日，咽拭子新型冠状病毒核酸检测阳性。

【病例特点】

（1）患者老年男性，慢性病程，以"咳嗽17 d，发热伴呼吸困难1 d"为主诉入院。既往"慢性支气管炎"病史多年。

（2）本次主要表现患者17 d前无明显诱因出现咳嗽，辅助检查血常规提示淋巴细胞计数下降，心肌酶、C反应蛋白升高；胸部CT影像提示左肺上叶和双肺下叶胸膜下炎症、慢性支气管炎、冠状动脉壁钙化、胆囊结石（未见报告）。检测新型冠状病毒核酸阳性。患者高热时伴咳嗽、胸闷症状加重；复查肺部CT影像提示肺部感染病变较前加重。

（3）与新冠肺炎患者与其有接触史。

（4）目前给予患者高流量吸氧（流量50 L/min，氧浓度60%），血气分析示pH 7.49、动脉血二氧化碳分压35.4 mmHg、动脉血氧分压81.5 mmHg、氧合指数135.8 mmHg。

（5）辅助检查：血常规提示淋巴细胞计数下降；C反应蛋白增高；肝功能提示白蛋白低；肾功能提示钙离子低。2020年2月18日患者胸部CT影像报告提示（图2-10-1）：①双肺间质性炎症，符合新冠肺炎改变；②右下肺钙化灶；③纵隔及右肺门稍大淋巴结，伴钙化；④双侧胸膜增厚；⑤主动脉及冠脉钙化；⑥所示胆囊结石可能。

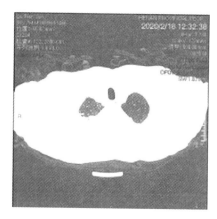
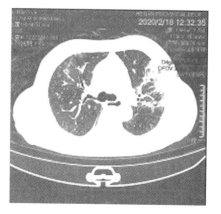
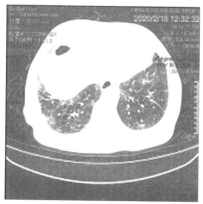
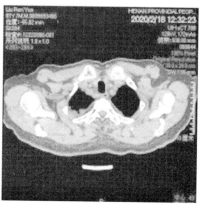
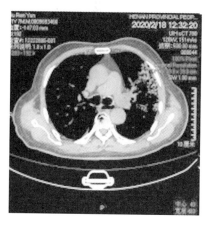
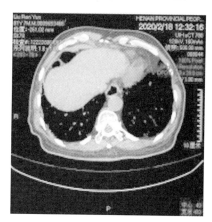

图2-10-1　胸部CT影像结果（2020年2月18日）

【初步诊断】

（1）新冠肺炎（重型）。

（2）慢性支气管炎。

（3）胆囊结石。

（4）低蛋白血症。

（5）电解质代谢紊乱。

【实验室检查】

血常规 +C 反应蛋白（2020 年 2 月 18 日）：白细胞计数 4.00×10^9/L，中性粒细胞计数 2.45×10^9/L，淋巴细胞计数 1.06×10^9/L，红细胞计数 2.99×10^{12}/L，血红蛋白 109.0 g/L，血小板计数 230×10^9/L，C 反应蛋白 46.4 mg/L。

降钙素原定量（2020 年 2 月 18 日）：0.08 ng/mL。

凝血六项（2020 年 2 月 18 日）：活化部分凝血活酶时间 25.30 s，D- 二聚体测定 10.19 μg/mL。

肾功 + 心肌酶 + 电解质（2020 年 2 月 18 日）：谷草转氨酶 44.1 U/L，肌酸激酶同工酶 35.8 U/L，乳酸脱氢酶 515 U/L，钠 133 mmol/L，钙 1.91 mmol/L，肌酐 37 μmol/L，葡萄糖 6.30 mmol/L。

肝功能（2020 年 2 月 18 日）：谷草转氨酶 42.6 U/L，白蛋白 27.2 g/L，前白蛋白 114.2 mg/L。

心肌梗死定量（2020 年 2 月 18 日）：肌红蛋白 47 μg/L，肌钙蛋白 I < 10 ng/L，B 型钠尿肽前体测定 408 ng/L。

血沉（2020 年 2 月 18 日）：31.00 mm/h。

淋巴细胞免疫分析 12 项（2020 年 2 月 19 日）：淋巴细胞绝对数目 951/μL，总 T 淋巴细胞绝对数目 659/μL，辅助 T 淋巴细胞绝对数目 294/μL。

细胞因子（2020 年 2 月 18 日）：白细胞介素 -6 40.80 pg/mL，白细胞介素 -4 0.03 pg/mL，肿瘤坏死因子 -α 0.02 pg/mL。

胸部 CT（2020 年 2 月 18 日）影像报告（图 2-10-1）：①双肺间质性炎症，符合新冠肺炎改变；②右下肺钙化灶；③纵隔及右肺门稍大淋巴结，伴钙化；④双侧胸膜增厚；⑤主动脉及冠状动脉钙化；⑥所示胆囊结石可能。

床旁彩超（2020 年 2 月 27 日）报告：①右心及左心房大；②三尖瓣中量返流，肺动脉高压（轻度）；③二尖瓣、肺动脉瓣少量返流；④左心室舒张功能减低；⑤左小腿肌间静脉血栓。

胸部 CT（2020 年 2 月 22 日）影像报告（图 2-10-2）：①双肺间质性炎症，符合新冠肺炎改变，双下肺病变范围较 2020 年 2 月 18 日胸部 CT 影像提示增加；②右下肺钙化灶；③纵隔及右肺门稍大淋巴结，伴钙化；④双侧胸膜增厚；⑤主动脉及冠状动脉钙化；⑥所示胆囊结石可能。

X 线胸片（2020 年 2 月 25 日）报告：①考虑两肺炎症；②心影略增大；③主动脉迂曲；④双侧膈面欠光滑，双侧肋膈角欠锐利。

【诊疗思路及治疗经过】

1. 诊疗思路　患者老年男性，既往"慢性支气管炎"病史多年；有新冠肺炎患者接触史，本次主要表现咳嗽、咳痰伴发热、呼吸困难，血常规提示淋巴细胞计数下降；肝功能示白蛋白 27.0 g/L；电解质示钠 133 mmol/L，钙 1.91 mmol/L；C反应蛋白、血沉、炎症因子明显升高，辅助 T 淋巴细胞绝对数、毒性 T 淋巴细胞绝对数明显降低，新型冠状病毒核酸检测为阳性，胸部 CT 影像提示两肺较广泛弥漫性低密度磨玻璃样渗出病灶（图 2-10-1）。常规抗感染治疗疗效不佳，病情进展明确，高流量吸氧（流量 50 L/min，氧浓度 60%），血气分析示 pH 7.49、动脉血二氧化碳分压 35.4 mmHg、动脉血氧分压 81.5 mmHg、氧合指数 135.8 mmHg，故"新型冠状病毒肺炎（重型）、慢性支气管炎、胆囊结石、低蛋白血症、电解质代谢紊乱"的诊断可以成立。给予以下治疗方案：

（1）气道管理：高流量吸氧，每天口护、雾化、翻身拍背等。

（2）原发病控制：患者新冠肺炎诊断明确，依据《新型冠状病毒感染的肺炎诊疗方案（试行第五版）》，给予洛匹那韦 / 利托那韦 2 粒、2 次 /d、口服，阿比多尔片 0.2 g、3 次 /d、口服，干扰素 600 万 IU、2 次 /d、雾化，抗病毒治疗；患者炎症指标高，考虑合并细菌感染，根据《国家抗微生物治疗指南（第二版）》，给予头孢哌酮舒巴坦 3.0 g、1 次 /8 h，静脉滴注，抗细菌应用；患者细胞因子高，给予甲泼尼龙 40 mg、1 次 /6 h、静脉滴注，血必净 100 mL、1 次 /12 h、静脉注射，抗炎。

（3）容量管理：患者年龄大，心肌酶升高，BNP 升高，根据患者每天尿量，计算每天补液量，保证出入平衡，加强容量管理，必要时给予床旁 CRRT 治疗。

（4）营养支持：加强营养支持，以肠内营养为主，必要时给予静脉营养；根据患者检查结果，必要时输注悬浮红细胞、血浆、白蛋白等。

（5）抗凝治疗：考虑患者高龄，且住院卧床已经 10 d，D- 二聚体高，给予磺达肝癸钠 2.5 mg、1 次 /d，皮下注射，预防下肢深静脉血栓、肺栓塞的出现。

（6）给予化痰、保肝、抑酸护胃，维持循环稳定、水电解质平衡及对症支持治疗。

2. 治疗经过　2020 年 2 月 2 日，患者出现咳嗽，无咳痰，无发热、腹痛、腹泻等伴随症状，自行至安阳市某医院就诊；因伴有新冠肺炎患者接触史，完善相关检查，血常规提示淋巴细胞计数下降，心肌酶、C 反应蛋白升高；胸部 CT 影像提示左肺上叶和双肺下叶胸膜下炎症、慢性支气管炎、冠状动脉壁钙化、胆囊结石（未见报告）。疑似新冠肺炎病例，立即检测新型冠状病毒核酸，为阳性，给予"洛匹那韦利托那韦 2 粒、2 次 /d、口服，干扰素 2 次 /d、雾化"等抗病毒治疗，"莫西沙星片 0.4 g、1 次 /d、口服"等抗感染及对症治疗，未见明显好转。

2020 年 2 月 17 日，患者出现间断发热、呼吸困难症状，体温最高 39.4 ℃，伴咳嗽、胸闷症状加重，为进一步诊治，以"新冠肺炎（重型）"为诊断收入河南省人民医院感染科六病区进一步治疗，入院后完善检查，给予高流量吸氧，并给予洛匹那韦 / 利托那韦 2 粒、2 次 /d、口服，阿比多尔片 0.2g、3 次 /d、口服，干扰素 600 万 IU、2 次 /d、雾化等抗病毒治疗，血必净注射液解毒抗炎，复方甲氧那明胶囊止咳治疗，中医给予清肺排毒汤进行健脾利湿，营养支持等治疗。

2020 年 2 月 22 日，患者仍有咳嗽，咳少量白色黏痰，间断发热，诉有活动后气促加重，指脉氧饱和度较前下降，白细胞计数、C 反应蛋白、降钙素原定量较前升高。胸部 CT 提示双肺间质性炎症改变较前进展（图 2-10-2）。患者发病时间较长，考虑合并细菌感染，当日给予头孢哌酮舒巴坦 3.0 g、1 次 /8 h、静脉滴注，抗感染治疗；患者细胞因子高，给予甲泼尼龙 40 mg、1 次 /6 h 静脉滴注、血必净 100 mL、1 次 /12 h、静脉注射，以降低炎症反应，加用磷酸氯喹 0.5 g、2 次 /d、口服，抗病毒治疗。申请恢复期治疗血浆静脉输注，给予雾化、止咳、胸腺素提高免疫力等药物对症治疗，继续给予高流量吸氧，密切观察患者病情变化。

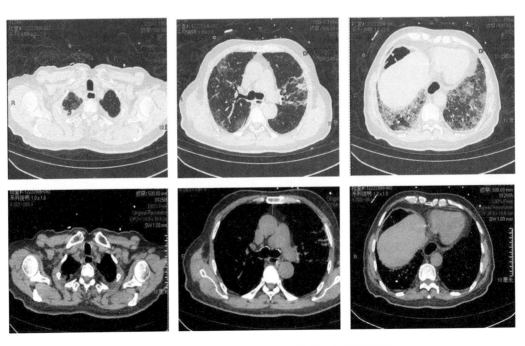

图2-10-2 2020年2月22日胸部CT影像结果

2020 年 2 月 25 日，因患者发热、胸闷、呼吸困难加重，高流量吸氧（流量 50 L/min，氧浓度 60%），血气分析示 pH7.49、动脉血二氧化碳分压 35.4 mmHg、动脉血氧分压 81.5 mmHg、氧合指数 135.8 mmHg，需要呼吸支持治疗，于当日 22 时 19 分以"新型冠状病毒肺炎（危重型），重症肺炎，急性呼吸窘迫综合征"为诊断转入河南省人民医院感染科 ICU。经综合评估给予无创呼吸机辅助呼吸联合俯卧位通气，改善通气及换气功能；给予磷酸氯喹 0.5 g、2 次 /d、口服，阿比多尔片 0.2 g、3 次 /d、口服，干扰素 600 万 IU、2 次 /d、雾化等以抗病毒；给予头孢哌酮舒巴坦 3.0 g、1 次 /8 h、静脉滴注以抗细菌；患者长期应用大量激素，结合患者影像学表现，不排除肺孢子菌及真菌感染，给予复方磺胺甲噁唑 1.6 g、1 次 /6 h、口服，卡泊芬净首次 70 mg、1 次 /d、之后 50 mg、1 次 /d、静脉滴注以抗肺孢子菌及真菌；给予甲泼尼龙 40 mg、1 次 /6 h、静脉滴注，血必净 100 mL、1 次 /12 h、静脉注射，乌司他丁 30 万 IU、1 次 /8 h、静脉注射以抗炎；患者老年男性，卧床时间长，下肢静脉血栓高危患者，给予磺达肝癸钠 2.5 mg、1 次 /d、皮下注射以预防下肢深静脉血栓；给予人免疫球蛋白 25 g、1 次 /d、静脉滴注以增强免疫，给予人血白蛋白 20 g、1 次 /d、静脉滴注以支持治疗，余给予抑酸、抗炎、化痰、营养支持、纠正电解质紊乱及对症支持治疗。

2020 年 3 月 1 日，患者镇静状态，呼吸急促，体温最高 38.3 ℃，持续无创呼吸机辅助通气（S/T 模式，氧浓度 80%~100%），血气分析示动脉血氧分压波动于 68.2~96.0 mmHg，动脉血二氧化碳分压波动于 39.6~40.9 mmHg；指脉氧饱和度

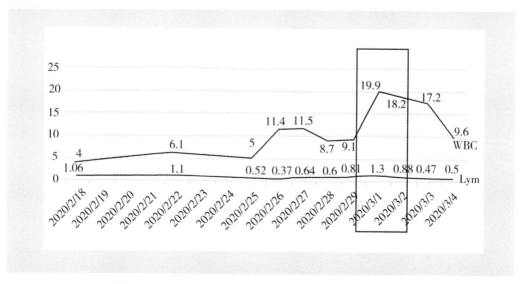

图2-10-3 住院期间白细胞计数、淋巴细胞计数变化曲线

92%，X线胸片报告回示"考虑两肺炎症，较2020年2月29日X线胸片加重"；患者间断发热，患者住院期间白细胞计数（图2-10-3）、C反应蛋白（图2-10-4）、降钙素原（图2-10-5）明显升高，炎症因子白细胞介素-6（图2-10-6）升高，胸片示双肺炎症较前加重。考虑患者感染加重，当时抗感染效差，又考虑患者因住院时间较长，有医院获得性肺炎的可能，当日停用头孢哌酮舒巴坦，给予美罗培南1.0 g、1次/8 h、静脉泵入以抗感染。患者经口进食差，给予留置胃管，鼻饲肠内营养；患者年龄大，心肌酶升高，考虑心肌损伤，继续监测心肌酶及出入水量，加强容量管理。

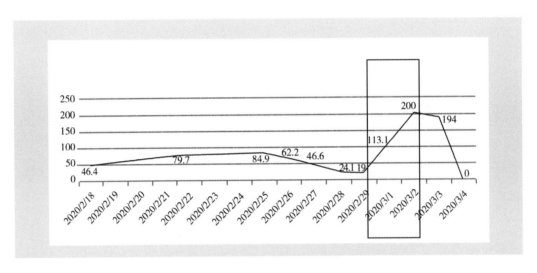

图2-10-4　住院期间C反应蛋白变化曲线

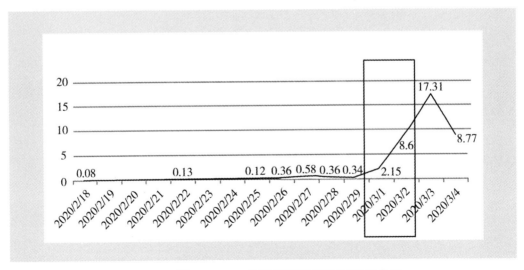

图2-10-5　住院期间降钙素原变化曲线

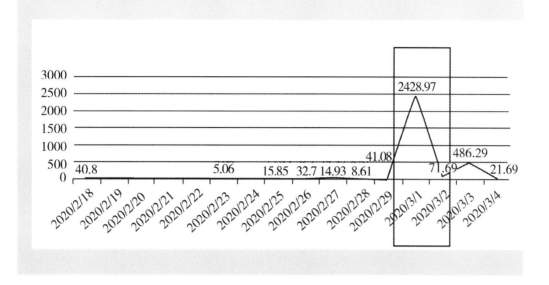

图2-10-6　住院期间白细胞介素-6变化曲线

2020年3月6日，给予患者无创呼吸机辅助呼吸，模式 AVAPS, 吸氧浓度100%，PC15 cmH$_2$O，指脉氧饱和度72%~85%。患者24 h生命体征变化：体温35.5~36.3 ℃，心率78~110次/min，血压88~160/59~92 mmHg（血管活性药物维持血压），自主呼吸20~26次/min。血气分析示：pH 7.387，动脉血二氧化碳分压67.8 mmHg，动脉血氧分压54.3 mmHg，血乳酸（Lac）2.01 mmol/L。患者治疗效果不佳，住院期间体温间断发热（图2-10-7），床旁胸部X线胸显示病情持续加重（图2-10-8），患者免疫功能进一步下降，感染加重，继续加强抗感染治疗，持续无创呼吸机辅助通气效果差，患者呼吸困难仍无改善，进一步治疗可行气管插管和有创机械通气，体外生命支持（ECMO）。但患者高龄，重症肺炎，病情逐渐进展，已合并细菌感染表现，治疗难度大，存在患者不耐受、后期拔管困难、呼吸机相关肺炎风险，严重时出现多脏器功能衰竭，甚至死亡，家属慎重考虑后拒绝行气管插管及体外生命支持。2020年3月6日9时50分，患者心率降至45次/min，血压降至51/32 mmHg，给予加大血管活性药物剂量，并积极给予药物抢救，但效果差，患者于2020年3月6日10时54分，床旁心电图提示全心停搏，宣告临床死亡。

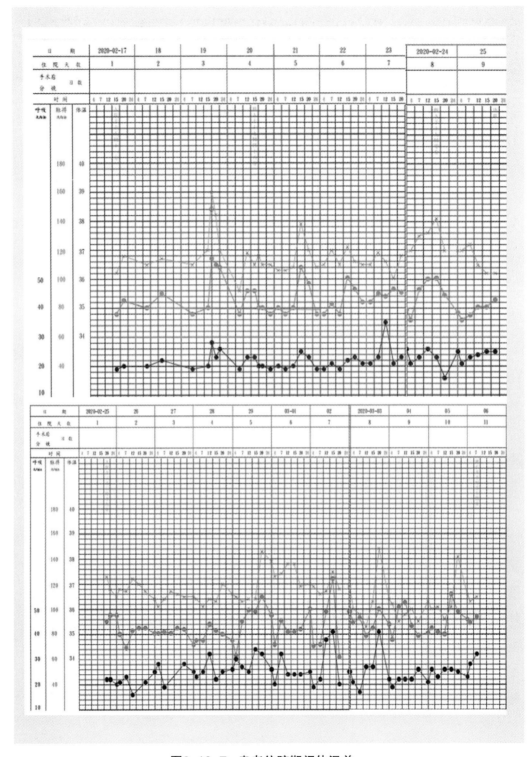

图2-10-7　患者住院期间体温单

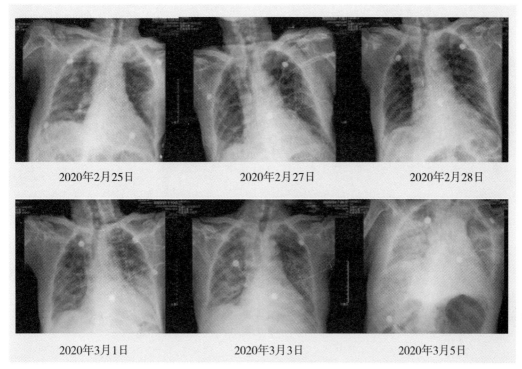

| 2020年2月25日 | 2020年2月27日 | 2020年2月28日 |
| 2020年3月1日 | 2020年3月3日 | 2020年3月5日 |

图2-10-8 住院期间床旁胸部X线片

【讨论】

新型冠状病毒普遍易感性，是通过 S 蛋白来感染肺泡上皮细胞的。该病毒的潜伏期较短，多为 3~7 d，最长 14 d；传染源主要是新冠肺炎患者和无症状感染者；其主要的传播途径为经呼吸道飞沫和接触传播，在高浓度气溶胶情况下存在经气溶胶传播的可能。粪便及尿中可分离到新型冠状病毒，应注意粪便及尿对环境污染造成气溶胶或接触传播。新冠肺炎患者具有明确的流行病学史，早期外周血白细胞计数正常或减低，淋巴细胞计数减低；多数患者血清 C 反应蛋白增高，降钙素原正常；部分患者肝酶、乳酸脱氢酶和肌红蛋白增高，部分危重患者可见肌钙蛋白增高；严重者 D- 二聚体升高、外周血淋巴细胞进行性减少。新型冠状病毒核酸检测特异性较高，在鼻部拭子、痰、下呼吸道分泌物、血液、粪便等标本中可检测，结果阳性者即可确诊新型冠状病毒感染。本例患者根据临床症状，结合实验室及影像学检查，诊断为"新冠肺炎"。

通过这个病例我们看到，患者年龄大、合并基础疾病多，在此次新型冠状病毒的疫情中，老年人、尤其是合并基础疾病的老年人，免疫功能较差，病情进展迅速；目前患者存在发热、咳嗽持续时间长，呼吸频率快，血氧饱和度低，白细胞计数高，淋巴细胞计数低，炎症指标高及 X 线胸片病变进展等特点。当患者出现外周血淋巴细胞进行性下降；外周血炎症因子如白细胞介素 –6、C 反应蛋白进行性上升；乳酸进行性升高；肺内病变在短期内迅速进展，可作为发生危重症新冠肺炎的预警指标，提示预后不良。本例患者合并感染之后，病情持续进展，较难控制。病情逐渐进展，由轻型逐渐转入重型，最后转为危重型，直至患者死亡。

新型冠状病毒感染的重症肺炎患者需要及时而准确的治疗方案，重视全身综合疗法，即早期呼吸支持、糖皮质激素、联合抗生素和抗病毒药物及免疫调节剂的应用，根据病情给予营养支持等都是比较有效的治疗方法。同时注意患者宿主因素，对患者病情进行分析及讨论，及时对患者进行早期干预治疗，降低病死率。

第十一节　1例新冠肺炎胸部影像学动态改变

病例

患者江某某，男，35岁。

主诉： 发热伴咳嗽10 d，加重伴腹泻6 d。

现病史： 患者10 d前（2020年1月18日）于无明显诱因出现发热，自测体温37.7 ℃，伴乏力、头晕、咳嗽，无畏寒、寒战、咽痛，无咳痰、胸痛、胸闷，无恶心、呕吐，无腹痛、腹泻、腹胀，自服清热解毒等中成药物治疗效差，6 d前（2020年1月22日）出现发热峰值较前升高，最高达39.0 ℃，伴腹泻，呈黄色稀水样，4~5次/d，伴腹胀、腹痛，无恶心、呕吐，无里急后重感，大便未见明显黏液及脓血，遂就诊于新乡市中心医院，血常规提示白细胞计数 6.02×10^9/L，中性粒细胞百分比83.3%，淋巴细胞百分比9.4%，血小板计数 109×10^9/L；C反应蛋白14.9 mg/L；肺炎支原体IgM抗体弱阳性；胸部CT影像提示双肺多发高密度磨玻璃影，多位于肺部中外带。经新乡市新型冠状病毒肺炎防控专家组会诊后疑似为新冠肺炎，于4 d前（2020年1月24日）转入新乡市传染病医院继续治疗，2 d前（2020年1月26日），患者咽拭子新型冠状病毒核酸检测阳性，给予洛匹那韦/利托那韦抗病毒治疗及对症支持等药物治疗后症状缓解，2020年1月28日最高体温37.7 ℃，2020年1月29日自诉未再发热。现为进一步诊治，急诊以"新型冠状病毒感染的肺炎"转入河南省人民医院进一步治疗。自发病以来，患者神志清，精神欠佳，食欲尚可，睡眠可，小便正常，伴稀水样便，4~5次/d，体重无明显减轻。

既往史： 患者否认高血压、心脏病史，否认糖尿病、脑血管疾病病史，否认肝炎、结核、疟疾病史，预防接种史随当地进行，1992年因车祸行右下肢手术治疗，否认输血、献血史，否认食物、药物过敏史。

流行病学史： 患者无疫区及其周边城市居留及旅行史、无新型冠状病毒肺炎患者密切接触史。

个人史： 患者生于原籍，自由职业者，大专学历，近10余年来常居瑞典，2个月前返乡至新乡（乘坐国际航班，在北京中转）；无明确疫区、疫情接触史，无牧区、矿山、高氟区、低碘区居住史，无化学性物质、放射性物质、毒物质接触史，无吸毒史，否认吸烟史，有饮酒史，偶有饮酒，无冶游史。

婚育史： 患者28岁结婚，配偶体健，夫妻关系和睦。育有2男，均体健。

家族史： 患者父母体健；其为独生子，平素体健。家族中无类似疾病发生，否认家族性遗传病史。

【**体格检查**】

患者呼吸运动正常，肋间隙正常，语颤正常。新冠肺炎启动三级防护，无法获得听诊资料。

【**辅助检查**】

（1）血常规（2020年1月22日，于新乡市中心医院）：白细胞计数 6.02×10^9/L，中性粒细胞百分比83.3%，淋巴细胞百分比9.4%，血小板计数 109×10^9/L，C反应蛋白14.9 mg/L。

（2）咽拭子新型冠状病毒核酸检测（2020年1月26日，于新乡市传染病医院）：阳性。

（3）胸部CT（2020年1月22日，于新乡市中心医院）影像提示：双肺多发高密度磨玻璃影，多位于肺部中外带。

【**病例特点**】

（1）患者为青年男性，急性起病，因"发热伴咳嗽10 d，加重伴腹泻6 d"为主诉入院，既往史无特殊，无明确疫区、疫情接触史。

（2）10 d前出现发热，体温37.7 ℃，伴乏力、头晕、咳嗽，自服清热解毒等中成药物治疗效差，6 d前出现发热较前加重伴腹泻，2 d前在当地查咽拭子新型冠状病毒核酸检测阳性，给予洛匹那韦/利托那韦抗病毒治疗，效不佳。

（3）查体：生命体征平稳，呼吸运动正常，双侧语颤正常，双肺叩诊清音，听诊无法进行。

（4）辅助检查：患者发病早期，外院血常规提示淋巴细胞百分比明显降低；胸部 CT 影像提示双肺多发高密度磨玻璃影，多位于肺部中外带；之后咽拭子新型冠状病毒核酸检测阳性。

【初步诊断】

新型冠状病毒肺炎。

【诊疗思路及治疗经过】

1. 诊治思路

（1）患者为青年男性，呈急性病程。

（2）无明确流行性病学史。

（3）以发热伴咳嗽、加重伴腹泻为主要临床表现。

（4）血常规提示淋巴细胞百分比降低，咽拭子新型冠状病毒核酸检测阳性，胸部 CT 典型多发高密度磨玻璃阴影，多位于肺部中外带。

综上，结合《新型冠状病毒肺炎诊疗方案（试行第六版）》诊断为新冠肺炎确诊病例。

2. 治疗经过

（1）对患者进一步检查。

患者入院后行血常规+C反应蛋白（2020年1月29日）：白细胞计数3.2×10^9/L、中性粒细胞计数2.23×10^9/L、中性粒细胞百分比66.8%、淋巴细胞计数0.66×10^9/L、淋巴细胞百分比20.3%、红细胞计数4.14×10^{12}/L、血红蛋白136 g/L、血小板计数139×10^9/L；C反应蛋白11.2mg/L。血常规+C反应蛋白（2020年2月2日）：白细胞计数6.0×10^9/L、中性粒细胞计数4.09×10^9/L、中性粒细胞百分比68.5%、淋巴细胞计数1.2×10^9/L、淋巴细胞百分比20.1%、红细胞计数4.12×10^{12}/L、血红蛋白133g/L、血小板计数225×10^9/L；C反应蛋白0.1 mg/L。

血沉、降钙素原、发热九项、粪常规、尿常规、凝血六项未见明显异常。

患者分别于2020年1月22日（外院）、1月28日和2月1日进行3次胸部CT检查。第2次与第1次胸部CT检查影像比较，右肺上叶后段及下叶病灶吸收，残留少许条索影，边缘模糊；新增右肺上叶前段和中叶病灶呈现出此消彼长的现象。第3次胸部CT检查，与之前的影像比较，右肺上叶条索影消失，右肺上叶前段、右肺中叶及左肺下叶病灶缩小，右肺下叶条索影持续存在（图2-11-1）。

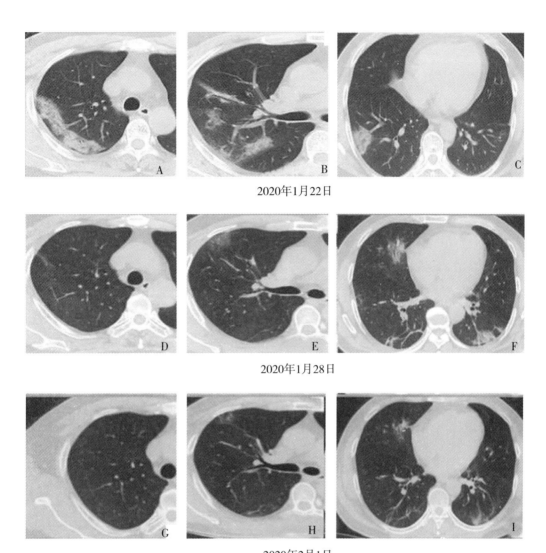

2020年1月22日

2020年1月28日

2020年2月1日

图2-11-1 胸部CT影像结果

（2）患者入院后治疗过程。

1）给予单间隔离，高维生素、高蛋白饮食。

2）抗病毒治疗：干扰素 α-2b 雾化吸入（500万U，2次/d）治疗8 d，洛匹那韦利托那韦口服（2粒，2次/d）治疗8 d。

3）抗感染治疗：血必净静脉滴注（50 mL/次，2次/d）治疗8 d。

4）对症治疗：乙酰半胱氨酸泡腾片冲服（1片，2次/d）治疗8 d；苏黄止咳胶囊止咳等治疗。

经上述对症支持治疗后一般情况逐步好转，复查胸部CT病变较前明显吸收，间隔24 h以上2次核酸检测呈阴性，依据《新型冠状病毒肺炎诊疗方案（试行第六版）》符合解除隔离、出院标准，于2020年2月5日出院。

【出院诊断】

新冠肺炎（普通型）。

【出院情况】

患者无明显不适症状，生命体征平稳。

【出院医嘱】

（1）患者出院后继续到指定隔离点隔离 2 周，注意休息、多饮水，多种维生素饮食。

（2）患者 2 周后返院复查血常规、新型冠状病毒抗体测定及胸部 CT 等相关检查。

（3）患者如感不适，应及时就诊。

【讨论】

新冠肺炎潜伏期为 1~14 d，多为 3~7 d。临床以发热、乏力、干咳为主要表现。少数患者伴有鼻塞、流涕、咽痛和腹泻等症状。重型患者多在发病 1 周后出现呼吸困难和 / 或低氧血症，严重者可快速进展为急性呼吸窘迫综合征、脓毒症休克、难以纠正的代谢性酸中毒和出凝血功能障碍。值得注意的是重型、危重型患者病程中可为中低热，甚至无明显发热，新冠肺炎作为传染性疾病，病原学检查是确诊新冠肺炎的金标准，但实施荧光定量 PCR 检测新型冠状病毒总体阳性率不高，其检出率受试剂盒灵敏度、实验操作、患者病毒载量、临床标本类型等多方面因素影响，存在很高的漏诊率。近期有研究表明，胸部影像学检查的灵敏度高于新型冠状病毒核酸检测，故国家卫生健康委员会在《新型冠状病毒肺炎诊疗方案（试行第六版）》中，对于疫情严重的地区，除疑似病例和确诊病例外，新增一条临床诊断病例，即疑似病例具有肺炎影像学特征者，对于此类患者应及时收治入院进行隔离治疗，后续再进行核酸检测，以改善患者预后及防止疫情扩散。结合此次在新型冠状病毒患者的诊疗经过中积累的相关经验，影像学作为检查和诊断新冠肺炎的主要手段之一，在发现病变、了解病变范围、评估病变炎症程度、动态随诊观察、制定出院标准等方面有着不可替代的作用。

新冠肺炎早期呈现多发小斑片影、磨玻璃影及间质小条索状改变，以肺外带明显。由于 X 线摄影为重叠影像，提供的诊断信息有限，因此容易漏诊。随着病情进展，病灶可表现为局限斑片影或多发实变影。重症者可以表现为"白肺"，在临床上则有严重的低氧血症。CT 为断层成像，无重叠。因此建议对新冠肺炎的影像学检查以 CT 薄层高分辨成像为主，这样可提高诊断的敏感性和特异性。极少数普通型患者起病早期 CT 无异常发现。随着病变发展，肺内可以出现病变。常见 CT 影像表现两肺有多发斑片状磨玻璃影、实变影，多沿支气管血管束和胸膜下分布为主，其间可见增粗的血管影，表现为细网格状影，呈"铺路石征"。也可以表现为极为淡薄的磨玻璃影，小血管周围有局限性磨玻璃影。病变进展期肺内则表现为磨玻璃影、实变、结节等多种性质病变共存，以肺中外带和胸膜下、肺底分布为主，可有纤维化病灶存在。实变阴影内常见空气支气管征、细支气管管壁有增厚，纤维化病灶则表现为局部肺纹理增粗、扭曲，其内支气管管壁呈柱状，邻近胸膜或叶间胸膜增厚，有少量胸腔积液，无明显淋巴结肿大。

绝大多数新型冠状病毒感染的肺炎肺部影像学好转，表现为病灶范围缩小，密度减低，病灶数量减少，磨玻璃影可完全吸收。部分患者病变演变为纤维化的索条影。少数具有基础疾病的患者或老年患者，病程中病变进展，肺内病变范围扩大，结构扭曲、变密实，严重时出现"白肺"。鉴于目前新型冠状病毒感染的肺炎的转归过程和规律尚不明确，既往一项 SARS 病例的 CT 影像纵向研究中，实变影可以转归为磨玻璃影或消失，而磨玻璃影可持续存在甚至进展为小叶间隔增厚和纤维化、支气管扭曲扩张，因此，需要大样本、多中心的研究，以便于从放射学的角度探索其演变过程和规律。

此外，必须提醒的是，肺炎影像学特征不具有特异性，新型冠状病毒感染的肺炎需要与病毒性肺炎（流感病毒肺炎、禽流感肺炎、SARS）、支原体肺炎、细菌性肺炎等鉴别。处于冬春交界是流感的高发季节，在当前的特定时间点，若发现肺内有渗出、实变、结节等影像表现，需要排除普通流感、支原体及细菌后，按照国家卫生健康委员会颁布的《新型冠状病毒肺炎诊疗方案（试行第六版）》的标准，结合流行病学病史和临床特点，进行放射学描述性诊断，而最后确诊需要做病原学的核酸检测，新型冠状病毒感染的肺炎的演变过程和规律还需要有更多的资料积累和进一步的探索和研究。

总之，新冠肺炎还是有其特有的影像学征象的，我们在实际的工作中一定要细致观察，尤其是对于检测新型冠状病毒核酸阴性的患者。同时要根据其影像征象预测患者病情发展，注意心肺循环紊乱的问题，指导临床治疗。

第十二节 新冠肺炎的雾化吸入治疗是否会增加医护风险

病例

患者，男，54岁。

主诉： 发热、咳嗽20余天，胸闷10d。

现病史： 患者1月中旬左右无明显诱因出现发热，体温最高37.8 ℃，伴咳嗽、乏力，自服阿奇霉素、感冒颗粒、奥司他韦等药物治疗，效差。10 d前出现胸闷，至平顶山第二人民医院就诊，胸部CT影像提示：双肺感染，高度疑似新冠肺炎，纵隔淋巴结肿大；血常规示：白细胞计数$10.8×10^9$/L，淋巴细胞计数$1.26×10^9$/L；检测新型冠状病毒核酸阳性（2020年2月8日）。后转至平顶山第六人民医院就诊，予以利巴韦林、莫西沙星治疗，效差，后转至平顶山市传染病院住院治疗，予以吸氧、阿比多尔、干扰素雾化、血必净等对症治疗。胸部CT（2020年2月11日）提示双肺广泛病变较前进展，予以甲泼尼龙对症治疗，胸闷症状持续不能缓解，遂转至河南省人民医院。自发病来，患者神志清，精神可，饮食、睡眠可，大小便正常，体重无明显减轻。

既往史： 患者糖尿病病史8年余，有规律进行胰岛素皮下注射治疗，血糖控制水平尚可。否认高血压、心脏病、脑血管等疾病史，否认肝炎、结核等传染病史，否认手术、外伤史，否认输血、献血史，否认食物、药物过敏史，预防接种史随当地进行。

个人史： 患者生于原籍，久居本地，自由职业者，小学学历，有新冠肺炎密切接触史，无牧区、矿山、高氟、低碘区居住史，无化学性物质、放射性物质接触史，无吸毒史，无吸烟史，无酗酒史，无冶游史。

婚育史： 患者27岁结婚，夫妻关系和睦，配偶确诊为"新型冠状病毒肺炎"，目前于当地医院住院治疗。育有1子。

家族史： 患者父母体健，1姐2弟均体健，1子体健，否认家族中有遗传性疾病史。

【阳性体征】

鼻导管吸氧状态下（4 L/min）：体温 37 ℃，脉搏 95 次 /min，呼吸频率 20 次 /min，血压 132/85 mmHg，血氧饱和度 97%。

【病例特点】

（1）男性，54 岁，发热、咳嗽 20 余天，胸闷 10 d。

（2）体温最高 37.8 ℃，伴随咳嗽、乏力、胸闷等症状。

（3）有新冠肺炎患者密切接触史。

（4）实验室化验提示淋巴细胞计数降低，新型冠状病毒核酸检测阳性，胸部 CT 影像提示双肺炎性改变。

（5）经阿奇霉素、莫西沙星抗菌，奥司他韦、利巴韦林、阿比多尔、干扰素雾化等抗病毒，甲泼尼龙、血必净等抗感染对症治疗，效果不佳，影像学检查提示双肺炎性改变进行性加重。

【初步诊断】

（1）新型冠状病毒肺炎。

（2）2 型糖尿病。

【实验室检查】

（1）胸部 CT：2020 年 2 月 18 日、2020 年 2 月 22 日、2020 年 2 月 25 日、2020 年 2 月 27 日 4 次胸部 CT 影像学提示双肺广泛磨玻璃样炎性渗出，伴局部肺实变，提示病毒性肺炎。随时治疗时间的延长，炎性改变逐步吸收。（图 2-12-1）

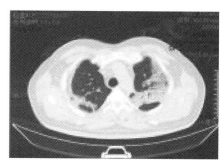
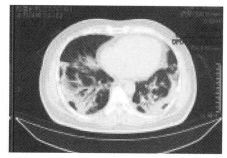

2020年2月18日

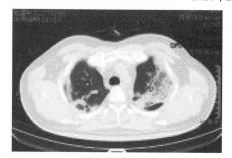
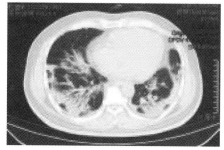

2020年2月22日

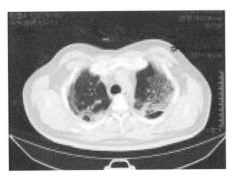
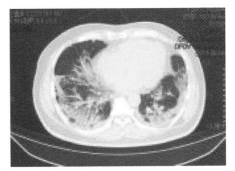

2020年2月25日

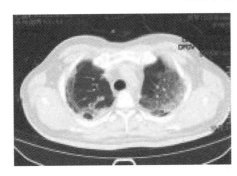
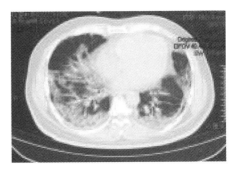

2020年2月27日

图2-12-1 胸部CT影像结果

（2）白细胞计数及淋巴细胞计数的变化（图2-12-2）：白细胞计数明显由高水平下降至接近正常水平，淋巴细胞计数水平总体变化不大。

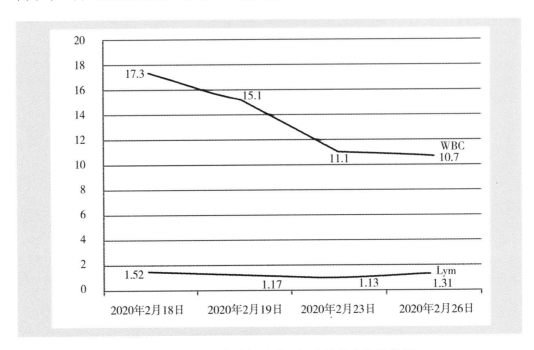

图2-12-2 白细胞计数及淋巴细胞计数变化趋势图

【治疗经过】

患者入院后诊断为"新冠肺炎（重型）"。急查血气分析，提示氧合指数254.5 mmHg,考虑院外经抗炎、抗病毒等予以对症治疗后胸闷症状持续不能缓解，且入院时合并焦虑、恐惧等情绪、情况，给予以下治疗：

（1）氧疗：间断鼻导管吸氧4 L/min。

（2）抗病毒治疗：阿比多尔（0.2 g、3次/d、口服、治疗10 d）、磷酸氯喹片（0.5 g、2次/d、口服、治疗10 d）及α-干扰素（600万IU、1次/12 h、压缩雾化吸入、治疗7 d）。

（3）血必净（50 mL、2次/d、静脉注射，治疗10 d）清除炎症因子，预防炎症因子风暴。

（4）布地奈德（1 mg、1次/12 h、雾化吸入,治疗7 d），异丙托溴铵（2 mL、1次/12 h、雾化吸入，治疗7 d）联合抗炎、扩张支气管对症治疗。

（5）请中医医生会诊后，给予清肺排毒汤应用（共3剂，1剂/d，每剂煎200 mL，2次/d，饭后30 min温服）。

（6）对症支持治疗：给予止咳、保肝、营养等对症支持治疗，胰岛素皮下注射，控制并监测血糖变化；心理医师辅以心理疏导增加信心，并给予抗焦虑药物应用。

经上述治疗方案治疗1周后，复查患者胸部CT，提示双肺炎性渗出影逐渐吸收。体温逐渐恢复正常，淋巴细胞计数逐渐增高并恢复至正常范围，但胸闷、呼吸困难症状较前缓解不明显，遂予以调整雾化吸入药物顺序（给药剂量同前）为：先给予布地奈德、异丙托溴铵雾化吸入，然后鼓励患者咳嗽、咳痰，清除气道分泌物后再给予α-干扰素雾化吸入，使药物更好地作用于肺部气管及其支气管，并对患者健康宣教，为使患者配合使用呼吸训练仪锻炼肺功能。3 d后再次复查胸部CT，提示肺部渗出较前进一步吸收。胸闷、呼吸困难症状较前明显好转。

随后患者连续3次新型冠状病毒核酸检测阴性（每次采样间隔时间大于24 h），经上级医师及专家组会诊，考虑病情进入恢复期，转入当地医院继续治疗。

【讨论】

对于新冠肺炎，临床上应做到早诊断、早治疗、早隔离。关于针对新型冠状病毒的抗病毒治疗药物有洛匹那韦/利托那韦、阿比多尔、羟氯喹等，目前国内外尚无针对新冠肺炎明确有效的抗病毒治疗药物。雾化吸入是近年来国内外推荐的一种安全有效的治疗途径，雾化吸入直接作用于气道，起效快，同时避免了口服及静脉全身用药导致的副作用，也易于患者接受，故作为临床上常用的治疗方式。

在本例患者治疗过程中，患者经过 1 周的正规治疗后查胸部 CT 较前好转，但患者仍自诉胸闷、呼吸困难较前缓解不明显，遂予以调整雾化吸入顺序为：先给予布地奈德 + 异丙托溴铵雾化，然后鼓励患者咳嗽、咳痰，清除气道分泌物后给予干扰素雾化，使药物更好地作用于肺部气管及其支气管，并对患者健康宣教，为了使患者配合使用呼吸训练仪锻炼肺功能。3 d 后再次复查胸部 CT，影像提示病灶较前稳定，患者自诉胸闷、呼吸困难症状较前明显好转。这说明先吸入布地奈德和异丙托溴铵，雾化液被雾化成微粒，随着吸气直接到达靶器官，迅速地使支气管扩张，缓解喘息症状。气道松弛和扩张 5~10 min 再吸入干扰素，更易直接作用病变部位，达到抗炎、抗病毒及增强免疫力的作用，三药合用，明显缓解喘憋、呼吸困难。能起到咳嗽减轻，缩短病程的作用，疗效好，操作简便、迅速、安全。从本病中我们的体会是：联合应用雾化吸入药物值得临床推广应用，同时应注意雾化吸入药物的顺序。但雾化吸入一方面有助于治疗，另一方面也由于产生气溶胶会污染室内空气，可能导致医患之间及患患之间的交叉感染。为提高药物雾化吸入疗效，降低交叉感染风险，在雾化吸入治疗实施中需要注意细节，给予个体化雾化方式及雾化药物的选择，在治疗疾病的同时，最大限度地的减少交叉感染的发生。

第十三节　高流量吸氧——重型新冠肺炎氧疗之法宝

病例

患者，男，32 岁。于 2020 年 2 月 3 日 17：09 入院。

主诉： 发热、咳嗽 9 d，胸闷 3 d。

现病史： 患者于 2020 年 1 月 25 日受凉后出现发热、畏寒，无寒战，体温最高 38 ℃，无四肢酸痛，无乏力，伴干咳，晨起后咳黄痰，无胸闷、气短，无头晕、视物模糊，无恶心、呕吐，无腹痛、腹泻，无尿急、尿频、尿痛，自行服用布洛芬混悬液治疗，效果不佳，到淮阳县人民医院行胸部 CT，影像提示"右肺上叶感染"（未见报告单）。给予头孢哌酮舒巴坦针 2.0 g、1 次 /12 h、静脉滴注，左氧氟沙星针 0.5 g、1 次 /d、静脉滴注，治疗效果欠佳，反复出现高热，最高体温 39.3 ℃，并留取咽拭子检测新型冠状病毒核酸为阳性。2020 年 1 月 31 日前患者呼吸急促，胸闷、气短，对症治疗效果不佳，2020 年 2 月 2 日转入周口市传染病院。结合淮阳县人民医院咽拭子新型冠状病毒核酸检测结果阳性，该患者确诊为新冠肺炎。为求进一步治疗，急诊转入河南省人民医院，以新冠肺炎为诊断，通过急诊收入住院。患者发病以来，神志清楚，精神一般，饮食、睡眠欠佳，大小便正常，体重稍减轻，具体未测。

既往史： 患者痛风病史 5 年余，曾服秋水仙碱等药物治疗，具体使用情况不详，已停药。否认高血压、心脏病史，否认脑血管疾病病史，在当地多次查血糖偏高（具体数值不详），糖化血红蛋白 5.9%。否认肝炎、结核、疟疾病史，预防接种史随当地进行，否认手术、外伤、输血、献血史，否认食物、药物过敏史。

个人史： 患者生于原籍，久居当地，在疫区某菜市场工作 70 余天，于 2020 年 1 月 23 日乘私家车返乡，农民，小学学历，无牧区、矿山、高氟区、低碘区居住史，无化学性物质、放射性物质、毒物质接触史，少量饮酒，无吸烟、吸毒史，无冶游史。

婚育史： 患者 28 岁结婚，配偶体健，夫妻关系和睦。育 2 女，均体健。

家族史： 患者父亲冠脉搭桥术后约 5 年，此次确诊为新冠肺炎，在当地医院治疗；母亲体健；其一兄此次确诊为新冠肺炎，在当地医院治疗；其 1 姐 1 妹均体健，其 2 女体健。家族中其他人有类似疾病发生，否认家族性遗传病史。

【阳性体征】

呼吸运动正常，肋间隙正常，语颤正常。新冠状肺炎启动二级防护，无法获得听诊。

【病例特点】

（1）患者以"发热、咳嗽 9 d，胸闷 3 d"为主诉入院。

（2）曾在疫区某菜市场工作 70 余天，2020 年 1 月 23 日乘私家车返乡。

（3）胸部 CT(2020 年 1 月 24 日于淮阳县人民医院，未见报告单) 影像提示：右肺上叶感染。

（4）新型冠状病毒核酸检测（2 月 1 日确诊，未见报告单）：阳性。

（5）糖化血红蛋白（2020 年 2 月 1 日于周口市传染病院，未见报告单）：5.9%。

【初步诊断】

（1）新冠肺炎。

（2）痛风。

（3）2型糖尿病。

【实验室检查】

（1）血常规+C反应蛋白：检测结果见（表2-13-1）。

表2-13-1　患者住院期间血常规+C反应蛋白检测结果

时间	WBC（×10⁹/L）	NEUT（%）	Lym（%）	HGB（g/L）	PLT（×10⁹/L）	CRP（mg/L）
2月2日	9.6	8.65	0.38	144	120	33
2月3日	8.9	7.89	0.44	136	127	34.7
2月4日	11.4	9.45	1.07	126	137	19.7
2月5日	7.6	6.94	0.42	119	201	7.1
2月6日	7.5	6.7	0.39	119	245	2.9
2月7日	7.1	6.21	0.63	118	285	1.7
2月8日	7.5	6.6	0.69	120	339	1.2
2月9日	12.7	9.65	2.38	121	164	0.8
2月10日	7.3	6	0.94	120	295	1.5
2月11日	9.7	8.26	0.73	112	261	0.7
2月15日	5.6	4.35	0.78	105	140	3.2
2月19日	4.5	3.3	0.88	97	90	13.7
2月23日	3.9	2.7	0.84	103	94	2.1

注：NEUT为中性粒细胞值。

（2）肝功能：检测结果见表2-13-2。

表2-13-2　患者住院期间肝功能检测结果

时间	ALT（U/L）	AST（U/L）	ALB（g/L）	TBIL（μmol/L）	DBIL（μmol/L）	ALP（U/L）	GGT（U/L）
2月3日	168.7	60.6	28.8	28.5	8	79	183
2月4日	124.4	28.4	31.2	25.2	8.9	73	177.9
2月5日	121.1	31.5	31.2	18.5	6.2	75	184.2
2月6日	108.5	22.4	35.1	13.2	4.8	75	168.2

时间	ALT（U/L）	AST（U/L）	ALB（g/L）	TBIL（μmol/L）	DBIL（μmol/L）	ALP（U/L）	GGT（U/L）
2月7日	81.6	17.2	33.8	14.2	3.8	73	147.5
2月9日	46.3	18.5	32.7	31.8	5.9	62	112.4
2月10日	36	13.6	35.6	37.3	5.2	60	103
2月11日	35	16.9	31	37.7	6.3	59	90.3
2月15日	53.5	23.4	31.4	14.6	3.3	58	89.3
2月19日	52.7	15.1	36.7	14.4	3.7	116	131.4
2月23日	60.4	19.2	40.9	16.5	3.2	109.1	131.6

（3）凝血功能：检测结果见表2-13-3。

表2-13-3　患者住院期间凝血功能检测结果

时间	PT（s）	APTT（s）	D-Di（μg/mL）
2月2日	12.8	28	4.74
2月4日	12.3	28.7	
2月6日	10.6	26.5	0.66
2月7日	12.2	28.4	0.53
2月9日	13.4	25.1	0.85
2月10日	13.9	24.2	
2月11日	10.3	21.5	0.52
2月15日	10.4	21.3	0.78
2月23日	11.4	25.2	0.97

（4）降钙素原：检测结果见表2-13-4。

表2-13-4　患者住院期间降钙素原检测结果

时间	PCT（ng/mL）	时间	PCT（ng/mL）
2月2日	<0.05	2020年2月10日	<0.05
2月4日	0.16	2020年2月11日	<0.05
2月6日	<0.05	2020年2月15日	0.12
2月7日	<0.05	2020年2月19日	0.07
2月8日	<0.05	2020年2月23日	0.1
2月9日	<0.05		

（5）体温情况：患者体温情况见图 2-13-1。

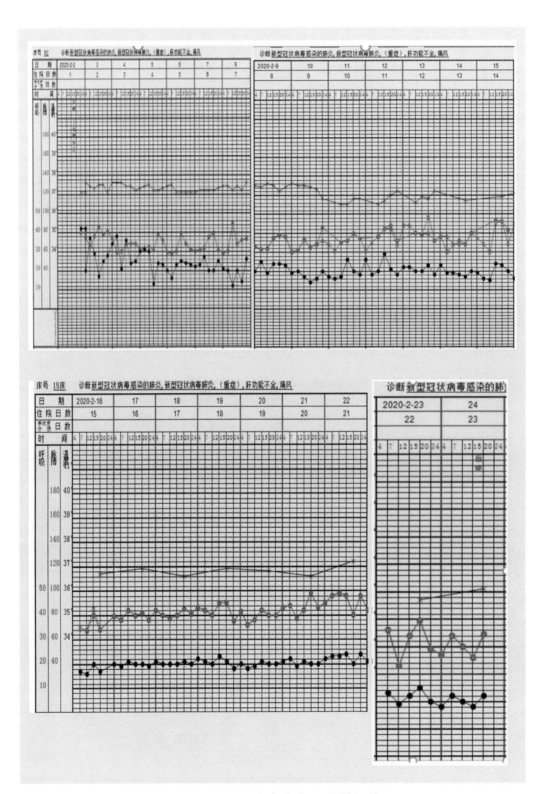

图2-13-1　患者住院1~4周体温单

（6）胸部CT：2020年2月24日胸部CT（图2-13-3）影像提示，经治疗后患者胸部CT病变范围较入院后第一次胸部CT（图2-13-3）影像结果缩小。

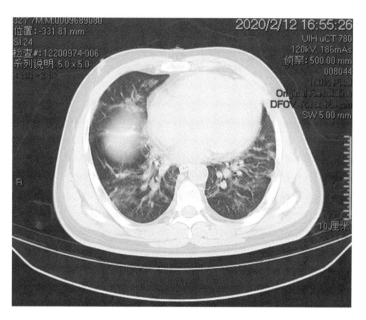

图2-13-2 胸部CT影像结果（2020年2月12日）

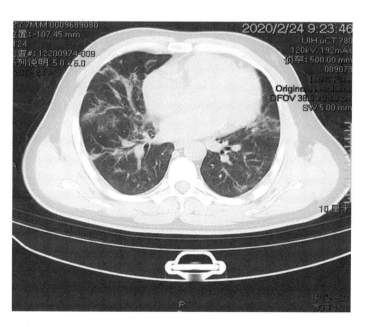

图2-13-3 胸部CT影像结果（2020年2月24日）

【诊疗思路及治疗经过】

1.入院诊疗方案　2020年2月3日患入院时查氧和指数110 mmHg左右，考虑中度ARDS（急性呼吸窘迫综合征），患者病情继续进展，氧和指数持续下降，病情在加重，治疗上按照《新型冠状病毒感染的肺炎诊疗方案（试行第四版）》指导进行，必要时可机械通气辅助呼吸。制订以下治疗方案：

（1）继续卧床休息、隔离，继续高流量吸氧，定期复查血气指标，若患者氧合指数逐渐好转可转普通隔离病房继续治疗；若患者氧合指数、血压等有进一步加重趋势，则考虑机械通气辅助治疗、抗休克及对症治疗，严密观察病情变化。

（2）继续目前干扰素 α–2b 600 mg、2次/d、雾化吸入，洛匹那韦/利托那韦2粒、2次/d、口服，藿香正气软胶囊4粒、2次/d、口服，血必净100 mL、1次/12 h、静脉滴注，莫西沙星注射液0.4 g、1次/d、静脉滴注，甲泼尼龙80 mg、1次/12 h、静脉滴注，双歧杆菌4粒、2次/d、口服及对症支持治疗，维持水电解质平衡，维持血压稳定，补充维生素。

（3）严密监测患者体温、血常规、降钙素原、C反应蛋白、肝肾功及电解质等变化，必要时复查核酸检测。

患者当前诊断为：①新冠肺炎（重型）；②高脂血症；③低蛋白血症；④肝功能损伤；⑤糖尿病；⑥痛风。

2.专家会诊后诊疗方案　2020年2月4日，请省内专家会诊，共同制订治疗方案。

郑州大学第二附属医院重症医学科会诊建议：①患者有活动后胸闷气喘，平静休息时呼吸平稳，考虑患者肺功能储备差，目前高流量吸氧能维持指脉氧饱和度95%以上，呼吸频率35次/min以下，尽量避免气管插管，建议给予适度镇静，降低氧耗。②患者进食较少，营养较差，白蛋白低，可给予中医中药调理，尽早恢复肠道功能，达到"知饥能食"。

河南中医药大学第一附属医院会诊建议：①患者应用甲泼尼龙的基础上体温仍达到37.2~37.8 ℃，活动后胸闷气喘加重，氧储备差，仍考虑肺部感染较重。②患者目前应用藿香正气软胶囊，建议请中医科会诊评估是否需要调整，可给予中药汤剂治疗。

郑州大学第一附属医院会诊建议：①患者目前胸片评估效果欠佳，建议复查CT，因应用高流量吸氧复查CT不便，建议隔日复查胸片对比。②患者病情重，建议中医科、营养科、内分泌科会诊协助治疗。

营养科会诊后建议：

（1）营养检查：①对患者进行营养风险筛查为 4 分（营养得分 2 分 + 疾病得分 2 分 + 年龄得分 0 分），总分值大于 3 分，患者有营养风险，可制订营养支持方案；②膳食调查：既往三餐 60~90 g 面条，蔬菜少量，肉、奶、蛋少，能量约 900 kcal，蛋白约 15 g；饮食摄入量减少约 50%。③体格检查：身高 170 cm，体重 85 kg，BMI=29.4 kg/m²。④营养相关生化指标示。⑤低蛋白血症。

（2）营养建议：①推荐能量：1 900~2 100 kcal，蛋白质 78~97 g。②目前营养方案为饮食为主，营养制剂补充。

结合以上会诊意见：给予营养餐厅送餐加佳膳 7 勺、乳清蛋白 2 勺，监测肝肾、胃肠道功能，电解质及营养等指标，保持大便通畅。

3. 调整会诊治疗方案　2020 年 2 月 5 日，患者肺部感染较重，病情仍在进展，根据病情变化，会诊意见调整治疗方案。

（1）继续高流量吸氧，根据动脉血氧分压变化调整吸氧浓度，适当镇痛镇静，减轻氧耗，尽量避免气管插管。

（2）按照《新型冠状病毒感染的肺炎诊疗方案（试行第五版）》及《国家抗微生物治疗指南（第 2 版）》推荐意见，结合全省、全院专家组会诊意见，用药调整为干扰素 α–2b 600 mg、2 次 /d、雾化吸入，洛匹那韦 / 利托那韦 2 粒、2 次 /d、口服，中药颗粒冲剂 1 剂（详见医嘱单）、2 次 /d、口服，血必净 100 mL、1 次 /12 h、静脉滴注，利巴韦林注射液 0.5 g、1 次 /12 h、静脉滴注，莫西沙星注射液 0.4 g、1 次 /d、静脉滴注，甲泼尼龙 80 mg、1 次 /12 h、静脉滴注，双歧杆菌 4 粒、2 次 /d、口服，以抗炎、抗病毒、抗感染等治疗。

（3）患者近期血糖波动较大，考虑与饮食、激素应用亦有关系，建议床旁胰岛素应用，严格控制血糖变化，必要时再请内分泌科会诊。

（4）患者咽拭子、痰标本、大便查新型冠状病毒核酸均为阳性，提示患者传染性强，一定做好隔离防护，严格按照标准流程进行。

（5）患者双下肢深静脉彩超未见血栓，已加用双下肢气压治疗，复查 D- 二聚体明显升高，且患者卧床，下肢血栓形成风险高，加用依诺肝素预防深静脉血栓。

（6）患者氧和储备差，肺部感染明确，炎性渗出多，严格控制患者液体入量，维持液体负平衡，减少炎症反应。

2020 年 2 月 6 日，患者一般情况有逐渐稳定趋势，氧和指数逐渐升高，逐渐减停激素，观察患者呼吸变化情况，继续抗炎、抗病毒、抗感染、抗凝及对症支持治疗。

2020 年 2 月 9 日，患者生命体征稳定，体温正常，咳嗽咳痰（痰带血丝），出现急躁、焦虑，根据病情变化，调整治疗方案。

（1）患者一般情况较稳定，各项炎症指标均降低，淋巴细胞升高，提示患者较前好转，但患者仍不能完全脱离高流量吸氧，床旁胸片提示肺炎稍进展，提示患者病情重，仍须监护室隔离治疗，注意观察患者精神变化，监测各炎症指标等变化，必要时复查 CT。

（2）患者激素已减至 40 mg/d，计划明日减停，注意观察患者病情变化。

（3）患者自行咳嗽、咳痰，痰带血丝，暂停依诺肝素应用，继续双下肢气压治疗，鼓励患者适当床上运动，预防深静脉血栓。

（4）患者急躁、焦虑，请心理科会诊后，加用黛力新 1 片、2 次 /d、口服（早、中服），继续加强医患沟通，帮助患者树立信心。

（5）患者氧和储备差，肺部感染明确，炎性渗出多，严格控制患者液体入量，继续维持液体负平衡，减少炎症反应。

（6）患者血糖较高，严密监测血糖变化，胰岛素泵入维持血糖。

2020 年 2 月 10 日，患者查血气示动脉血氧分压 69.3 mmHg，重新给予高流量吸氧，60 L/min，氧浓度 60%；清晨查血气示氧分压 131.1 mmHg，动脉血二氧化碳分压 39.8 mmHg，氧合指数 218.5 mmHg。继续高流量吸氧，当日转普通病区继续治疗。

2020 年 2 月 24 日，目前患者呼吸道症状缓解，炎症指标稳步下降，复查胸部 CT 提示病变范围较前缩小，连续 2 次核酸检测阴性（2 次采样间隔时间大于 24 h），经新型冠状病毒防控专家组会诊，依据《新型冠状病毒肺炎诊疗方案（试行第六版）》达到出院标准，告知出院注意事项，给予办理出院。

【讨论】

新冠肺炎缺乏特异性治疗手段，氧疗是最重要的呼吸支持手段。通过这个病例可以看出，经鼻高流量吸氧是目前最理想的氧疗方法，能充分湿化、温化，吸氧浓度的变化范围最大、且可调（21%~100%），有微弱的通气效应和持续气道正压（continuous positive airway pressure，CPAP）效应，故主要用于经鼻导管或面罩氧疗 1~2 h 无效；或治疗过程中低氧血症和 / 或呼吸窘迫加重；或氧合指数 150~200 mmHg 的患者。

第十四节 果断停用抗菌药物救治新冠肺炎

病例

患者黄某某，男，59岁，农民。

主诉： 发热20 d。

现病史： 患者20 d前（2020年1月29日）与疫区人员共进晚餐后发热，体温波动在37.3~37.5 ℃，无咳嗽、咳痰、胸闷气喘、腹痛腹泻等不适，未在意，未特殊诊治。2020年2月1日，患者至许昌医院（原许昌县人民医院）发热门诊查血常规，未见异常（未见单），按"感冒"予以对症药物（具体不详）治疗，效差。

2020年2月2日至许昌市人民医院就诊，查胸部CT影像提示双肺感染性病变。经当地医院组织专家会诊后以"新冠肺炎疑似病例"收至隔离病房，入院后进一步查新型冠状病毒核酸检测为阳性。2020年2月4日，进一步完善检查。降钙素原 0.07 ng/mL，D-二聚体0.19 mg/L，血常规示白细胞计数6.77×10^9/L、淋巴细胞计数0.48×10^9/L，肝功能示谷丙转氨酶11 U/L、总胆红素8.2 mmol/L、白蛋白29.3 g/L。予以血必净、阿比多尔及干扰素雾化抗病毒、亚胺培南西司他丁（1 g、1次/8 h、静脉滴注）、替加环素（50 mg、1次/12 h、静脉滴注）、利奈唑胺（0.6 g、1次/12 h、静脉滴注）、人血白蛋白（20 g、1次/d、静脉滴注）、胸腺素及其他对症支持治疗。2020年2月14日复查。降钙素原1.35 ng/mL，D-二聚体16.6 mg/L，血常规示白细胞计数6.66×10^9/L、淋巴细胞计数0.34×10^9/L，肝功能示谷丙转氨酶8 U/L、总胆红素19.3 mmol/L、白蛋白29.3 g/L，尿蛋白（++），24 h尿蛋白3.85 g，G试验259.35 pg/mL。治疗10 d后，患者病情控制欠佳，仍发热并伴有气喘，后转至许昌市中心医院诊治。2020年2月17日查血常规示白细胞计数7.42×10^9/L、淋巴细胞计数0.92×10^9/L，胸部CT影像提示双肺感染病变，血生化示谷丙转氨酶5 U/L、白蛋白29.8 g/L、尿素氮7.9 mmol/L、肌酐72 μmol/L。后转至河南省人民医院进一步治疗。门诊以"新冠肺炎（重型），2型糖尿病，糖尿病肾病，低蛋白血症"为诊断收治入院。患者自发病以来，神志清，精神可，睡眠可，大小便正常，体重无减轻。

既往史：患者糖尿病病史7年余，间断服用二甲双胍治疗，血糖控制欠佳；否认高血压、心脏病史，否认脑血管疾病病史，否认肝炎、结核、疟疾病史，预防接种史随当地进行，否认手术、外伤、输血、献血史，否认食物、药物过敏史。

个人史：患者生于原籍，长期外地居住史，长期在北京做生意，与疫区返乡人员有接触史，其妻子确诊为新型冠状病毒肺炎。无牧区、矿山、高氟区、低碘区居住史，无化学性物质、放射性物质、毒物质接触史，无吸毒史，否认吸烟史，否认饮酒史，无冶游史。

婚育史：患者22岁结婚，配偶2020年2月2日确诊为新型冠状病毒肺炎。夫妻关系和睦。育有1男、1女，均体健。

家族史：患者父亲因食管癌去世，母亲健在；3弟2妹，均体健。家族中无类似疾病发生，否认家族性遗传病史。

【阳性体征】

患者确诊为新型冠状病毒肺炎，医护人员行二级防护，无法行听诊检查，无特殊阳性体征。

【病例特点】

（1）老年男性，急性起病，以"发热20 d"为主诉入院。

（2）有明确新冠肺炎流行病学史。

（3）县级医院查CT影像提示双肺感染性病变，入院后查新型冠状病毒核酸检测阳性，治疗10 d患者病情控制欠佳，仍发热、气喘，后转至市级医院，效果仍欠佳。

（4）外院辅助检查血常规提示白细胞计数正常，淋巴细胞计数减少，生化提示低蛋白血症，CT提示双肺感染病变。

【初步诊断】

（1）新冠肺炎（重型）。

（2）2型糖尿病。

（3）糖尿病肾病。

（4）低蛋白血症。

【实验室检查】

1.一般检查（2020年2月4日） 血常规：白细胞计数$5.7×10^9$/L、淋巴细胞计数$0.88×10^9$/L；C反应蛋白：40.0 mg/L；血红蛋白：82 g/L；血清铁蛋白：813.85 μg/mL；D-二聚体测定：3.2 μg/mL；淋巴细胞分析12项：淋巴细胞绝对数目757/μL，总T淋巴细胞绝对数目618/μL，NK细胞绝对数目73.5/μL；细胞因子检测：白细胞介素-6 17.23 pg/mL；降钙素原：0.18 ng/mL。尿常规：尿蛋白（+++），尿糖（++）。血生化：谷丙转氨酶8.9 U/L、白蛋白29.1 g/L、尿素氮6.03 mmol/L、肌酐50 μmmol/L。

2. 新型冠状病毒核酸检测 阳性（送检时间为2020年2月19日10时30分，结果回示时间为2020年2月19日16时2分）。

3.CT影像 报告显示：①新冠肺炎复查，请结合临床及老片；②双侧胸膜增厚，双侧胸腔少量积液；③主动脉及冠脉钙化，心包少量积液；④左肾微小结石可能；⑤肝脏钙化灶可能；⑥双肾周少量渗出改变。

4. 新型冠状病毒核酸检测 阴性（送检时间2020年2月20日10时30分，结果回示时间2020年2月20日18时16分）。

5. 新型冠状病毒核酸检测 阴性（送检时间2020年2月22日10时30分，结果回示时间2020年2月22日16时41分）。

6. 胸部CT（2020年2月22日） 复查结果影像提示与2020年2月19日CT影像结果大致相仿。

7. 一般检查（2020年2月23日） 血常规：白细胞计数$7.0×10^9$/L、淋巴细胞计数$1.27×10^9$/L；C反应蛋白：8.4 mg/L；血红蛋白：88 g/L；血清铁蛋白：967.27 μg/mL；淋巴细胞分析12项：淋巴细胞绝对数目1 132/μL，总T淋巴细胞绝对数目917/μL，NK细胞绝对数目95.9/μL；细胞因子检测：白细胞介素-6 44.89 pg/mL；降钙素原0.1 ng/mL；尿常规：尿蛋白（+++）；血生化：谷丙转氨酶11 U/L、白蛋白29.5 g/L、尿素氮3.85 mmol/L、肌酐50 μmmol/L。

8. 咽拭子检测 新型冠状病毒核酸阴性（送检时间为2020年2月23日10时30分，结果回示时间为2020年2月23日17时26分）。

9. 胸部CT（2020年2月24日） 复查结果影像报告：①较2020年2月22日CT影像结果大致相仿，请结合临床及老片；②双侧胸膜增厚，左侧少量胸腔积液，与2020年2月22日CT检查结果对比，积液轻度减少；③主动脉及冠脉钙化，心包少量积液。

【治疗经过】

患者老年男性，基础疾病合并糖尿病，入河南省人民医院时病程 2 周，咽拭子新型冠状病毒核酸检测依然阳性；氧合指数小于 300 mmHg，根据《新型冠状病毒肺炎诊疗方案（试行第六版）》临床分型，该患者为重型。入院后进一步完善血常规、C 反应蛋白、降钙素原、新型冠状病毒核酸、细胞因子及免疫功能等检测，胸部 CT、血气分析等检查，隔离监护治疗。治疗方案如下：

（1）氧疗：给予患者鼻导管吸氧，根据血氧饱和度调整吸氧浓度。

（2）抗病毒治疗：患者于当地医院行新型冠状病毒核酸检测为阳性，诊断明确，根据《新型冠状病毒肺炎诊疗方案（试行第六版）》给予磷酸氯喹 500 mg、口服、睡前 1 次，联合干扰素 α–2b 600 mg，2 次/d 雾化抗病毒治疗。

（3）对症支持治疗：给予布地奈德混悬液 1 mg，异丙托溴铵溶液 2 mL、2 次/d、雾化吸入，并用乙酰半胱氨酸化痰治疗，鼓励患者适当咳嗽，加强呼吸训练；为改善贫血，给予申请悬浮红细胞输入；以及给予血必净抗感染、白蛋白、维持电解质平衡等支持治疗。

（4）基础病治疗：糖尿病饮食，监测患者血糖变化，根据血糖结果给予胰岛素方案治疗，维持血糖稳定。

（5）根据《新型冠状病毒肺炎诊疗方案（试行第六版）》，给予通用方清肺排毒汤应用，同时给予行气宽胸、清热疏肝等中药调理治疗。

（6）关注患者心理健康，给予心理支持和关怀。

患者在治疗中多次复查血常规、C 反应蛋白等检查，结果无明显异常，胸部 CT 提示病变较前明显好转，体温正常 1 周，连续复查咽拭子检测新型冠状病毒核酸（每次采样间隔时间大于 24 h）均为阴性，患者于 2020 年 2 月 27 日达到出院及解除隔离标准，并办理出院。

【讨论】

由于老年人对新冠肺炎了解的渠道较少，信息相对封闭，易导致防范主动性不足，同时老年人免疫功能减弱，且多合并慢性疾病，是本次疫情的高发人群，也是本次疫情危重症及死亡病例的高发人群。既往患有基础疾病、年老体弱、就诊时间较晚的患者病情进展较快，容易进展为重症型。2020 年 1 月 28 日，国家卫生健康委员会发布的《关于做好老年人新型冠状病毒感染肺炎疫情防控工作的通知》指出，我国老年人数量多，老年人免疫功能弱，是传染病的易感人群和高危易发人群，而本次疫情的危重症人群中也以老年人居多，延迟治疗可导致病死率升高及住院时间延长。

此病例患者是老年人，合并糖尿病，平时血糖控制欠佳，很快进展为重症，同时合并了院内获得性肺炎。由于病毒感染导致全身炎症反应和免疫系统功能紊乱，除了呼吸系统，其他系统均出现了不同程度的损伤。在新型冠状病毒感染后机体免疫力下降，尤其是重型、危重型患者，而这些患者大多进行气管插管、呼吸机通气、甚至患者气道开放，明显地为细菌侵入提供了机会。而当抗生素使用时间过长时，还需注意真菌感染，必要时行真菌检测及培养，及时加用抗真菌药物。新冠肺炎治疗过程中我们应当根据患者的症状、体征、实验室检查或放射、超声等影像学结果，判断是否合并细菌、真菌感染。如此患者入河南省人民医院后，根据患者症状、体征及结合血常规、C反应蛋白、降钙素原、细胞因子检测、胸部CT等结果不考虑合并细菌、真菌感染，果断把外院所用抗感染药物全部停掉，针对原发病制订了合理的方案，病情很快得到了控制。患者转入河南省人民医院前已辗转于当地两家医院2周，老年人合并基础病，可能不完全排除感染，当地医院就使用了抗生素，如果怀疑感染，他们应尽早查明感染病原，根据病原种类及药物敏感试验结果选用抗菌药物，抗菌药物品种的选用，原则上应根据细菌药物敏感试验的结果而定。因此有条件的医疗机构，对临床诊断为细菌性感染的患者应在开始抗菌治疗前，及时留取相应合格标本（尤其血液等无菌部位标本）送病原学检测，以尽早明确病原菌和药敏结果，并据此调整抗菌药物治疗方案。经验治疗可根据患者的感染部位、基础疾病、发病情况、发病场所、既往抗菌药物用药史及其治疗反应等推测可能的病原体，并结合当地细菌耐药性监测数据，先给予抗菌药物。待获知病原学检测及药敏结果后，结合先前的治疗反应调整用药方案；对培养结果阴性的患者，应根据经验治疗的效果和患者情况采取进一步诊疗措施。

总之，应当综合患者病情，根据病原菌、感染部位、感染严重程度和患者的生理、病理情况及抗菌药物药效学和药动学证据制订抗菌治疗方案，包括抗菌药物的选用品种、剂量、给药次数、给药途径、疗程及联合用药等，避免盲目或不恰当使用抗菌药物，尤其是联合使用广谱抗菌药物。

第十五节 呼吸康复训练，治疗心肺之殇

对于新冠肺炎的住院患者，呼吸康复的目的是改善呼吸困难症状，缓解焦虑抑郁情绪，减少并发症的发生，预防及改善功能障碍，降低致残率，最大限度地保留功能和提高生活质量。然而目前尚缺乏足够的临床证据经验。本节详细讲述应用呼吸康复训练治疗一例重型新冠肺炎患者的经过，以期对重型新冠肺炎的救治提供借鉴。

病例

患者郭某，女，46 岁。2020 年 2 月 18 日，由南阳医专一附院转至河南省人民医院住院治疗。

主诉： 咽干 11 d，发热 8 d，加重伴胸闷 2 d。

现病史： 患者 11 d 前无明显诱因出现咽干，无咳嗽咳痰，无发热、流涕、胸闷气喘等表现，未在意。8 d 前无明显诱因出现发热，体温最高 38.5 ℃，无胸闷气喘、腹痛腹泻等不适，患者因在南阳医专一附院新冠肺炎确诊患者病房工作，2020 年 2 月 11 日送至南阳医专一附院发热门诊就诊。查血常规示白细胞计数 4.96×10^9/L、中性粒细胞计数 2.02×10^9/L、淋巴细胞计数 2.30×10^9/L、血小板计数 102×10^9/L，胸部 CT 影像提示双肺可见磨玻璃斑片状阴影。经当地专家会诊考虑"新型冠状病毒肺炎疑似病例"住院治疗。

2020 年 2 月 12 日，患者新型冠状病毒核酸检测阳性，确诊后予以阿比多尔、洛匹那韦/利托那韦及干扰素雾化抗病毒治疗，乌司他丁、血必净、莫西沙星及对症支持治疗 7 d（期间于 2020 年 2 月 15 日~18 日应用甲泼尼龙 40 mg、1 次/d，联合丙种球蛋白 10 g、1 次/d、治疗 4d）。2 d 前无明显原因上述症状加重，仍持续发热，体温最高 38.2 ℃，伴干咳、胸闷、气喘，2020 年 2 月 17 日复查血常规示白细胞计数 4.73×10^9/L、中性粒细胞计数 3.19×10^9/L、淋巴细胞计数 1.01×10^9/L，查肝功能、肾功能、电解质、凝血功能、降钙素原未见明显异常，2020 年 2 月 17 日复测新型冠状病毒核酸为阴性，血气分析（未吸氧）

示 pH7.499、动脉血氧分压 76.4 mmHg、动脉血二氧化碳分压 30.5 mmHg，复查 CT 影像提示双肺感染，较前加重。经专家组会诊转入河南省人民医院进一步治疗，门诊以"新冠肺炎（重型）"为诊断收住入院，自发病以来，患者神志清，精神差，睡眠差，大小便正常，体重无明显变化。

既往史： 患者否认糖尿病、高血压、心脏病等慢性疾病史，其他无特殊。

个人史： 患者生于原籍，久居本地，专职技术人员，为南阳医专一附院呼吸科医生，疫情期间在新冠肺炎确诊病房及监护室工作，有接触史。本科学历。无牧区、矿山、高氟区、低碘区居住史，无化学性物质、放射性物质、毒物质接触史，无吸毒史，否认吸烟史，否认饮酒史，无冶游史。

婚育史： 患者 28 岁结婚，配偶体健，夫妻关系和睦。育有 1 女，体健。

月经史： 初潮 14 岁，每次持续 2~3 d，周期 29~31 d。月经量中等，颜色正常。无血块、无痛经史。

家族史： 患者父亲因病去世（死因不详），母体健在；同胞 5 人，均体健。家族中无类似疾病发生，否认家族性遗传病史。

【阳性体征】

初诊可见患者呼吸急促，呼吸粗重，活动后表现明显，平静状态下稍有缓解。呼吸运动正常，呼吸频率增快（22~26 次 /min），肋间隙正常，语颤正常。因该病为乙类传染病，采取甲类传染病的预防、控制措施，医务人员 2 级防护，无法进行详细听诊，故本部分缺失。

【病例特点】

（1）中年女性患者，既往体健，急性起病。以"咳嗽 11 d，发热 8 d，加重伴胸闷 2 d"为主诉入院。

（2）流行病学史：患者为南阳医专一附院呼吸科医生，疫情期间在确诊病房及监护室工作，有接触史。

（3）患者无明显诱因出现咳嗽，为干咳，无明显诱因出现发热，体温最高38.5 ℃。2020 年 2 月 12 日，新型冠状病毒核酸检测阳性，确诊为新冠肺炎，治疗 1 周后复查 CT 较前加重，患者症状加重伴胸闷气喘，体温控制不好，转河南省人民医院进一步治疗。

（4）辅助检查。血常规（2020 年 2 月 11 日，于南阳医专一附院）示白细胞计数 4.96×10^9/L、中性粒细胞计数 2.02×10^9/L、淋巴细胞计数 2.3×10^9/L、血小

板计数 102×10^9/L。胸部 CT（2020 年 2 月 11 日，南阳医专一附院）影像提示双肺可见磨玻璃斑片状实变影；新型冠状病毒核酸检测（2020 年 2 月 12 日，于南阳医专一附院）阳性。胸部 CT（2020 年 2 月 17 日，于南阳医专一附院）：双肺感染，较前加重（图 2-15-1）。

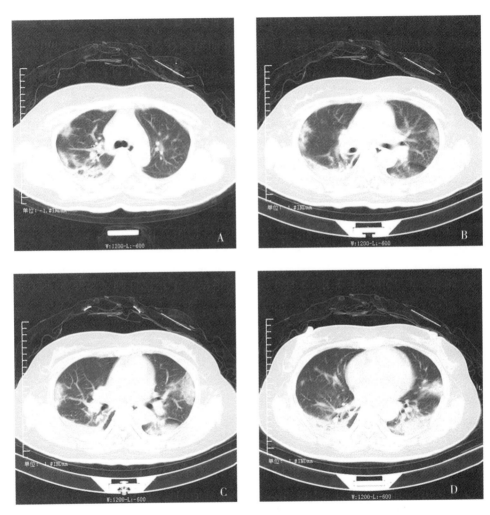

图2-15-1　胸部CT影像结果（2020年2月17日）

注：A.右上肺磨玻璃样影；B.双上肺外侧带可见磨玻璃影及斑片状实变影；C.双肺多发磨玻璃影及斑片状实变影，小叶间隔增厚呈网格样改变；D.双下索条影、肺斑片状实变影，双侧胸膜局限性增厚。

【初步诊断】

新冠肺炎（重型）。

【实验室检查】

1.胸部 CT（2020 年 2 月 19 日）　影像报告：①病毒性肺炎复查，请结合临床及老片综合评估；②右肺上叶及双肺下叶近背侧高密度影，考虑合并坠积性肺炎可能；③双侧胸膜局限增厚；双侧少量胸腔积液；④双肾周少量渗出样改变，请结合临床；⑤以上请结合临床及其他检查。

2.一般检查（2020年2月19日）　血常规：白细胞计数4.8×10^9/L，淋巴细胞计数0.94×10^9/L，血小板计数152×10^9/L。C反应蛋白：72.4 mg/L。凝血功能：凝血酶原时间10.1 s，活化部分凝血活酶时间24.80 s，纤维蛋白原4.398 g/L，D-二聚体测定0.75 μg/mL。血清淀粉样蛋白：369.16 mg/L。血清铁蛋白测定：231.29 ng/mL。淋巴细胞免疫分析：NK4.90%，淋巴细胞绝对数目875/μL，总T淋巴细胞绝对数目672/μL，辅助T淋巴细胞绝对数目397/μL，毒性T淋巴细胞绝对数目288/μL，NK细胞绝对数目41.9/μL。细胞因子检测：白细胞介素-6 38.57 pg/mL。咽拭子检测新型冠状病毒核酸阳性。其他检查：G实验阴性、GM实验阴性，尿常规、心肌酶谱等无明显异常。

3.咽拭子新型冠状病毒核酸检测（2020年2月20日）　阴性。

4.咽拭子新型冠状病毒核酸检测（2020年2月22日）　阴性。

5.胸部CT（2020年2月22日）　影像报告：①病毒性肺炎复查，与2020年2月19日CT结果对比，炎症范围稍扩大；②纵隔轻度肿大淋巴结；③双侧胸膜局限增厚；④双侧少量胸腔积液；⑤以上请结合临床及其他检查。

6.胸部CT（2020年2月25日）　影像报告：①病毒性肺炎复查，与2020年2月22日CT结果对比，炎症范围稍缩小；②纵隔轻度肿大淋巴结；③双侧胸膜局限增厚；④双侧少量胸腔积液，较前稍吸收；⑤以上请结合临床、前片及其他检查。

【诊治经过】

患者中年女性，结合流行病学史、病史、临床表现、实验室检查及胸部CT检查结果，诊断新冠肺炎较为明确。患者在当地已经给予了抗病毒及经验性抗感染治疗，入住河南省人民医院后给予高流量加温湿化氧疗，流速50 L/min，氧浓度50%，体温34 ℃。血气分析（2020年2月19日）结果回示：动脉血氧分压69.8，动脉血二氧化碳分压33.6，pH 7.503，氧和指数139 mmHg，结合《新型冠状病毒肺炎诊疗方案（试行第六版）》考虑为危重症型，给予高流量50 L/min，氧浓度45%，体温34 ℃，患者血氧饱和度维持在93%~96%，治疗上按照《新型冠状病毒肺炎诊疗方案（试行第六版）》给予充分休息、氧疗，给予阿比多尔200 mg、3次/d、口服，利巴韦林0.5 g、2次/d、静脉滴注及干扰素雾化的抗病毒治疗，以及给予血必净100 mL、2次/d、静脉滴注，甲泼尼龙40 mg、1次/d、静脉滴注以抗感染。并给予行气利湿、清热解毒中药治疗。患者胸部CT（2020

年2月19日）影像提示病毒性肺炎复查，请结合临床及老片综合评估；右肺上叶及双肺下叶近背侧高密度影，考虑合并坠积性肺炎可能。外院已给予莫西沙星抗感染治疗，患者肺部感染无明显好转，故给予哌拉西林他唑巴坦4.5 g、1次/6 h、静脉滴注抗感染治疗。患者仍发热。

2020年2月21日，新型冠状病毒肺炎专家组会诊，会诊综合建议：①停用激素；②患者焦虑，多关心、问候患者，给予心理安抚；③雾化吸入中可考虑加入激素，应用大剂量的半胱氨酸；④患者胸部CT提示坠积性肺炎，鼓励患者间断俯卧位，鼓励患者适当咳嗽，给予呼吸训练仪使用，加强呼吸训练；⑤按《新型冠状病毒肺炎诊疗方案（试行第六版）》，加用磷酸氯喹0.5 g、2次/d、口服抗病毒治疗。

2020年2月23日，患者胸闷气短较前好转，体温正常1 d。

2020年2月24日，复查血气分析提示血氧饱和度105 mmHg,吸氧浓度45%,氧合指数233。根据《新型冠状病毒肺炎诊疗方案（试行第六版）》临床分型，该患者由危重型改为重型，继续给予高流量加温湿化氧疗，降低流速为40 L/min，氧浓度45%，体温34 ℃。

2020年2月25日，患者淋巴细胞计数1.2×10^9/L，C反应蛋白降为24.7 mg/L，谷丙转氨酶升高为111 U/L，谷草转氨酶升高为72 U/L，考虑可能与磷酸氯喹有关，停用磷酸氯喹，加用双环醇降酶治疗。经过积极抗病毒治疗、氧疗、对症化痰、呼吸训练等综合治疗。

2020年2月26日，患者闷气、咳嗽症状较前明显好转，并且动态逐渐下调氧气支持力度，患者指脉氧维持尚稳定，复查胸部CT，影像提示有所好转。

综合以上患者情况进行调整，治疗方案如下：

（1）氧疗：降低氧气支持力度，目前给予患者高流量40 L/min,氧浓度35%，体温34 ℃，血氧饱和度97%~99%，呼吸频率25次/min，脉搏100次/min。

（2）抗病毒治疗：患者在河南省人民医院已2次复查新型冠状病毒核酸检测为阴性，根据《新型冠状病毒肺炎诊疗方案（试行第六版）》给予干扰素雾化抗病毒治疗；停用磷酸氯喹。

（3）对症支持治疗：继续给予乙酰半胱氨酸雾化化痰治疗。

（4）鼓励患者适当咳嗽，给予呼吸训练仪使用，加强呼吸训练。

（5）关注患者心理健康，给予心理支持和关怀。

2020年2月27日，患者闷气、咳嗽症状较前明显好转，调整为鼻导管吸氧3 L/min。

2020年2月28日，根据《新型冠状病毒肺炎诊疗方案（试行第六版）》临床分型，该患者调整为普通型，经过氧疗、对症化痰、呼吸训练等综合治疗及恢复期中医康复指导，患者闷气、咳嗽症状较前明显好转。依据《新型冠状病毒肺炎诊疗方案（试行第六版）》给予抗病毒及雾化等对症处理，复查血常规、C反应蛋白等检查结果较前恢复无明显异常。胸部CT（图2-15-2、图2-15-3、图2-15-4）病变稳定。体温（图2-15-5）正常1周，连续复查咽拭子间隔超过24 h均为阴性。符合国家诊治规范制定的解除隔离及出院标准。

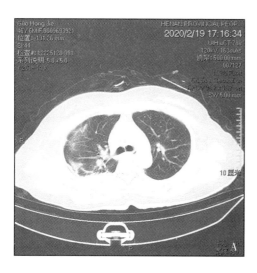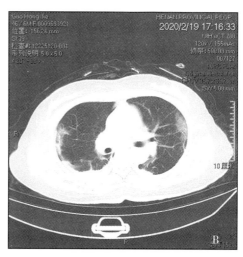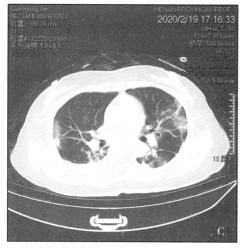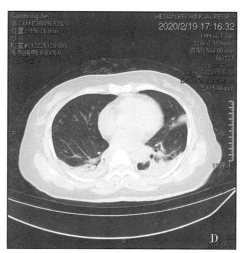

图2-15-2　胸部CT影像结果（2020年2月19日）

注：A.右上肺磨玻璃样、索条样影；B.双上肺外侧带可见磨玻璃影及斑片状实变影；C.双肺多发磨玻璃影及斑片状实变影，小叶间隔增厚呈网格样改变；D.双下索条影、肺斑片状实变影，双侧胸膜局限性增厚。

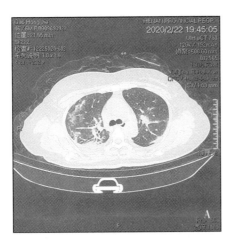
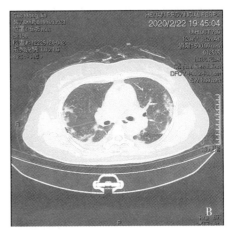
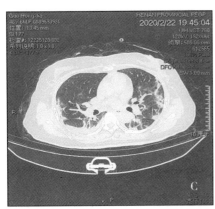
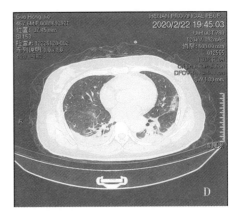

图2-15-3　胸部CT影像结果（2020年2月22日）

注：A.右上肺磨玻璃样、索条样影；B.双上肺外侧带可见磨玻璃影及斑片状实变影；C.双肺多发磨玻璃影及斑片状实变影；D.双下肺索条影、肺斑片状实变影，双侧胸膜局限性增厚。

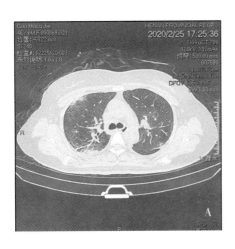
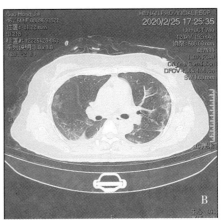

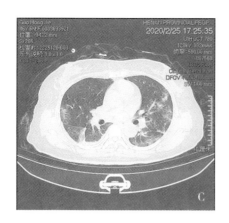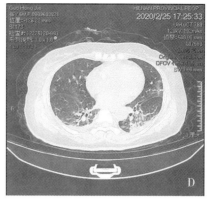

图2-15-4　胸部CT影像结果（2020年2月25日）

注：A.右上肺条片高密度影；B.双上肺外侧带可见磨玻璃影及斑片状实变影；C.双肺多发磨玻璃影及斑片状实变影；D.双下肺索条影、肺斑片状实变影，双侧胸膜局限性增厚。

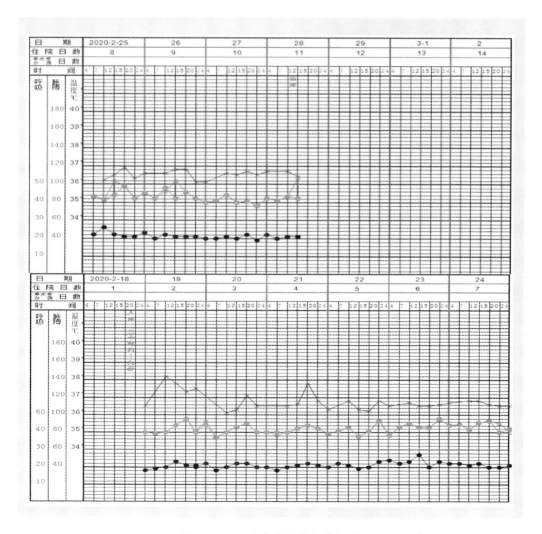

图2-15-5　患者住院期间体温单

【出院医嘱】

（1）建议患者院外隔离观察 14 d 并继续吸氧治疗。

（2）注意休息、防止受凉感冒，鼓励患者进行咳嗽排痰训练。

（3）患者定期复查血常规、C 反应蛋白、肝肾功、胸部 CT 等。

（4）患者如有不适，应及时就诊。

【讨论】

目前研究发现新冠肺炎患者的临床症状可有发热、乏力、咳嗽等一种或多种躯体障碍表现，确诊患者在隔离治疗期会出现愤怒、恐惧、焦虑、抑郁、失眠或攻击，以及孤独、或因对疾病的恐惧而不配合、放弃治疗等心理问题，呼吸康复能够改善患者焦虑抑郁状态。

通过河南省人民医院患者诊治过程发现，新冠肺炎患者不仅可能存在不同程度的呼吸功能、躯体功能障碍，还存在不同程度的心理功能障碍，呼吸康复训练治疗在促进呼吸道分泌物引流，改善呼吸模式，增加呼吸肌肌力和耐力的同时，还能减轻紧张和焦虑等心理情绪，最后达到生理功能和心理状态下不同程度的恢复。

随着临床上对新冠肺炎患者，尤其是重型和危重型患者的救治经验的积累，对新冠肺炎的认识不断深入，对于新冠肺炎的住院患者，呼吸康复的目的是改善呼吸困难症状，缓解焦虑、抑郁情绪，最大限度地保留功能和提高生活质量。

该病例的诊治，给我们临床后续重症患者的治疗还带来一些提示，对于重型和危重型患者在病情未稳定或者进行性加重的期间，不建议过早介入呼吸康复。呼吸康复介入的时机，首先均应排除呼吸康复禁忌证，并以不加重传染防护负担为基本指导方针，后期针对出院患者的不同临床残留问题，可采取分阶段的呼吸康复措施。

第十六节 类风湿性关节炎、肺部真菌感染并发的新冠肺炎

病例

患者田某某，男，57 岁。

主诉： 咳嗽、咳痰、低热 20 d，咯血 1 d。

现病史： 患者 20 d 前从疫区随家人自驾回新乡，无明显诱因出现咳嗽、咳

白黏痰，伴低热，体温最高 37.4 ℃，无胸闷、乏力等不适，自行口服布洛芬胶囊后缓解，此后反复低热、咳嗽，2 周前至当地县人民医院发热门诊就诊，行胸部 CT（未见报告单）检查，影像提示病毒性肺炎可能。2020 年 2 月 3 日，行新型冠状病毒核酸检测回示阳性，确诊"新型冠状病毒肺炎"，住院治疗（具体治疗情况不详）。

1 周前患者病情加重，血氧饱和度下降（具体数据不详），经省内专家会诊，认定为重症患者，于 2020 年 2 月 10 日 1 时 28 分转入某市中心医院重症医学科，行胸部 CT 检查，影像提示两肺散在多发斑片状模糊影，呈磨玻璃样改变，右肺上叶可见空腔样病变，内可见高密度影。CT 影像报告：肺气肿，肺大疱，右肺上叶空腔样病变，霉菌球可能，两肺弥漫性磨玻璃样病变，符合新冠肺炎 CT 影像表现。给予韦林、伏立康唑、克力芝、羟氯喹、胸腺法新、高流量氧疗等综合治疗，上述症状稍缓解。1 d 前不明原因出现咯血，鲜红色，量约 150 mL，血氧饱和度降至 85%，心率 140 ~150 次 /min，今为进一步诊治，经河南省各级卫生健康委员会指挥部协调、专家会诊后转入河南省人民医院，急诊以"新冠肺炎（重型）"为诊断收入。

既往史：患者类风湿性关节炎病史 18 年，肺间质纤维化病史 2 年，近两年口服羟氯喹、甲泼尼龙治疗；2 年前发现肺真菌感染，间断口服伊曲康唑至本次住院；本次当地住院期间发现血糖高，给予胰岛素皮下注射治疗（具体用药及用量不详）。1 个月前于华中科技大学附属同济医院分院行右手清创引流（具体不详）。

流行病学史：患者近年随儿子久居，20 d 前从疫区自驾回新乡。

婚育史：患者 23 岁结婚，配偶患"二尖瓣狭窄"，已行"二尖瓣置换术"，本次确诊为"新型冠状病毒肺炎"，目前在延津县人民医院住院治疗，夫妻关系和睦。育有 2 子，大儿子确诊为"新型冠状病毒肺炎"，目前在延津县人民医院住院治疗，大儿媳妇为高度疑似病例，目前居家隔离，小儿子体健。

家族史：患者父亲因病去世（具体原因不能提供），母亲自然去世；1 哥 1 妹，哥哥患"风湿性关节炎"，妹妹体健，否认家族性遗传病史。

【初步诊断】

（1）新冠肺炎（重型）。

（2）I 型呼吸衰竭。

（3）肺部真菌感染。

（4）肺间质纤维化。

（5）类风湿性关节炎。

（6）2型糖尿病。

【阳性体征】

神志清，精神差，重度营养不良，双手畸形，活动受限，呼吸运动正常，肋间隙正常，语颤正常。双肺叩诊清音，呼吸急促。

【辅助检查】

1. 当地检查结果　新型冠状病毒核酸检测（2020年2月3日，于新乡市疾病控制中心，未见报告单）：阳性。

胸部CT（2020年2月10，于新乡市传染病医院）影像报告：肺气肿，肺大疱，右肺上叶空腔样病变，霉菌球可能，两肺弥漫性磨玻璃样病变，符合新冠肺炎CT影像表现。

血常规（2020年2月10日新乡市传染病医院）：白细胞计数 6.05×10^9/L，淋巴细胞计数 0.18×10^9/L。

血气分析（2020年2月15日新乡市传染病医院）：pH7.479，动脉血二氧化碳分压 35.1 mmHg，动脉血氧分压 112 mmHg，乳酸 1.4 mmol/L，吸氧量 40%。

2. 河南省人民医院胸部CT动态变化（图2-16-1）　2020年2月19日胸部CT影像报告：①双肺肺气肿（间隔旁型为主）、肺大疱；②右肺上叶空洞，并其内高密度影，考虑真菌感染并曲霉菌球形成可能；③双肺磨玻璃影，考虑感染性病变，请结合既往检查及病原学检查；④双侧胸膜增厚；双侧少量胸腔积液；⑤主动脉钙化。

2020年2月21日胸部CT影像报告：①临床示新冠肺炎治疗后改变，较前一次检查变化不明显；②双肺肺气肿（间隔旁型为主）、肺大疱；③右肺上叶空洞，并其内高密度影，考虑真菌感染并曲霉菌球形成可能；④双肺局部感染不除外；⑤纵隔少量积气；⑥心包少量积液、主动脉钙化；⑦双侧胸膜增厚；双侧少量胸腔积液。

2020年2月29日胸部CT影像报告：①临床示新冠肺炎治疗后改变，双肺病变较前2020年2月21日胸部CT检查结果变化不明显；②双肺肺气肿、肺大疱；③右肺上叶空洞，并其内高密度影，考虑真菌感染，与前片大致相仿；④纵隔少量积气；⑤心包少量积液、主动脉钙化；⑥双侧胸膜增厚；双侧少量胸腔积液，较前片稍减少。

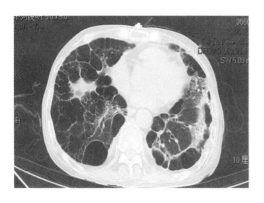
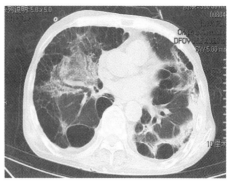

2020年2月19日　　　　　　　2020年2月21日

注：间质病变，肺气肿，范围非常大，2次复查病毒性肺炎范围平稳。

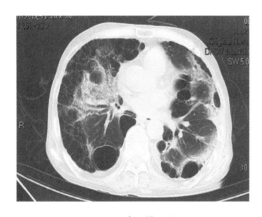

2020年2月19日　　　　　　　2020年2月21日

注：出现纵隔气肿，猝死风险大幅度增加。

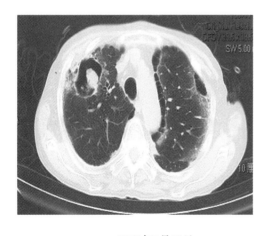
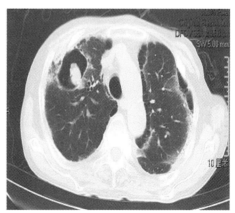

2020年2月19日　　　　　　　2020年2月21日

注：肺部真菌感染，真菌球形成。

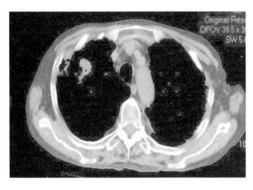 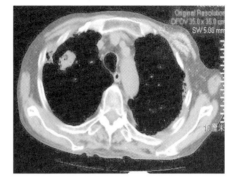

| 2020年2月19日 | 2020年2月21日 |

注：肺内真菌感染，已经持续2年时间，进展的可能性不大。

图2-16-1　胸部CT影像结果对比

【治疗经过】

1.患者第一次入院

（1）入院诊疗方案。

患者入院后予以感染隔离病房特殊护理，高流量吸氧（氧流量 40 L/min，氧浓度 50%），保持气道通畅，心电血压监护，下病重书。完善血尿常规、粪常规、凝血功能、肝肾功能、电解质、心肌酶谱、铁蛋白、C 反应蛋白、血沉、降钙素原、G 实验、GM 实验、胸部 CT 等相关检查，进一步明确病情及诊断。

（2）实验室检查。

1）血常规 +C 反应蛋白：白细胞计数 23.30×10^9/L，中性粒细胞计数 21.05×10^9/L，中性粒细胞百分比 90.5%，淋巴细胞百分比 5.0%，红细胞计数 3.19×10^{12}/L，血红蛋白 95.0 g/L，血细胞比容 28.70%，单核细胞计数 0.95×10^9/L，嗜酸性粒细胞百分比 0.3%；血沉 42.00 mm/h。

2）凝血功能：活化部分凝血活酶时间 24.80 s，纤维蛋白原 1.204 g/L，纤维蛋白原降解产物 20.20 μg/mL，D- 二聚体测定 2.35 μg/mL。

3）肝肾功能+心肌酶谱：总蛋白63.5 g/L，白蛋白32.1 g/L，肌酸激酶28.0 U/L，乳酸脱氢酶337 U/L，乳酸脱氢酶同工酶1 112.4 U/L，α-羟丁酸脱氢酶291.5 U/L，钙 1.79 mmol/L，磷0.90 mmol/L，尿素7.76 mmol/L，肌酐30 μmol/L，葡萄糖12.00 mmol/L。

4）降钙素原定量 0.33 ng/mL，血清铁蛋白测定 951.75 ng/mL，血清 G 试验 143.9，血清 GM- 试验 2.605。

5）晨起血气分析：pH 7.499，动脉血氧分压 47.8 mmHg，氧合指数 106。

（3）影像学检查。患者外出检查时，因其需要无创机械通气才能维持血氧饱和度在 93% 以上，故由专人带领，以保证安全，防止 ARDS 的出现。胸部 CT 影像报告（2020 年 2 月 19 日）：①双肺肺气肿（间隔旁型为主）、肺大疱；②右肺上叶空洞，且其内高密度影，考虑真菌感染并曲霉菌球形成可能；③双肺磨玻璃影，考虑感染性病变，请结合既往检查及病原学检查；④双侧胸膜增厚；双侧少量胸腔积液；⑤主动脉钙化。

依据《新型冠状病毒肺炎诊疗方案（试行第五版　修正版）》，在患者入院第 2 天修正诊断为：新型冠状病毒肺炎（危重型）。给予无创机械通气，加用干扰素 600 mg、2 次 /d、雾化吸入及阿比多尔抗病毒治疗；针对患者原发病方面，将激素改为甲泼尼龙 40 mg/d、静脉输注，逐渐减量，最终甲泼尼龙减量为 2 片 /d、口服维持，减少机会性感染机会。患者因长期口服激素及其他免疫抑制剂治疗类风湿性关节炎，2 年前确诊为"肺真菌感染"，当地医院行胸部 CT，影像提示右肺上叶霉菌球。根据《国家抗微生物治疗指南（第 2 版）》相关意见，继续给予伏立康唑 200 mg、1 次 /12 h、静脉滴注，余治疗上给予控制血糖、营养、护胃、补钙等治疗。

（4）治疗方案调整。因患者家属也在隔离观察，故与家属电话沟通患者病情，并告知病情危重，若病情进展可导致多器官功能障碍甚或危及生命，患者及家属表示理解并支持诊疗；患者入院第 1 天、第 2 天、第 3 天行咽拭子检测新型冠状病毒核酸均为阳性，经专家组会诊：将抗病毒药物阿比多尔调整为磷酸氯喹 0.5g、2 次 /d；患者双手畸形，1 个月前于华中科技大学附属同济医院分院行"右手清创引流"。此次发病后入院治疗，治疗期间患者手掌皮肤的脱屑及既往破溃后的结痂处，可能出现了新的破溃点，或者由于皮肤通透性的改变，出现了局部感染的可能，今日现触碰手掌局部皮肤有波动感，皮肤定植的细菌为最有可能的致病菌，常见的为金黄色葡萄球菌，发生在患者住院期间，不排除耐药菌的可能，基于以上的原因，按照《国家抗微生物治疗指南（第 2 版）》意见，选用利奈唑胺经验性抗感染治疗，同时联用克拉霉素，覆盖结核分歧杆菌。

遵专家组意见进行治疗，患者在入院第 4 天复查胸部 CT，和上次胸部 CT 相比，病毒性肺炎无明显进展，但基础病方面比预计严重，经呼吸科、重症及感染等科专家组会诊意见如下：

1）从胸部 CT 上面看到纵隔气肿可能，如果气肿进展，可能造成血流动力学障碍，血压下降，有心搏骤停的风险，该情况和患者既往肺部大量肺大疱，肺间质纤维化相关，将高流量氧疗的浓度控制在 40%~60%，不宜过大；止咳治疗，减少咳嗽，和患者家属沟通病情，告知目前的疾病状态及可能发生的猝死风险。

2）结合患者昨日复查胸部 CT 的结果，以及目前临床表现和实验室检查，对于免疫缺陷人群，需要预防肺部感染的发生，经验性给予抗感染治疗。主要针对肺部常见的致病菌（尤其是耐药菌，因患者免疫抑制、长期间断住院），以及常规覆盖免疫缺陷人群容易发生的机会性感染，按照《国家抗微生物治疗指南（第 2 版）》意见，选用亚胺培南联合克拉霉素经验性抗感染治疗。

遵专家组会诊意见执行，告病危，修正诊断：①新冠肺炎（危重型）；②肺部真菌感染并曲霉菌球形成可能；③双肺感染；④肺间质纤维化；⑤双肺肺大疱；⑥纵隔肺气肿；⑦心包积液；⑧胸腔积液；⑨2 型糖尿病；⑩类风湿关节炎。继续给予抗病毒、抗感染、营养支持、控制血糖、激素应用、增强免疫力、护胃、补钙等治疗，下调氧流量及氧浓度，防止肺气肿破裂。

经上述治疗，患者病情平稳。于 2020 年 2 月 24 日起，患者连续 2 次，每次间隔 24 h 以上的新型冠状病毒核酸检测均为阴性。2020 年 2 月 25 日，经河南省人民医院新冠专家组会诊，该患者新冠肺炎治愈，给予办理出院。

2. 患者第二次入院

（1）实验室检查。因患者出院后再次出现发热，体温高达 38 ℃，伴胸闷不适，为进一步诊治，再次入院。行实验室及影像学检查，具体结果如下：

1）肝肾功能（2020 年 2 月 25 日）示谷丙转氨酶 33.3 U/L，谷草转氨酶 40.9 U/L，总蛋白 64.7 g/L，白蛋白 38.0 g/L，总胆红素 10.5 μmol/L，直接胆红素 4.2 μmol/L，谷丙转氨酶 62.9 U/L，碱性磷酸酶 99.4 U/L。

2）凝血功能（2020 年 2 月 25 日）示凝血酶原时间 9.1 s，PT 活动度 134%，国际标准化比值 0.79，活化部分凝血活酶时间 23.50 s，纤维蛋白原 1.811 g/L，凝血酶时间 17.1 s，纤维蛋白原降解产物 12.30 μg/mL，D-二聚体测定 1.44 μg/mL。

3）血常规 +C 反应蛋白（2020 年 2 月 25 日）示白细胞计数 6.50×10^9/L，中性粒细胞计数 5.42×10^9/L，中性粒细胞百分比 83.8%，淋巴细胞计数 0.77×10^9/L，红细胞计数 3.43×10^{12}/L，血红蛋白 103.0 g/L，血小板计数 186×10^9/L，C 反应蛋白 48.8 mg/L。

（2）影像学检查。复查胸部 CT（2020 年 2 月 29 日于河南省人民医院）：①临床示新冠肺炎治疗后改变，双肺病变较前 2020 年 2 月 21 日片变化不明显；②双肺肺气肿、肺大疱；③右肺上叶空洞，并其内高密度影，考虑真菌感染，与前片大致相仿；④纵隔少量积气；⑤心包少量积液、主动脉钙化；⑥双侧胸膜增厚；

⑦双侧少量胸腔积液，较前片稍减少；⑧和上次胸部 CT 相对比，无明显进展。

通过上述检查诊断为：①Ⅰ型呼吸衰竭；②肺部真菌感染并曲霉菌球形成；③双肺局部感染；④肺间质纤维化；⑤双肺肺大疱；⑥纵隔肺气肿；⑦心包积液；⑧胸腔积液；⑨2 型糖尿病；⑩类风湿关节炎；⑪皮肤软组织感染。

（3）治疗方案。①给予呼吸机吸氧，糖尿病饮食，营养支持；②给予伏立康唑抗真菌治疗，亚胺培南联合克拉霉素、利奈唑胺抗感染治疗，干扰素雾化及血必净抗炎、止咳及对症支持治疗；③激素调整为 4 片口服，同时护胃、补钙治疗。经过上述治疗，患者手掌皮肤软组织感染好转，未再有局部渗出及破溃，体温正常，给予高流量吸氧：氧流量 35 L/min，吸氧浓度 100%，饱和度 98%~100%。

患者复查胸部 CT，影像提示无明显进展，经过专家组会诊，本人及其家属同意转入当地医院继续治疗。

【讨论】

关于新型冠状病毒的基础研究及临床病例报道持续增多，但由于是新型病毒，广大医务工作者及科研人员也是在临床实践的过程中，不断去修正对于疾病的病毒特征、流行病学特征、治疗及防控等方面的认知。本病例在基础肺脏疾病基础上，合并新冠肺炎的一个典型病例，非常罕见，而且对临床实际工作有非常大的参考意义。

本例患者的基础疾病是类风湿关节炎，归属为自身免疫性疾病，其主要表现为以自身关节为主并累及多系统的炎性症状，且临床实践中发现其具有对称性的特点且呈现多处关节出现炎性病变的特征。该病会致患者出现受累关节疼痛，功能下降及肿胀等病症，且由于该病处于一种持续发展的状态，且会多次反复，对患者生活质量及心理状态均产生诸多不良影响。目前，该病在我国的发病率正呈现持续走高趋势，也成为致使患者丧失劳动能力的重要因素。临床上对糖皮质激素在类风湿关节炎治疗中的应用价值争议较大。近年来，越来越多的国内外学者把目光投向小剂量糖皮质激素联合慢作用抗风湿药治疗类风湿关节炎。本病例患者在激素的应用上面，是不规范的，到河南省人民医院的时候，已经有了激素应用的并发症，包括血糖代谢障碍、感染，其中感染也是最为致命的问题。因此，激素何时用，用多少，什么时候停，都需要非常谨慎。

2016 年，欧洲呼吸学会（ERS）和欧洲临床微生物学与感染性疾病学会（ESCMID）联合制定并发布了首个CPA指南，指南将CPA分为以下内容：单发曲霉球(SA)多发生于非免疫缺陷宿主，影像学具有特征性，表现为原有慢性空洞内一团球影，可随体位变化而移动，且至少3个月内稳定无进展；球形影上部及周围可有环形或新月形透光区，即空气新月征；慢性空洞性肺曲霉病（C-CPA）为CPA最常见类型，多发生于非免疫缺陷或轻度免疫缺陷宿主，影像学表现为单发或多发薄壁或厚壁空洞，伴或不伴曲霉球，空洞周围可有浸润影或肺纤维化表现，由于影像学进展十分缓慢，在疾病早期可能被误诊为肺结核。慢性纤维化性肺曲霉病（C-FPA）部分C-CPA，特别是未经治疗的C-CPA，瘢痕机化及纤维化随病情和时间进展，最后可形成肺纤维化，若肺纤维化累及2个肺叶以上则可称为C-FPA；亚急性、侵袭性、慢性坏死性、半侵袭性肺曲霉病（S-AIA/CNPA/SIPA）常见于中度免疫功能低下或慢性消耗性疾病患者，影像学可表现为单侧或双侧肺段实变及结节影，伴或不伴空洞；曲霉结节，影像学表现为单个或多个结节，一般不形成空洞，由于影像学无特异性，曲霉结节易与肺结核、肺癌等疾病混淆，因此往往须进行活组织检查等有创性检查从组织学上明确诊断。

需注意的是，几种亚型并非独立的疾病，彼此之间可有交叉，且随着机体免疫状态的变化及病情的进展可相互转变。本例患者右肺上叶空洞，并其内高密度影，考虑真菌感染并曲霉菌球形成，属于慢性空洞性肺曲霉病。近3年应用抗真菌治疗，病灶平稳，未出现增大，住院期间前后3次复查CT，均无变化，但是，正如定义中所说，该病灶需要和肺结核相鉴别。该患者常年使用免疫抑制剂，结核感染不能排除，因无法行肺部穿刺活检，因此在治疗上需要兼顾。

由于并发症众多，患者在新冠肺炎治疗方面，需要注意到药物相互作用的问题，通过对磷酸氯喹有效性、安全性、药物相互作用药物剂量研究等文献分析，得出以下结论。

（1）有效性：对于治疗新冠肺炎，研究结果示瑞德西韦联合磷酸氯喹能有效地抑制病毒，目前磷酸氯喹是诊疗指南及广东省专家共识推荐药物，磷酸氯喹对新型冠状病毒的作用，已有多项临床研究展开，期待研究结果。

（2）安全性：磷酸氯喹在使用的过程中可能出现头晕、头痛、眼花、食欲减退、恶心、呕吐等不良反应；同时还应注意磷酸氯喹引起的心脏毒性，包括引起窦房结的抑制，导致心律失常、休克等及可能产生的眼部毒性。

（3）药物相互作用：磷酸氯喹与CYP1A1、CYP2D/6、CYP3A4抑制剂合用时需要注意，不建议磷酸氯喹与洛匹那韦/利托那韦联用。

（4）药物剂量：考虑药物的治疗窗及代谢；建议按照2020年2月26日国家卫生健康委员会发布《关于调整试用磷酸氯喹治疗新冠肺炎用法用量的通知》剂

量给药。该患者入院后新型冠状病毒核酸检测持续阳性，当地的抗病毒治疗方案中洛匹那韦/利托那韦效果差，来河南省人民医院后，考虑到洛匹那韦/利托那韦和氯喹的相互作用，停用了洛匹那韦/利托那韦，将应用于类风湿关节炎的羟氯喹改为磷酸氯喹，后因药物副作用，调整为羟氯喹，注意到了药物之间的相互作用。

这是一例非常有挑战性的病例诊治经过，在过程中，患者几度陷入了高风险死亡的境地中，由于新冠肺炎为新发疾病，诊治中存在太多的未知性，加上患者常年累及的各种原发病的并发症也限制了非常多药物的应用。在这个过程中，不断调整患者的治疗方案，最终挽救了患者的生命。

第十七节　中西医结合治疗新冠肺炎重型患者 2 例

病例 1

患者袁某某，女，71 岁，农民。

主诉：咽痛、流涕伴发热半月。

现病史：患者半月前受凉后出现咽痛、流涕，伴发热，体温最高 38.0 ℃，伴寒战、全身乏力，对症退热效果不佳。11 d 前（2020 年 2 月 6 日）就诊于当地医院，列为新冠肺炎疑似病例。2020 年 2 月 7 日，查咽拭子新型冠状病毒核酸检测为阳性，给予阿比多尔 0.2 g、3 次/d、口服及重组干扰素 500 万 U 雾化抗病毒，左氧氟沙星 0.4 g、1 次/d、静脉滴注经验性抗感染治疗，同时辅以保肝、补充白蛋白、控制血糖及对症支持治疗。1 d 前（2020 年 2 月 17 日）复查血常规：白细胞计数 2.91×10^9/L，淋巴细胞计数 0.567×10^9/L，血红蛋白 92 g/L，血小板计数 300×10^9/L；肝功能：白蛋白 34.9 g/L，谷丙转氨酶 21 U/L，谷草转氨酶 38 U/L，总胆红素 6.9 μmol/L，直接胆红素 2.2 μmol/L，C 反应蛋白小于检测下限；胸部 CT 影像提示病灶扩大（未见化验单）。结合患者高龄（大于 60 岁），经当地重症专家组讨论，结合河南省卫生健康委员会《关于进一步强化新冠肺炎医疗救治工作的紧急通知》，转至河南省人民医院继续治疗。患者发病以来，神志清，精神差，纳差，二便基本正常，体重无明显变化。

既往史：患者 15 年前曾因食管癌行手术治疗（具体情况不详）；10 年前

曾因右侧下肢骨折行手术治疗（具体情况不详）。

个人史： 患者儿子 2020 年 1 月 16 日自疫区打工返回当地，居家隔离 14 d，解除隔离，患者与其有接触。

婚育史： 患者 24 岁结婚，配偶体健，夫妻关系和睦。育有 2 男、2 女，均体健。

月经史： 初潮 15 岁，每次持续 3~5 d，周期 28 d，55 岁绝经。

家族史： 患者父母已故（死亡不详）；同胞 6 人，均已过世。家族中无类似疾病发生，否认家族性遗传病史。

【阳性体征】

体温 36.5 ℃，脉搏 100 次 /min，呼吸频率 19 次 /min，血压 115/67 mmHg，鼻导管吸氧 4 L/min，血氧饱和度 98%。患者口唇无发绀，呼吸运动规整，双肺叩诊呈清音。患者确诊新冠肺炎，医护人员二级防护，听诊无法进行。

【病例特点】

（1）老年女性患者，以"咽痛、流涕伴发热半月"为主诉入院，有疫区返乡人员接触史。

（2）半月前受凉后出现咽痛、流涕伴发热，体温最高 38℃，伴寒战、全身乏力，当地诊所给予退热药物，效果不佳。

（3）11 d 前就诊于当地医院发热门诊，列为疑似病例，查咽拭子新型冠状病毒核酸阳性，给予阿比多尔、干扰素、左氧氟沙星等药物治疗，复查胸部 CT 提示病灶扩大。

（4）查体：体温 36.5 ℃，脉搏 100 次 /min，呼吸频率 19 次 /min，血压 115/67 mmHg，鼻导管吸氧 4 L/min，指血氧饱和度 98%。口唇无发绀，呼吸运动规整，双肺叩诊呈清音。

（5）辅助检查：血常规（2020 年 2 月 17 日）示白细胞计数及淋巴细胞计数偏低、轻度贫血，生化指标示白蛋白及胆红素偏低，C反应蛋白小于检测下限；胸部CT影像提示病灶扩大。

【入院诊断】

（1）新冠肺炎（重型）。

（2）食管癌术后。

【实验室检查】

1. 入院前检查

（1）血常规（2020 年 2 月 17 日）：白细胞计数 2.91×10^9/L，淋巴细胞计数 0.567×10^9/L，血红蛋白 92 g/L，血小板计数 300×10^9/L。

（2）肝功能（2020 年 2 月 17 日）：白蛋白 34.9 g/L，谷丙转氨酶 21 U/L，谷草转氨酶 38 U/L，总胆红素 6.9 μmol/L，直接胆红素 2.2 μmol/L。

（3）咽拭子新型冠状病毒核酸检测（2020 年 2 月 17 日）：阳性。

（4）胸部 CT（2020 年 2 月 19 日）影像报告：①食管 – 胃术后；②双肺感染性病变，间质性炎症考虑；③左下肺炎症；④双肺气肿；⑤双侧胸膜增厚；⑥纵隔肿大淋巴结并钙化；⑦心包稍增厚。

2. 治疗后复查

（1）一般检查（2020 年 2 月 22 日）：血常规 +C 反应蛋白示白细胞计数 3.70×10^9/L，中性粒细胞计数 2.46×10^9/L，淋巴细胞计数 0.92×10^9/L，血红蛋白 86.0 g/L，C 反应蛋白 1.1 mg/L，血小板计数 268×10^9/L；降钙素原 0.09 ng/mL；凝血功能示血浆凝血酶原时间 10.4 s，活化部分凝血酶原时间 23 s，D– 二聚体 0.51 μg/mL。

（2）咽拭子新型冠状病毒核酸检测连续 3 次（2020 年 2 月 19 日、2020 年 2 月 20 日、2020 年 2 月 23 日）：阴性。

（3）胸部 CT（2020 年 2 月 24 日）影像报告：①食管癌术后改变；②双肺感染性病变，结合病史符合新冠肺炎表现，右下肺病变较 2020 年 2 月 19 日胸部 CT 检查影像稍吸收（图 2-17-1）；③右肺上叶小结节影，炎性结节可能，双肺陈旧病变；④双肺气肿，双侧胸膜增厚；⑤纵隔肿大淋巴结并钙化；⑥主动脉及冠状动脉钙化，心包稍增厚。

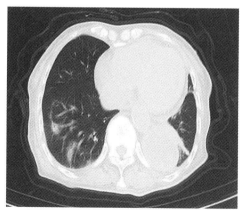
2020年2月19日（治疗前）

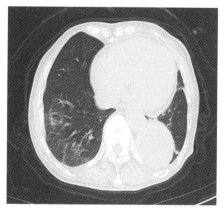
2020年2月24日（治疗后）

图 2-17-1　患者治疗前后胸部 CT 影像结果对比

【诊疗思路及治疗经过】

按照《新型冠状病毒肺炎诊疗方案（试行第六版）》，首先对该确诊病例进行分型，考虑患者经治疗后，呼吸道症状缓解，胸部 CT 提示短时间进展迅速，为重型。在对症治疗的基础上，积极防治并发症，治疗基础疾病，预防继发感染。

患者 2020 年 2 月 3 日受凉后出现咽痛、流涕，伴发热，体温最高 38.0 ℃，伴寒战、全身乏力，对症退热效果不佳。2020 年 2 月 7 日前就诊于当地医院，列为新冠肺炎疑似病例，查咽拭子新型冠状病毒核酸检测阳性，给予阿比多尔及重组干扰素雾化抗病毒，左氧氟沙星静脉滴注经验性抗感染治疗，同时辅以保肝、补充白蛋白、控制血糖及对症支持治疗。1 d 前胸部 CT 提示病灶扩大，结合患者年龄，因其大于 60 岁，为高龄，经当地重症专家组讨论，结合《关于进一步强化新冠肺炎医疗救治工作的紧急通知》，转至河南省人民医院给予中西医结合治疗。

具体治疗方案如下：

（1）氧疗：给予鼻导管吸氧 4 L/min，指脉氧监测 1 次 /8 h，血氧饱和度维持在 95%~99%。

（2）抗病毒治疗：给予 α - 干扰素雾化吸入，每次 600 万 U；加入灭菌用注射用水 2 mL，3 次 /d；阿比多尔每次 0.1 g，2 次 /d。

（3）对症药物治疗：布地奈德混悬液 1 mg、异丙托溴铵溶液 2 mL，加入 0.9% 氯化钠注射液 2 mL，压缩雾化吸入；乙酰半胱氨酸泡腾片 0.6 g 冲服，3 次 /d。

（4）中医治疗。

1）中成药制剂：血必净注射液 50 mL，加入 0.9% 氯化钠注射液 100 mL 静脉滴注，1 次 /d。

2）中医四诊合参，给予清肺排毒汤，具体方药如下：麻黄 9 g、炙甘草 6 g、杏仁 9 g、生石膏（先煎)15 g、桂枝 9 g、泽泻 9 g、猪苓 9 g、白术 9 g、茯苓 15 g、柴胡 16 g、黄芩 6 g、姜半夏 9 g、生姜 9 g、紫菀 9 g、款冬花 9 g、射干 9 g、细辛 6 g、山药 12 g、枳实 6 g、陈皮 6 g、藿香 9 g。共 3 剂，每天 1 剂，每剂水煎 200 mL，分早、晚 2 次温服（饭后 40 min），每次 100 mL。

3 d 后患者舌红，苔薄黄，脉弦略细。根据国家卫生健康委员会和国家中医药管理局印发的《新型冠状病毒肺炎诊疗方案（试行第六版）》，通过辨证论治，患者为湿热蕴肺型，给予知母、黄芩、连翘、青蒿、大青叶清热利湿解毒，因本病病机为湿，故配伍行气利湿之草果、厚朴、槟榔等，具体处方如下：炒槟榔 10 g、草果 10 g、姜厚朴 10 g、知母 10 g、黄芩 10 g、北柴胡 10 g、赤芍 10 g、连翘 15 g、青蒿 10 g、麸炒苍术 10 g、大青叶 10 g、甘草 5 g。共 3 剂，每天 1 剂，每剂水煎 200 mL，分早、晚 2 次温服（饭后 40 min），每次 100 mL。

患者体温正常，呼吸道症状缓解，连续 2 次新型冠状病毒核酸检测呈阴性（2 次检测间隔大于 24 h），符合国家解除隔离和出院标准，患者回当地继续治疗。

【讨论】

国家卫生健康委员会及国家中医药管理局于 2020 年 2 月 4 日发布的《新型冠状病毒感染的肺炎诊疗方案（试行第五版）》中提出，本病属于中医"疫病"范畴，病因为感受疫戾之气，病位在肺，基本病机特点为"湿、热、毒、瘀"。

从中医学角度分析，本例重症新冠肺炎病例属"疫病"范畴。《黄帝内经素问遗篇·刺法论》中记载："五疫之至，皆相染易，无问大小，病状相似。"明代吴又可在中医巨著《温疫论》中创立了"戾气"病因学说，认为"疫者，感天地之疠气"，书中强调"温疫"与"伤寒"的不同，明确指出："夫温疫之为病，非风、非寒、非暑、非湿，乃天地间别有一种异气所感。"他认为："凡人口鼻之气，通乎天气，本气充满，邪不易入，本气适逢亏欠，呼吸之间，外邪因而乘之。"且"时疫邪从口鼻入"，说明"疫病"经呼吸道传染。所有人群不分男女老幼，普遍易感，但主要以正气不足、体内湿气重者感染较多。

此例新冠肺炎患者儿子从疫区务工回家，与患者有接触，结合地理特点及气候变化，考虑患者儿子感受寒湿疫毒，但身体盛壮，"本气充满，邪不易入"，故无发热、咳嗽等症状。而患者为老年女性，既往肿瘤病史，素体虚弱，正气亏虚，易感受外来寒湿疫毒侵袭，"呼吸之间，外邪因而乘之。"患者发病初始阶段的临床表现有间断发热、寒战，咳嗽、咽痛、流涕，全身乏力等为主要症状，系寒湿裹挟戾气，侵袭体表，表卫郁闭，肺主表，则见发热、寒战等表证；寒湿夹戾气之邪从口鼻而入，侵袭肺脏，肺之宣发肃降功能失调，肺气郁闭，湿阻气机，郁而化热，则见咽痛、流涕等呼吸道症状；寒湿直中中焦而致脾胃运化失司，则出现纳差等胃肠道症状。湿阻气机，疫伏体内，气机不畅，肺失宣降，水道不通，津液不散，水湿内停，加之阳伤失煦，蒸腾无力，津不上承，致使一身之中，既有湿阻之象，亦存燥化之征，故虽感寒湿戾气，其反干咳少痰。

此病例患者经当地西医药物治疗，病情持续进展，转至河南省人民医院时，病情已发展至中期，氧饱和度下降，胸部CT病灶增大，中医病机发展为肺气郁闭，宣降失司，致胸闷喘咳较为严重，加之患者年老体弱，正气亏虚，疫戾之气乘虚入里，在少阳正邪交织、寒热错杂，疫毒在肺化热、与伏邪壅阻于肺，寒湿之邪入膜原、痰饮壅郁在里。

治疗新冠肺炎的清肺排毒汤，是中医辨证论治基础上，以麻杏石甘汤、五苓散、射干麻黄汤、小柴胡汤合方加减化裁而成。此组方中，小柴胡汤扶正祛邪，和解少阳，祛邪在半表半里，又可通利三焦，既防疫邪入里，又调肝和胃，顾护消化功能，加藿香为芳香化湿，用石膏防止郁而化热。有关药理研究表明，麻杏石甘汤可以有效止咳平喘、清热化痰、抗炎、抗病毒、改善血液循环。新冠肺炎确诊重症病例一般胸部CT多呈现磨玻璃样及炎症改变，血液指标D-二聚体升高，可能出现凝血功能障碍。清肺排毒汤中使用麻杏石甘汤，发挥它的功效，可明显改善新冠肺炎的临床症状。而射干麻黄汤，功在宣肺平喘、温肺化痰、除饮燥湿、温中健脾，治疗肺闭不宣之喘咳，寒痰阻肺之咽痛，与麻杏石甘协同改善肺气郁闭。五苓散，功效温阳化气、利水渗湿，治疗寒湿内盛水蓄，改善发热、乏力肢重，排出侵入膜原之寒湿之邪、壅郁在里之痰饮、入里化热之毒邪。考虑到疫邪为寒湿温疫，加藿香芳香辟秽、化湿退热又顾护脾胃，再配伍枳实、陈皮行气宽胸、理气化痰，山药养阴益气、清补肺脾、顾护中焦。组方中有宣、有清、有健脾、有和胃，处方涵盖面广，考虑到了寒、热、燥及胃肠问题。诸药合而成方，药性平和，解热清肺、宣畅气机、化气利水、辟秽排毒，故能安全、快速获效。

针对此疫毒闭肺的重症患者，寒凝血脉，湿阻经络，加之气机不畅，瘀血遂生，在给予清肺排毒汤口服的同时，要注意活血化瘀通络，以防出现西医之谓肺毁损、肺纤维化等病毒性肺炎的常见并发症。尤其在老年重症肺部感染病例中，给予内含红花、赤芍、川芎、丹参、当归等中药成分的中成药制剂血必净注射液，可明显改善患者高凝状态，降低炎症因子水平，对免疫反应具有双向调节的作用；可纠正机体的"过度免疫"，从而有利于控制疾病向细胞因子风暴发展，在《新型冠状病毒肺炎诊疗方案（试行第六版）》中也将血必净注射液列入气营两燔证和危重型患者的治疗药物中。

上述病例中，患者服用中药汤剂 3 d 后，未再发热，呼吸道症状明显好转，中医辨证湿热蕴肺，给予知母、黄芩、连翘、青蒿、大青叶清热利湿解毒，因本病病机为湿，故配伍行气利湿之草果、厚朴、槟榔等，具体处方如下：炒槟榔10 g、草果 10 g、姜厚朴 10 g、知母 10 g、黄芩 10 g、北柴胡 10 g、赤芍 10 g、连翘 15 g、青蒿 10 g、麸炒苍术 10 g、大青叶 10 g、甘草 5 g。共 3 剂，每天 1 剂，每剂水煎 200 mL，分早、晚 2 次温服（饭后 40 min），每次 100 mL。

此病例为老年重症患者，寒湿疫毒虽已入里从化，但中西医结合治疗及时妥当，终转危为安。进入恢复期后，还要进一步通过综合干预来促进康复痊愈。如通过艾灸、按摩、刮痧等方法，疏通经络，调和气血，激发身体阳气，提高抵抗力。对肺俞、脾俞、胃俞、大肠俞、中脘、神阙、气海、合谷、足三里、太冲等穴位进行艾灸、推拿等，有助于改善胃肠道症状、舒缓情绪、调节免疫力。此外，还可采用摩腹法对腹部进行按摩，既可健脾助运而直接防治胃肠道疾病，又可固本培元。

中医药在治疗新冠肺炎中具有的优势：

（1）本病例中，中医药的尽早介入和全疗程参与，为缓解病情进展有很大帮助。患者感受寒湿疫毒，综合河南的地势特点、气候特征、自身高龄等因素，抓住主证和主要病机，治疗上厘清了寒湿、里热、痰饮、瘀血等要素在病情进展中产生的相互作用。

（2）中医讲求整体观和辨证论治。在新冠肺炎的治疗上，中医药的总体思路是"扶正祛邪"，扶助正气，兼以祛邪，即提升免疫力为主，对症治疗为辅。病毒在流行传播的过程中，可能存在基因变异的情况，还有临床中出现一部分患者的核酸检测"假阴性"或治疗后"复阳"的情况，我们运用中医药整体观和辨证论治的优势，使疾病无论怎样变化，都可以通过增强患者自身免疫力来抵抗病毒，达到防治目的。

对于老年人群新冠肺炎的防治，总体应该以预防为主，避免传染，重视调摄神志、理性看待，合理安排起居和活动，加强营养，控制基础疾病，同时进行中医药综合干预，提高老年人对病毒的抵抗力。对于确诊和疑似病患者，提倡中西医结合治疗。

病例2

患者方某，男，32岁，农民，在疫区某菜市场工作，于2020年1月23日乘私家车返乡。当日因发热就诊于所在县人民医院。2020年2月2日转入河南省人民医院感染性疾病ICU治疗。

主诉：发热、咳嗽9 d，胸闷3 d。

现病史：患者2020年1月23日发热、畏寒，无寒战，体温最高38 ℃，无四肢酸痛，无乏力，伴干咳，晨起后咳黄痰，无胸闷、气短，无头晕、视物模糊，无恶心、呕吐，无腹痛、腹泻，无尿急、尿频、尿痛。行胸部CT影像提示：右肺上叶感染（未见纸质报告）。县人民医院给予头孢哌酮舒巴坦针2.0 g、1次/12 h、静脉滴注，左氧氟沙星针0.5 g、1次/d、静脉滴注，治疗1周左右，效果欠佳，反复出现高热，最高体温39.3 ℃，伴呼吸急促，胸闷、气短，因新型冠状病毒核酸检测结果为阳性，确诊为"新型冠状病毒感染的肺炎"，于是转入所在市传染病院治疗，2020年2月2日又急诊转入河南省人民医院感染性疾病ICU治疗。患者神志清楚，精神一般，饮食、睡眠欠佳，大小便正常，体重稍减轻。

既往史：患者痛风病史 5 年余，曾服秋水仙碱等药物治疗，具体用法、用量不详，已停药。否认高血压、心脏病史，否认脑血管疾病病史；在当地多次查血糖，数值偏高（具体数值不详），糖化血红蛋白 5.9%，否认肝炎、结核、疟疾病史，预防接种史随当地进行，否认手术、外伤、输血、献血史，否认食物、药物过敏史。

个人史：患者生于原籍，久居当地，在疫区某菜市场工作 70 余天，于 2020 年 1 月 23 日乘私家车返乡，农民，小学学历，无牧区、矿山、高氟区、低碘区居住史，无化学性物质、放射性物质、毒物质接触史，少量饮酒，无吸烟、吸毒史，无冶游史。

婚育史：患者 28 岁结婚，配偶体健，夫妻关系和睦。育 2 女，均体健。

家族史：患者父亲"冠脉搭桥"术后约 5 年，2020 年 1 月 28 日确诊为"新冠肺炎"，于当地医院治疗；母亲体健；一兄于 2020 年 1 月 28 日确诊为"新冠肺炎"，于当地医院治疗；1 姐 1 妹均体健，2 女体健。家族中其他人有类似疾病发生，否认家族性遗传病史。

【病例特点】

（1）青年男性，急性起病。

（2）患者于 2020 年 1 月 23 日受凉后出现发热、畏寒，体温最高 38 ℃，干咳，晨起后咳黄痰，胸部 CT 影像提示"右肺上叶感染"，治疗效果欠佳，反复出现高热，最高体温 39.3 ℃。2020 年 1 月 28 日，患者呼吸急促，胸闷、气短，对症治疗效果不佳。

（3）既往体健，无药物过敏史。在疫区某菜市场工作 70 余天，于 2020 年 1 月 23 日乘私家车返乡。

（4）体格检查：呼吸运动正常，肋间隙正常，语颤正常。新型冠状肺炎启动二级防护，无法获得听诊资料。

（5）胸部 CT(2020 年 1 月 24 日于所在县人民医院)：右肺上叶感染。

（6）新型冠状病毒核酸检测（2020 年 2 月 1 日）：阳性。

（7）糖化血红蛋白（2020 年 2 月 1 日于所在市传染病院 ）：5.9%。

【入院诊断】

（1）新冠肺炎（重型）。

（2）痛风。

（3）2型糖尿病。

【西医治疗概述】

1. 重症监护病房治疗情况（2020年2月2日~2月10日） 患者卧床休息、隔离、持续高流量吸氧，对症支持治疗，维持水电解质平衡，维持血压稳定，补充维生素，严密监测患者体温、血常规、降钙素原、C反应蛋白、肝功能、肾功能及电解质等变化。给予干扰素α-2b 600 mg、2次/d、雾化吸入，洛匹那韦/利托那韦2粒、2次/d、口服，藿香正气软胶囊4粒、2次/d、口服，血必净100 mL、1次/12 h、静脉滴注，莫西沙星注射液0.4 g、1次/d、静脉滴注，甲泼尼龙80 mg、1次/12 h、静脉滴注，双歧杆菌4粒、2次/天、口服。

2. 普通病房治疗情况（2020年2月10日至出院） 主要继续给予抗病毒、化痰、止咳等对症支持治疗，同时鉴于患者异常焦虑，给予积极心理疏导，继续给予黛力新等药物缓解其症状，继续严密监测其病情变化，详细治疗如下：阿比多尔片0.2 g、3次/d、口服，干扰素α-2b 600 mg、2次/d、雾化吸入治疗，血必净注射液100 mL、2次/d、静脉滴注，氨溴索注射液(沐舒坦)6 mL、2次/d、静脉推注，黛力新早上及中午各1粒、口服。

【中医诊疗概述】

一诊（2020年2月4日） 患者高流量吸氧状态（氧流量为60 L/min，氧浓度70%），症见发热、恶寒，少量汗出，乏力，咽喉不利，胸闷，咳少量白黏痰，无腹胀、腹痛、恶心，大小便尚可，小便正常，舌质红苔白腻。体温37.6 ℃，脉搏60次/min，呼吸频率21次/min，血压115/76 mmHg，氧合指数96。血常规示白细胞计数11.40×10⁹/L、中性粒细胞百分比82.6%，C反应蛋白19.7 mg/L，淋巴细胞计数1.07×10⁹/L，淋巴细胞百分比9.3%，降钙素原定量＜0.05 ng/mL。

中医辨证：寒湿郁肺。

治疗方法：解表祛湿散寒、宣降肺气。以麻杏薏甘汤为基础加减，方用紫苏叶理气行气，苦杏仁宣肺降肺，柴胡、桂枝、生姜发汗解肌，苍术、草果行气健脾利湿，黄芩、知母清肺热，大枣和中健脾，甘草清热解毒，调和诸药。

方药组成（颗粒剂）：紫苏叶12 g、炒苦杏仁10 g、薏苡仁40 g、桂枝10 g、麸炒苍术12 g、草果6 g、槟榔10 g、姜厚朴10 g、清半夏15 g、知母20 g、黄芩30 g、北柴胡10 g、甘草10 g、生姜10 g、大枣10 g。共2剂（2月4日和2月5日服用），每天1剂，热水冲制400 mL，分早、晚2次温服（饭后40 min），每次200 mL。

二诊（2020 年 2 月 6 日）　患者高流量吸氧状态（氧流量为 60 L/min，氧浓度 70%），症见食量较前增多，舌苔退减，仍有发热、恶寒，少量汗出，乏力，咽喉不利，咳少量白黏痰，偶有胸闷、畏寒、乏力，呼吸稍促，小便正常，舌暗红，苔薄白。呼吸频率波动于 12~29 次 /min，膀胱测温，体温波动于 37.0~37.5℃，可自行咳出少量白色黏痰。晨查体：体温 37.1℃，脉搏 60 次 /min，呼吸频率 23 次 /min，血压 112/57 mmHg，氧合指数 130。血常规示白细胞计数 7.60×10^9/L、中性粒细胞百分比 91.0%、淋巴细胞计数 0.42×10^9/L、淋巴细胞百分比 5.5%，C 反应蛋白 7.1 mg/L，血沉 7.00 mm/h，降钙素原定量 < 0.05 ng/mL，血清 G 试验 < 10，血清 GM– 试验 0.128。

中医辨证：寒湿郁肺。

治疗方法：祛湿散寒、宣降肺气。以麻杏薏甘汤为基础加减。患者舌质暗红，在原方基础上加用红花活血化瘀，避免久病留瘀，食量较前增加，减去大枣，仍以紫苏叶理气行气，苦杏仁宣肺降肺，柴胡、桂枝、生姜发汗解肌，苍术、草果仁行气健脾利湿，黄芩、知母清肺热。

方药组成（颗粒剂）：紫苏叶 12 g、炒苦杏仁 10 g、薏苡仁 40 g、桂枝 10 g、麸炒苍术 12 g、草果 6 g、槟榔 10 g、姜厚朴 10 g、清半夏 15 g、知母 20 g、黄芩 30 g、北柴胡 10 g、红花 30 g、生姜 10 g。共 2 剂（2 月 6 日和 2 月 7 日服用），每天 1 剂，热水冲制 400 mL，分早、晚 2 次温服（饭后 40 min），每次 200 mL。

三诊（2020 年 2 月 8 日）　患者高流量吸氧状态（氧流量为 60 L/min，氧浓度 60%）。患者饮食一般，恶寒不明显，仍有发热，少量汗出，乏力，咽喉不利，咳少量白黏痰，无腹胀、腹痛、恶心，大小便尚可，小便正常，舌暗红，苔白腻。体温波动于 37.1~37.5℃，可自行咳出少量白色黏痰。晨查体：体温 37.2℃，脉搏 89 次 /min，呼吸频率 21 次 /min，血压 122/77 mmHg。查血气示动脉血氧分压 71.1 mmHg，动脉血二氧化碳分压 44.9 mmHg，氧合指数 119。血常规示白细胞计数 7.50×10^9/L、中性粒细胞百分比 87.7%、淋巴细胞计数 0.69×10^9/L、淋巴细胞百分比 9.2%，C 反应蛋白 1.2 mg/L，血沉 3.00 mm/h。

中医辨证：寒湿郁肺。

治疗方法：祛湿散寒、宣降肺气。方药给予麻杏薏甘汤合五苓散合小柴胡汤加减。方中紫苏叶理气行气，苦杏仁宣肺降肺，柴胡、生姜发汗解肌，苍术、厚朴、茯苓、猪苓行气健脾利湿，半夏燥湿健脾化痰，黄芩、知母清肺热，又因舌质暗红，为免血络瘀阻，酌加红花活血化瘀。

方药组成（颗粒剂）：紫苏叶 12 g、炒苦杏仁 10 g、生薏苡仁 40 g、麸炒苍术 12 g、茯苓 15 g、猪苓 15 g、姜厚朴 10 g、清半夏 15 g、知母 20 g、黄芩 30 g、北柴胡 10 g、红花 30 g、生姜 10 g。共 2 剂（2 月 8 日和 2 月 9 日服用），每天 1 剂，热水冲制 400 mL，分早、晚 2 次温服（饭后 40 min），每次 200 mL。

四诊（2020 年 2 月 10 日）　患者高流量吸氧状态（氧流量 40 L/min，氧浓度 40%）。患者饮食一般，恶寒不明显，无发热，少量汗出，乏力，咽喉不利，咳极少量黄黏痰，仍间断有胸闷、乏力，活动后、进食或侧卧时胸闷稍明显，呼吸稍促，呼吸频率波动于 17~25 次 /min，大小便尚可，舌红苔薄黄腻。膀胱测温，体温波动于 37.2~37.7 ℃，脉搏 60 次 /min，呼吸频率 19 次 /min，血压 141/74 mmHg。查血气示动脉血氧分压 131.1 mmHg，动脉血二氧化碳分压 39.8 mmHg，氧合指数 218.5 mmHg。因患者行动不便床旁胸部 X 线片提示（图 2-17-2）双肺感染。

中医辨证：寒湿郁肺。

治疗方法：祛湿散寒、宣降肺气。方药给予麻杏薏甘汤合五苓散合小柴胡汤加减，上方基础上减猪苓。

方药组成（颗粒剂）：紫苏叶 12 g、炒苦杏仁 10 g、生薏苡仁 40 g、麸炒苍术 12 g、茯苓 15 g、姜厚朴 10 g、清半夏 15 g、知母 20 g、黄芩 30 g、北柴胡 10 g、红花 30 g、生姜 10 g。共 5 剂（2 月 10 日 ~2 月 14 日服用），每天 1 剂，热水冲制 400 mL，分早、晚 2 次温服（饭后 40 min），每次 200 mL。

五诊（2020 年 2 月 15 日）　患者诉无明显不适，饮食睡眠可，大小便正常，舌红苔薄黄腻。

中医辨证：寒湿郁肺。

治疗方法：祛湿散寒、宣降肺气。继上方给予麻杏薏甘汤合五苓散合小柴胡

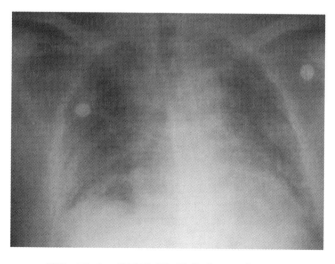

图2-17-2　床旁胸部X线片（2020年2月9日）

汤加减。

方药组成（颗粒剂）：紫苏叶 12 g、炒苦杏仁 10 g、生薏苡仁 40 g、麸炒苍术 12 g、茯苓 15 g、姜厚朴 10 g、清半夏 15 g、知母 20 g、黄芩 30 g、北柴胡 10 g、红花 30 g、生姜 10 g。共 3 剂（2 月 15～17 日服用），每天 1 剂，热水冲制 400 mL，分早、晚 2 次温服（饭后 40 min），每次 200mL。

六诊（2020 年 2 月 18 日）　患者精神一般，体温正常，无发热，恶寒不明显，诉乏力症状明显，饮食睡眠可，大小便正常，舌红苔薄黄腻。

中医辨证：寒湿郁肺。

治疗方法：祛湿解表、宣降肺气。在五诊方（2020 年 2 月 15 日）基础上加陈皮、藿香，以增强行气利湿功效，加南沙参补气，以期改善乏力症状，加川芎行气，沙参和川芎同时使用，"寓行于补"，甘草调和诸药，减去茯苓，柴胡，红花药物。

方药组成（颗粒剂）：紫苏叶 12 g、炒苦杏仁 10 g、南沙参 40 g、川芎 12 g、生薏苡仁 30 g、麸炒苍术 10 g、清半夏 15 g、知母 15 g、黄芩 10 g、陈皮 5 g、广藿香 10 g。共 2 剂（2 月 19 日和 2 月 20 日服用），每天 1 剂，热水冲制 400 mL，分早、晚 2 次温服（饭后 40 min），每次 200 mL。

七诊（2020 年 2 月 21 日）　患者神志清楚，精神差，自诉乏力，活动后加重，偶有干咳，咳少量黄痰，饮食可，眠差，舌质红苔少，脉细数。2 月 19 日复查新型冠状病毒核酸检测为阴性。综合患者舌脉症状，辨证属于中医恢复期气阴两虚证，给予南沙参、北沙参、麦门冬，西洋参，五味子补气阴，生石膏、淡竹叶、芦根清热，丹参活血化瘀。

方药组成（颗粒剂）：南沙参 10 g、北沙参 10 g、麦门冬 15 g、西洋参 6 g、五味子 6 g、生石膏 15 g、淡竹叶 10 g、桑叶 10 g、芦根 15 g、丹参 15 g、生甘草 6 g。共 3 剂（2 月 21 日～23 日服用），每天 1 剂，热水冲制 400 mL，分早、晚 2 次温服（饭后 40 min），每次 200 mL。

八诊（2020 年 2 月 23 日）查房，患者诉活动后胸闷，饮食睡眠可，大小便正常，舌质红苔黄，脉弦滑。查体：体温 36.7 ℃，脉搏 99 次 /min，呼吸频率 25 次 /min，神志清，精神可。复查新型冠状病毒核酸检测为阴性。复查降钙素原定量 0.10 ng/mL，白细胞计数 3.90×10^9/L，淋巴细胞计数 0.84×10^9/L，C 反应蛋白 2.1 mg/L，谷丙转氨酶 60.4 U/L，总蛋白 64.1 g/L，谷丙转氨酶 131.6 U/L。患者转氨酶升高不排除与抗病毒药物有关，抗病毒药物已用足疗程，停用，并给予西药保肝降酶治疗，根据国家卫生健康委员会和国家中医药管理局印发的《新型冠状病毒肺炎诊疗方案（试行第六版）》进行辨证治疗。

中医辨证：湿热蕴肺证。

治疗方法：给予知母、黄芩、连翘、青蒿、大青叶清热利湿解毒，因本病病机为湿，故配伍行气利湿之槟榔、草果、姜厚朴等。

方药组成（颗粒剂）：槟榔 10 g、草果 10 g、姜厚朴 10 g、知母 10 g、黄芩 10 g、北柴胡 10 g、赤芍 10 g、连翘 15 g、青蒿 10 g、麸炒苍术 10 g、大青叶 10 g、生甘草颗粒 5 g。共 4 剂（2 月 24 至 2 月 27 日服用），每天 1 剂，热水冲制 400 mL，分早、晚 2 次温服（饭后 40 min），200 mL/ 次。

九诊（2020 年 2 月 24 日）患者神志清，精神可。主诉活动后胸闷，诊其舌脉，同前。体温 36.5 ℃，脉搏 72 次 /min，呼吸频率 19 次 /min。复查胸部 CT 影像提示：双肺感染性病变（图 2-17-3），病变较前好转。

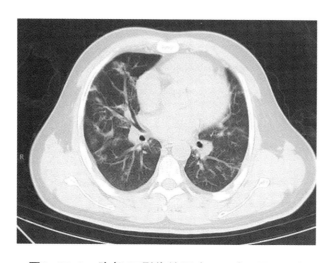

图2-17-3　胸部CT影像结果（2020年2月24日）

患者体温正常超过 3 d，连续 2 次新型冠状病毒核酸检测为阴性（2 次采样间隔时间大于 24 h），胸部 CT 提示较前好转，依据《新型冠状病毒肺炎诊疗方案（试行第六版）》达到出院标准，守八诊方（2020 年 2 月 23 日）给患者带药 7 剂，并指导患者出院后进行中医康复。

【中医康复】

指导患者调畅情志。改变生活环境和方式，转移或分散患者某种思维的集中点，免于不良刺激，摆脱不良情绪。以"膳食平衡、食物多样、注重饮水、通利二便，并注重开胃、利肺、安神、通便"为主要原则，建议适量增加山药、白扁豆、茯苓、葛根、莱菔子、砂仁、生姜、葱、芥菜、芫荽等摄入量。建议在当地中医师指导下进行"太渊、膻中、肺俞、肾俞、中脘、足三里"等穴位按摩，并练习八段锦。

新冠肺炎属于中医"疫"病范畴，病因多为感受疫戾之气。有学者认为本病主要证候要素是湿、热、毒、瘀及气虚、湿邪致病的特点明显。《黄帝内经·素问遗篇》中"五疫之至，皆相染易，无问大小"，表明"疫气"致病，传染性强。新型冠状病毒传染性强，也符合疫气的致病特点。《素问·评热病论》说："邪之所凑，其气必虚。"《医旨绪余·宗气营气卫气》说："卫气者，为言护卫周身……不使外邪侵犯也。"疫病发生的根本原因在于体内正气亏虚，卫气的防御作用不足，也即是《素问·评热病论》所言"邪之所凑，其气必虚"。《灵枢·刺节真邪》提到"虚邪之入于身也深，寒与热相搏，久留而内著"，可致疾病形式表现多种，如乏力、发热、咽痛、咳嗽、咳痰、肌痛、呕吐、腹泻等。严重者可快速进展为急性呼吸窘迫综合征、脓毒症休克、出凝血异常、多器官功能衰竭等。

结合河南省人民医院救治情况，具体到患者本人，患者病因以"湿邪"为主，多伴"寒热错杂"，疾病发展过程中以"寒湿郁肺""湿热蕴肺"为常见。患者发病前体重超标（BMI 29.07），属于肥胖。平素喜甜食、凉食，概平素饮食不节，损伤脾阳，脾为后天之本，脾主运化，阳气不足，外感湿邪，湿从寒化，病机主要是寒湿郁肺。《温病条辨》言："寒湿者，湿与寒水之气相搏也，盖湿水同类……体本一源，易于相合，最损人之阳气。"一诊至五诊，患者舌象淡红苔白腻，脉濡、沉、细，故以麻杏薏甘汤加减，解表散寒利湿，宣降肺气。选用紫苏叶理气行气，苦杏仁宣肺降肺，柴胡、桂枝、生姜发汗解肌，苍术、草果行气健脾利湿，黄芩、知母清肺热等药物。经用药后脾阳渐复，唯湿邪仍重，湿性黏腻，湿性重浊，病程较长，郁而化热，转为湿热。后期则以知母、黄芩、连翘、青蒿、大青叶清热利湿解毒，因本病病机为湿，故配伍行气利湿之草果、厚朴、槟榔。

本病患前期在重症监护室治疗，给予卧床吸氧，营养支持，抗菌及抗病毒治疗，配合中成药血必净注射液，中药行气利湿，宣肺止咳等药物，取得病情缓解后转入普通病房继续治疗，其病机变化主要分为三个阶段。

第一阶段（入院后至2月18日）　此期患者主要表现以发热、恶寒、咳嗽、胸闷、舌苔腻、脉濡为主，病因以"寒湿为主"，辩证为"疫毒闭肺"，用药主要以解表散寒化湿，宣降肺气药物为主，方药给予麻杏薏甘汤合五苓散合小柴胡汤加减。

第二阶段（2月18日~21日）　患者乏力，活动后加重，偶有干咳，咳少量黄痰，饮食可，眠差。舌质红苔少，脉细数。属于中医恢复期气阴两虚为主，给予生脉饮加减治疗。

第三阶段（2月21日至出院）　患者此期表现为咳嗽，咳少量痰，舌苔由黄转白，脉弦滑。怠因发病日久，郁而化热，病机由“寒湿”向“湿热”转化，辨证为湿热蕴肺证，给予知母、黄芩、连翘、青蒿、大青叶清热利湿解毒，配伍行气利湿之草果、厚朴、槟榔等药物治疗。出院后继续给予中医康复指导，密切随访。

总体来说，患者病程较长，体现了湿性黏腻的特点。首先，湿邪贯穿本病全程，前期为寒湿疫毒闭肺，后期湿热蕴肺；其次，治疗中无论散寒利湿，还是清热利湿，均需顾护中焦脾胃，酌情使用行气利湿药物；再次，中药及中成药应用坚持中医理论指导，中医和临床医生通过共同查房、会商机制，“一人一案”“一人一方”，互相配合，以取得更好的治疗效果。

附：新冠肺炎治疗中应用的主要中药及中成药的药理研究

1. 行气利湿类药物

（1）苍术。苍术提取物可以升高模型大鼠低下的血清白细胞介素 -1、白细胞介素 -2、白细胞介素 -6 水平，胸腺质量指数、脾脏质量指数，以及脾脏 T、B 淋巴细胞增殖率，显示出苍术能提高脾虚证大鼠的免疫功能，且麸炒品的作用更强。

（2）草果。草果具有调节胃肠功能、降脂减肥、降血糖、抗氧化、抗肿瘤、防霉和抗炎镇痛等作用。

（3）槟榔。槟榔含有生物碱、鞣质、黄酮、萜类等多种化学成分，槟榔碱对变形杆菌、白色念珠菌、炭疽芽孢杆菌等多种细菌具有抑制作用，槟榔果粗提物、水提物及从槟榔叶中分离得到的熊果酸均具有很好的抗炎活性，具备一定的抗过敏作用；其他作用有促消化、降血压、抗抑郁、抗氧化、抗寄生虫等活性。

（4）厚朴。厚朴的活性成分可以减少肿瘤坏死因子- α 和白细胞介素-6释放，以减轻炎症。

2. 清热解毒类药物

（1）知母。知母主要药效物质是皂苷类化学成分。可抑制小胶质细胞中一氧化氮合酶和环氧酶 -2 的表达，从而减弱炎细胞（白细胞）的生成和抑制核因子 NF- κ B 的活性；知母总多糖的抗炎作用，可以显著改善二甲苯致小鼠耳郭肿胀、醋酸致小鼠腹腔毛细血管通透性增高等炎症反应。知母皂苷对肥大细胞脱颗粒有抑制作用。

（2）黄芩。黄芩苷可引起 mTOR 通路上游物变化，抑制 Agt-5-Agt-12 和 LC3- Ⅱ 的表达。同时，黄芩苷在 A549 细胞中可以抑制 H3N2 引发的巨噬细胞自噬体的形成进而减轻 H3N2 感染。黄芩苷通过调控降低 Caspase-8、Caspase-3 的 mRNA 的含量，Caspase-8、Caspase-3 的表达干预 H1N1 诱导的细胞凋亡和下调与 A549 细胞凋亡相关的差异表达基因 Caspase-8、Caspase-3 抑制病毒侵染细胞。黄芩苷对耐药性金黄色葡萄球菌、幽门螺杆菌等都有显著的抑菌作用。

（3）其他药物。如连翘、大青叶等有相似药理作用，此处不再赘述。

3. 中成药血必净注射液

中成药血必净注射液，其主要成分是红花、赤芍、川芎、丹参、当归等，功能主治是化瘀解毒，适用于感染引发的全身炎症反应综合征，不仅对各种蛋白酶活性如胰蛋白酶、激肽释放酶、纤溶酶、凝血酶等有抑制作用，而且对不良免疫刺激诱导的炎性细胞因子的释放也有抑制作用，可降低血清细胞因子白细胞介素 -6 和肿瘤坏死因子 - α 水平，降低降钙素原、C 反应蛋白水平，具有抗菌、抗炎和抗内毒素作用，可阻断脓毒症的进展。

第三章

新冠肺炎诊疗热点、难点问题解析

第一节 粪便核酸检测在
新冠肺炎诊断、随访中的意义

新冠肺炎是一种新发急性传染病，最常见的临床症状是发热、干咳，部分患者还会出现呼吸困难、咯血、头痛、腹泻等症状。值得注意的是，少数患者以消化道症状为首发表现。确诊患者中存在胃肠道症状的比例在不同研究中略有不同，主要表现为厌食（12.2%~39.9%）、恶心（10.1%~17.3%）、呕吐（3.6%~5%）、腹痛（2.2%~5.8%）和腹泻（8.0%~12.9%）。

一、检测新型冠状病毒核酸的意义

根据国家卫生健康委员会印发的《新型冠状病毒肺炎诊疗方案(试行第七版)》，确诊病例实时荧光 RT-PCR 检测新型冠状病毒核酸阳性；病毒基因测序与已知的新型冠状病毒高度同源；血清新型冠状病毒特异性 IgM 抗体和 IgG 抗体阳性；血清新型冠状病毒特异性 IgG 抗体由阴性转为阳性或恢复期较急性期 4 倍及以上升高。目前常用的检测标本主要为：鼻咽拭子、痰、呼吸道分泌物、血液、尿、粪便等。粪便中新型冠状病毒核酸阳性可能提示在病程发展过程中，病毒进入消化道而引起相应消化道症状。

二、如何看待新型冠状病毒核酸检测假阴性

随着疫情的不断变化，新冠肺炎的确诊难度亦不断增大，有报道早期 2 次核酸检测阴性，甚至 2 次核酸检测阴性、CT 影像学高度疑似的新冠肺炎的患者，最

终重复核酸检测阳性而确诊。

分析可能原因为：

（1）检测手段的敏感性：实时荧光 RT-PCR 存在假阴性的可能。

（2）检测误差：检测试剂盒本身质量、咽拭子采集是否规范及标本送检储存、运送、检测操作等均会影响检测结果的可靠性。

（3）样本采集的时机对检测结果的影响：既往关于 SARS 冠状病毒的研究显示，在发病前 5 d 内，鼻咽吸引器、咽拭子等上呼吸道标本的病毒核酸检出率较高，随病情进展，粪便标本核酸检测阳性率增高。新型冠状病毒核酸是否有此趋势有待进一步验证。

（4）标本采集部位的局限性：该患者因整个发病过程中缺乏咳嗽、咳痰等呼吸道症状，单纯咽拭子病毒核酸检测难以获取下呼吸道标本。应该在不同疾病阶段采取合适的呼吸道标本进行检测，以提高敏感性。

三、各种标本新型冠状病毒核酸检测存在差异

新加坡国家传染病中心在《美国医学会杂志》（JAMA）发表的文章指出：研究人员在多个时间点采集了患者样本，包括血液、粪便、尿液、鼻咽拭子等。从病毒检测结果来看，诊疗过程中首次检出阳性到最后一次检出阳性的中位持续时间为 12 d（范围 1~24 d）。无论患者是否需要吸氧，病毒检测结果阳性持续时间差别不大。鼻咽拭子中的病毒载量在患者出现症状后的前几天达到峰值，随后下降；而至症状消退时，检测结果有所反复。该文作者团队指出，目前还不清楚后期结果反复是否由于病毒排出程度的生物学差异，或病毒载量较低时采样造成的差异，而了解整个病程中病毒的传播能力对于防控非常重要。在 8 例新冠肺炎患者的粪便样品中，4 例（50%，4/8）呈阳性；12 例新冠肺炎患者血液样本中，1 例呈阳性；10 份尿液样本均为阴性。对此，该文作者团队提醒，截至研究撰稿，尚无新型冠状病毒培养结果来确定新型冠状病毒在呼吸道以外的生存能力。

我国学者对浙江大学金华医院感染科 14 例经实验室确认的新冠肺炎病例进行了回顾性分析。患者从 2020 年 1 月 27 日至 2020 年 2 月 10 日住院，最终随访时间为 2020 年 2 月 9 日。早期确诊的新冠肺炎病例采用实时逆转录聚合酶链反应（RT-PCR）检测咽拭子，从 2020 年 2 月 4 日开始，他们对所有新冠肺炎病例都增加了粪便样本检测。结果：患者的中位年龄为 41 岁 (18~87 岁)，其中 7 例（50%）为女性。最常见的症状包括发热（92.8%）和咳嗽（71.4%），无发热的为 87 岁女

性患者，所有新冠肺炎患者均无呕吐和腹泻。4例（28.5%）从疫区回家，其余10例（71.4%）有新冠肺炎患者接触史。自2020年2月4日以来，随着PCR试剂盒供应量的增加，他们密集收集了患者样本。结果发现，14名确诊患者中有5名的（35.7%）粪便样本新型冠状病毒核酸呈阳性，粪便样本呈阳性的患者至少在前一天口咽拭子样本也呈阳性(图3-1-1)；同样的趋势是，粪便样本呈阴性的患者至少在头两天咽拭子也呈阴性(图3-1-1)。这可能说明粪便标本检测与咽拭子检测的准确性是一样的。同时我们可以看到，患者3（Patient3）及患者7（Patient7）咽拭子阴性，但粪便核酸仍阳性，由此可说明粪便标本阳性率可能高于咽拭子标本阳性率。

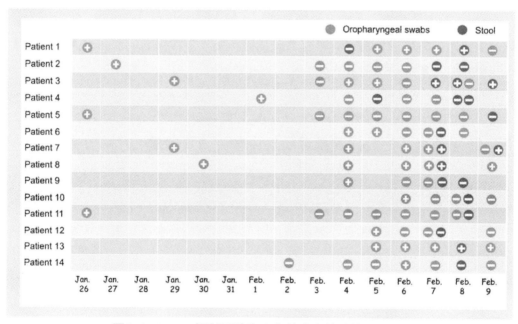

图3-1-1　　14例新冠肺炎患者的病毒核酸检测结果

四、季节性流行性感冒时期要注意合并感染新型冠状病毒

2020年2月7日，某医院确诊1例核酸检测"三连阴"新冠肺炎患者的消息引起社会高度关注，该患者3次咽拭子检测均为阴性，最终通过肺泡灌洗留取标本，检测核酸为阳性才确诊为新冠肺炎。而这位患者在住院前甲流检测是阳性。这是一个典型的开始被诊断为流感但实际叠加新冠肺炎感染的患者。因此有学者在其论文中提出：在对呼吸道病例排查过程中，如果检测到季节性流感病毒阳性，也需要进一步检测新型冠状病毒核酸。即便新型冠状病毒核酸检测阴性，对于特殊病例，如密切接触者、流行区域活动史人员等，也需要持续

观察满 14 d，并在观察结束时再次进行新型冠状病毒核酸或抗体检测。此外，有必要将新型冠状病毒纳入社区发热病例病原谱监测体系之中，及时掌握新型冠状病毒和流感等其他呼吸道病原体的流行现状，用于指导临床实践和疫情防控。在当前全力应对新冠肺炎的同时，应关注目前疫情仍处于较高流行状态的南方城市即将进入季节性流感高峰期，需适时调整和优化流行病学调查和实验室检测策略，精准甄别新型冠状病毒感染病例，采取有效措施，加大流感疫情防控力度，最大限度减少对"新冠肺炎"疫情防控的干扰。

五、应对检测新型冠状病毒核酸假阴性的建议

出现核酸检测假阴性的原因及应对建议主要有以下几方面：

（1）标本质量差。采集上呼吸道的口、鼻咽拭子等部位标本时，推荐采集鼻咽拭子进行病毒核酸检测，为了提高检测阳性率，建议采集同一患者多部位标本（口咽拭子、鼻咽拭子、鼻腔拭子等）合并检测。

（2）对于有消化道症状的疑似患者，可同时采集粪便或肛拭子进行检测。

六、粪便检测新型冠状病毒核酸在出院标准中的意义

国家卫生健康委员会发布的《新型冠状病毒肺炎诊疗方案 (试行第七版)》明确在粪便及尿中可分离到新型冠状病毒。《新型冠状病毒感染的肺炎诊疗方案（浙江临床经验版试行）》指出：粪便中可检测出新型冠状病毒核酸。达到新冠肺炎浙江诊疗经验（精简版）标准可出院：①体温正常＞ 3 d；②呼吸道症状明显好转；③病毒核酸检测连续 2 次以上阴性（每次间隔大于 24 h），同时粪便病毒核酸检测阴性；④肺部影像学检查结果病灶较前明显好转或完全吸收；⑤不吸氧情况下血氧饱和度＞ 93%。出院后居家隔离 2 周，在第 1 周、第 2 周及 1 个月的时间节点到门诊随访。

而《上海市 2019 冠状病毒病综合救治专家共识》则指出部分患者在呼吸道标本病原核酸检测阴性后，其粪便病原核酸检测仍可阳性。出院标准为：同时符合以下条件者可考虑出院：①体温恢复正常＞ 3 d；②呼吸道症状明显好转；③肺部影像学检查显示急性渗出性病变明显改善；④连续 2 次呼吸道标本核酸检测阴性（采样时间至少间隔 1 d）；⑤呼吸道标本核酸检测阴性后，粪便病原核酸检测也阴性；⑥总病程超过 2 周。

随着新冠肺炎疫情的进展，临床不典型病例逐渐增多，核酸检测受多种外界因素干扰可能影响检测结果的准确性。这在一定程度上导致新冠肺炎的漏诊，

结合胸部 CT 的动态变化和临床表现，可作为确诊的有效补充。因此《新型冠状病毒肺炎诊疗方案（试行第五版　修正版）》中，某些地区诊断标准增加了临床诊断病例标准，并将 CT 影像学结果纳入标准中。但胸部 CT 能否代替核酸检测作为新冠肺炎的确诊标准仍有待探讨。对于传染性疾病而言，病原学检测是确诊标准，单纯从 CT 影像学的角度，鉴别新冠肺炎与其他病毒感染性肺炎缺乏可靠的标准。我们认为应因时制宜、因地制宜地综合考虑这一问题。首先，对于一些早期呼吸道症状轻微、胸部 CT 无变化的患者，不能主观地排除新冠肺炎，忽略核酸检测的重要性；其次，对于疫情严重的地区，可参照新增的临床诊断病例标准，注重 CT 影像学的结果。当患者有典型的胸部 CT 影像表现且病情进展迅速，即使核酸检测阴性，也应该高度警惕，按照新冠肺炎诊治指南的标准将其积极收入隔离治疗，定期反复检测病毒核酸，多部位取材，以最大限度地避免漏诊。

因此，针对新冠肺炎疑似患者，应用新型冠状病毒抗体检测可降低漏诊率，国家第七版指南指出如果疑似病例的血清学检查新型冠状病毒特异性 IgM 抗体和 IgG 抗体阳性，血清新型冠状病毒特异 IgG 抗体由阴性转为阳性或者恢复期比急性期 4 倍以上升高便可确诊为新冠肺炎。

在新冠肺炎的临床诊断过程中，应认真分析患者的流行病学史、临床表现及辅助检查的动态变化，综合判断。尤其是对于高度疑似病例，不宜单纯依赖于上呼吸道标本的核酸检测结果作为确诊病例的唯一诊断标准，从而导致漏诊，盲目解除隔离，使疫情进一步扩散。同时解除隔离前，应继续进行 14 d 的隔离管理和健康状况监测。

第二节　糖皮质激素在新冠肺炎救治中的利弊

新冠肺炎具有很强的传染性，但病情因人而异有轻有重。目前对于新冠肺炎尚无抗病毒特效药物，最好的预防措施便是隔离。对于新冠肺炎轻型和普通型患者，由于其临床表现与普通感冒或普通肺炎相似，患者的免疫系统也并未受到很大影响，所以治疗策略推荐以中西医结合的抗病毒治疗为主。新冠肺炎重型和危重型患者病情严重，免疫系统紊乱，常表现为呼吸困难、缺氧。所以除了抗病毒治疗以外，还需要进行氧疗和呼吸支持辅助。目前临床治疗新冠肺炎策略相对保守，治愈新冠肺炎患者中90%都是轻型患者，依赖的主要是患者自身的免疫力。因此，免疫疗法在新冠肺炎的治疗过程中就显得尤为重要。本节内容对新冠肺炎治疗过程中糖皮质激素使用的时机、剂量、疗程进行分析。

一、新冠肺炎的分型及治疗措施

（一）新冠肺炎的分型

新型冠状病毒引起的新冠肺炎临床分为轻型、普通型、重型和危重型。

轻型：临床症状轻微，影像学未见肺炎表现。

普通型：具有发热、呼吸道等症状，影像学可见肺炎表现。

重型（符合下列任何一条）：①呼吸急促，RR ≥ 30 次 /min；②静息状态下，指血氧饱和度 < 93%；③动脉血氧分压 / 吸氧浓度 ≤ 300 mmHg（1 mmHg=0.133 kPa）。高海拔（海拔超过 1 000 m）地区应根据以下公式对动脉血氧分压 /FiO$_2$ 进行校正：动脉血氧分压 /FiO$_2$［大气压（mmHg）/760］。肺部影像学显示 24~48 h 病灶明显进展 > 50% 者按重型管理。

危重型（符合下列任何一条）：①出现呼吸衰竭，且需要机械通气；②出现休克；③合并其他器官功能衰竭需 ICU 监护治疗。

（二）新冠肺炎的治疗措施

根据病情确定患者的治疗场所。疑似及确诊病例应在具备有效隔离条件和防护条件的定点医院隔离治疗，疑似病例应单人单间隔离治疗，确诊病例可多人收治在同一病室。危重型病例应当尽早收入 ICU 治疗。

1. 所有患者均应给予一般治疗

（1）卧床休息，加强支持治疗，保证充分热量；注意水、电解质平衡，维持内环境稳定；密切监测生命体征、血氧饱和度等。

（2）根据病情监测血常规、尿常规、C 反应蛋白、生化指标（肝酶、心肌酶、肾功能等）、凝血功能、血气分析、胸部影像学等。有条件者可行细胞因子检测。

（3）及时给予有效氧疗措施，包括鼻导管、面罩给氧和经鼻高流量氧疗。

（4）抗病毒治疗：可使用 α - 干扰素（成人每次 500 万 U 或相当剂量，加入灭菌注射用水 2 mL/ 次，2 次 /d 雾化吸入）、洛匹那韦 / 利托那韦（成人 200 mg/d，2 粒 / 次，2 次 /d，疗程不超过 10 d）、利巴韦林（建议与干扰素或洛匹那韦 / 利托那韦联合应用，成人 500 mg/ 次，2~3 次 /d 静脉输注，疗程不超过 10 d）、阿比多尔（成人 200 mg，3 次 /d，疗程不超过 10 d）。要注意洛匹那韦 / 利托那韦相关腹泻、恶心、呕吐、肝功能损害等不良反应，同时要注意和其他药物的相互作用。在临床应用中进一步评价目前试用药物的疗效。不建议同时应用 3 种及以上抗病毒药物，出现不可耐受的毒副作用时应停止使用相关药物。

（5）抗菌药物治疗：避免盲目或不恰当使用抗菌药物，尤其是联合使用广谱抗菌药物。

2. 重型、危重型病例的治疗

（1）治疗原则。在对症治疗的基础上，积极防治并发症，治疗基础疾病，预防继发感染，及时进行器官功能支持。

（2）呼吸支持。①氧疗：重型患者应当接受鼻导管或面罩吸氧，并及时评估呼吸窘迫和 / 或低氧血症是否缓解。②高流量鼻导管氧疗或无创机械通气：当患者接受标准氧疗后呼吸窘迫和 / 或低氧血症无法缓解时，可考虑使用高流量鼻导管氧疗或无创通气。若短时间（1~2 h）内病情无改善甚至恶化，应当及时进行气管插管和有创机械通气。③有创机械通气：采用肺保护性通气策略，即小潮气量（4~8 mL/kg 理想体重）和低吸气压力（平台压 < 30 cmH$_2$O ＝进行机械通气），以减少呼吸机相关肺损伤。较多患者存在人机不同步，应当及时使用镇静及肌松剂。④挽救治疗：对于严重 ARDS 患者，建议进行肺复张。在人力资源充足的情况下，每天应当进行 12 h 以上的俯卧位通气。俯卧位通气效果不佳者，如条件允许，应当尽快考虑体外膜肺氧合。

（3）循环支持。充分液体复苏的基础上，改善微循环，使用血管活性药物，必要时进行血流动力学监测。

（4）康复者血浆治疗。适用于病情进展较快、重型和危重型患者。用法用量参考《新冠肺炎康复者恢复期血浆临床治疗方案（试行第一版）》。

（5）其他治疗措施。有关激素的使用，在我国《新型冠状病毒肺炎诊疗方案（试行第六版）》中指出，对于氧合指标进行性恶化、影像学进展迅速、机体炎症反应过度激活状态的患者，酌情短期内（3~5 d）使用糖皮质激素，建议剂量不超过相当于甲泼尼龙 1~2 mg/（kg·d），应当注意较大剂量糖皮质激素由于免疫抑制作用，会延缓人体对冠状病毒的清除。可静脉给予血必净 100 mL/次、2 次 /d 治疗；可使用肠道微生态调节剂，维持肠道微生态平衡，预防继发细菌感染；对有高炎症反应的重危患者，有条件的可考虑使用血浆置换、吸附、灌流、血液 / 血浆滤过等体外血液净化技术。

二、糖皮质激素在新冠肺炎中的应用

有临床资料显示，在收治的全部新型冠状病毒感染患者的临床资料中，比较轻型和普通型病例（普通组）与（危）重型病例（重症组）在流行病学史、临床表现、实验室检测结果、影像学特征、治疗方式和疗效等方面是否存在差异。共有223例新冠肺炎住院患者纳入该研究。该文作者指出，针对此次新冠肺炎感染，目前尚无疗效确切的抗病毒药物，但纳入的223例患者均接受了抗病毒治疗，方案为1~3种不同抗病毒药物的组合，虽然抗病毒方案有所不同，但入院后至核酸转阴时间（平均为11.9 d）在两组出院患者中无明显差异。除此之外，对于重症组患者经验性地使用了糖皮质激素治疗，鉴于用于治疗SARS的大剂量糖皮质激素导致了严重的不良反应，但并没有有效降低冠状病毒感染的死亡率，该文作者对新冠肺炎感染的部分（危）重型患者使用了小剂量（40~80 mg/d）和短期（3~5 d）的甲泼尼龙琥珀酸钠减轻肺部渗出，抑制全身细胞因子风暴，患者预后均较好，而糖皮质激素是否发挥了重要作用尚需更多的临床数据来证实。在疾病的中后期，重症组患者可能继发细菌甚至真菌感染。因此，抗生素的合理使用应引起高度重视。

部分急性肺损伤和ARDS是由宿主免疫反应引起的，临床实践中经常使用类固醇类药物抑制肺部炎症，但一直备受争议。有学者于2020年1月29日在《柳叶刀》发表了一篇文章，研究分析了99例新冠肺炎确诊患者的流行病学和临床特征，该文中19%的患者接受了糖皮质激素治疗。虽然有回顾性研究报道使用糖皮质激素可能在治疗过程中有所益处，但也有研究者提出类固醇类药物可能抑制免疫反应，减慢病原体的清除，且毒副作用明显，显而不推荐使用。由于缺乏明确的证据但又有迫切的临床需求，中国胸科学会专家们就此制定了一份专家共识声明——《新型冠状病毒肺炎糖皮质激素使用的建议》，认为对同时满足以下4个条件者可予以糖皮质激素：①成人（年龄≥18岁）；②经过聚合酶链式反应（PCR）或血清抗体确诊的新型冠状病毒感染患者；③症状（包括发热、咳嗽或其他相关感染症状）发生10 d以内，影像学证实为肺炎且快速进展；④静息未吸氧状态下，患者血氧饱和度≤93%或呼吸急促（呼吸频率≥30次/min）或氧合指数≤300 mmHg。

在《新冠肺炎临床诊治体会》一文中，作者王业、徐亮等指出，轻症并有进展为重症/危重症危险因素的患者，部分患者发病时属于轻症，但有下列危险因素：老年、慢性阻塞性肺疾病、糖尿病、心脑血管基础疾病等。对这些患者需要每天评估呼吸困难症状，对呼吸困难症状稳定的患者，按轻症予以处理，并按指南处理基础疾病，但应避免使用血管紧张素Ⅱ受体拮抗剂和血管紧张素转换酶抑制剂类降压药。注意抗病毒药物的不良反应，及时进行调整。可以每隔5 d甚至更长间隔复查胸部CT。对呼吸困难明显加重的患者，及时复查胸部CT，了解肺部影像学变化。对胸部影像学在3~4 d快速进展（范围增加超过原来的1/3~1/2）并有明显呼吸困难加重的患者，或者在使用国家卫生健康委员会方案中激素用法同时患者病情进展的，在无创机械通气基础上，考虑大剂量从80~25mg/次，2次/d启用，一般2~3 d后减半，然后2~3 d后再减量；如果病情稳定，及早停用激素。在此过程中严密监控激素副作用，及时处理或停用。如果患者病情恶化或3 d后患者病情无改善，及时进行机械通气或采用其他救治措施。

来自SARS和MERS的治疗经验，提示皮质类固醇对SARS、MERS等病毒引起的呼吸道感染治疗无益。虽然皮质类固醇可以抑制肺部炎症反应，减轻细胞因子风暴，但同时因为抑制了正常免疫反应，免疫系统对病毒的清除出现障碍，因此建议新冠肺炎的患者应尽量避免使用皮质类固醇，对于重症患者而言，大量炎性因子瀑布式释放将导致严重的肺损伤并造成疾病快速进展，因此是否可以考虑尝试短程、中小剂量激素治疗仍待商酌。

三、新冠肺炎重型、危重型的预警因素

新冠肺炎重型患者临床表现为发热、干咳，并逐渐出现气促、呼吸困难、胸部CT影像学特征显示患者的双肺呈弥漫性病变，此时患者的免疫系统已出现紊乱，淋巴细胞总数出现明显下降，中性粒细胞数量增加，部分细胞因子，如：白细胞介素-6、白细胞介素-10和肿瘤坏死因子-α等，表达会明显上升。此时，患者肺部免疫细胞处于过度活化状态，会产生大量炎性细胞因子，这些细胞因子会募集更多免疫细胞浸润到感染部位。大量免疫细胞的浸润和组织液的聚集会阻塞肺泡与毛细血管之间的气体交换，从而导致急性呼吸窘迫综合征。这些重型患者极易发展成危重型患者，并有生命危险。

新冠肺炎危重型患者临床表现为持续发热且呼吸困难，需要依赖呼吸机来维持生存，胸部CT影像学特征显示为大片白色，即"白肺"。最新的研究报道发现，出现ARDS的新冠肺炎患者，病死率接近50%，如果ARDS达到中重度，病死率更是高达70%。危重型患者的免疫系统已经完全紊乱，中性粒细胞数量及D-二聚体、尿素氮和肌酐水平持续升高，而淋巴细胞数量持续下降，此时患者体内会因白细胞介素-6、白细胞介素-10、粒细胞集落刺激因子等为主的炎

性因子大量产生而出现细胞因子风暴。细胞因子风暴是由感染、药物或者某些疾病引起的免疫系统过度激活而导致的全身性炎症反应，会引起患者多器官衰竭甚至死亡。细胞因子风暴发生迅速，这也是重型患者极易在极短的时间内发展成为危重型患者的原因。中国科学技术大学研究发现，白细胞介素 -6 和粒细胞集落刺激因子是在此次新冠肺炎中引发细胞因子风暴的重要细胞因子。此前，有医疗团队也发现白细胞介素 -6 和白细胞介素 -2R 的表达与新冠肺炎细胞因子风暴相关。白细胞介素 -6 受体的抗体托珠单抗在临床试验中展示了对新冠肺炎较好的疗效。因此，在新冠肺炎重型患者的治疗中，增加细胞因子这一免疫学特征的检测，根据检测结果使用相应的免疫治疗从策略来阻止细胞因子风暴的发生，很可能有效改善患者的疾病状况。

四、重症或有重症化倾向的新冠肺炎患者是否应该使用糖皮质激素

《新型冠状病毒感染的肺炎诊疗方案（试行第五版）》提到，可以根据患者呼吸困难、胸部影像学表现进展情况，酌情短期内（3~5 d）使用糖皮质激素，建议剂量不超过相当于甲泼尼龙 1~2 mg/（kg·d）的剂量，对于糖皮质激素的使用，是否具有一定的证据支持？

根据以往文献，病理检查提示 SARS 患者的肺部改变与急性呼吸窘迫综合征相似，表现为弥漫性肺泡损害，早期为肺水肿及透明膜形成，之后出现肺泡腔内纤维黏液样机化物和肺间质水肿。由于激素具有抗炎、抗中毒、抗纤维化以及保护组织等功能，综合 SARS 诊治经验，虽然早期应用激素不能改善普通型患者的临床经过，但是可以在一定程度上控制重症患者的发热，改善氧合，减少氧疗的需要。因此对于疾病进展较快，或者已经进展为重型或危重型的患者，使用激素不仅可以减轻高热症状，还能抑制体内过度的炎症反应，防止进一步弥散性肺损伤，减轻低氧血症，减少急性呼吸窘迫综合征，以及多脏器功能衰竭的发生等。症状较轻的普通型新冠肺炎患者应避免使用糖皮质激素，而对于在疾病观察过程中进展较快的普通型患者，可以考虑短期使用小剂量糖皮质激素，阻止其向重症化发展。对于入院时已经是重型或危重症的患者，也可根据肺部病变情况考虑短期使用小剂量糖皮质激素，抑制过度炎症反应，但是应避免大剂量激素冲击引起的副作用、免疫抑制导致病毒清除延缓及继发感染的发生。

有关激素的使用一直是一个备受争议的话题，好几个研究着重观察激素的使用与病死率、细菌和真菌感染及抗病毒药物的使用在病毒性肺炎或 ARDS 中

的关系，以患者为基础的共同研究者发现激素的使用与流感的病死率没有关系。美国真菌病学指南不建议对于流感的患者应用激素，除非因为其他的原因。在RSV（$n=50$）临终关怀患者的研究中，皮质类固醇治疗与高峰病毒载量、RSV脱落时间、鼻细胞因子或淋巴细胞亚群的差异无关，尽管对RSV的抗体反应略有减弱。在一项包括16名非ICU SARS患者的随机对照试验中，早期（7 d的疾病）氢化可的松治疗与较高的随后血浆病毒载量有关。在一项关于MERS患者的研究（$n=309$）中，皮质类固醇治疗与时变混杂因素调整后90 d死亡率的改变无关，但与延迟MERS-CoVRNA清除有关。

第三节　不同学科对新冠肺炎消化道症状的探讨

研究发现，大部分新冠肺炎患者以发热、干咳为主要表现起病，少数患者以腹泻、恶心、呕吐等消化道症状为主要表现起病，表现隐匿。本节内容从西医及中医角度来一起探讨新冠肺炎出现消化道症状的潜在机制及传播风险。

一、新冠肺炎对消化系统的影响及机制探讨

（一）从西医学方面的探讨

新型冠状病毒属于冠状病毒家族的β属冠状病毒，其通过与人体细胞中的受体血管紧张素转换酶2（ACE2）结合进入细胞。下调其表达，导致血液中血管紧张素Ⅱ（Ang Ⅱ）水平升高，通过血管紧张素Ⅱ受体1传递信号，增加肺血管通透性，并诱导急性肺损伤。另外，既往研究认为冠状病毒E蛋白是SARS-CoV感染患者体内致病的决定因素，通过用重组SARS-CoV病毒感染小鼠，E蛋白导致了炎性细胞因子的过度表达，加剧了免疫反应，导致肺组织损伤、水肿，最终形成典型的急性呼吸窘迫综合征（ARDS）。除了冠状病毒直接导致肺组织损伤外，其引发的细胞因子风暴会进一步加重炎症反应，异常升高的细胞因子与过度激活的免疫细胞在肺中激活、募集，造成肺毛细血管内皮细胞及肺泡上皮细胞弥漫性损伤，大量渗出液聚集使气道阻塞，肺功能恶化急剧加重，导致ARDS和呼吸-循环衰竭，更严重的病例可发展为不受控制的全身性炎症反应综合征（SIRS），伴有休克、血管渗漏、弥散性血管内凝血（DIC）和多器官功能衰竭（MOF），是导致新冠肺炎重症患者死亡的重要因素。

ACE2 高表达于呼吸系统的上皮细胞，在消化系统吸收性肠细胞，食管、回肠和结肠的上皮细胞中，也存在 ACE2 的高表达，提示消化系统和呼吸系统是新型冠状病毒感染的潜在途径。需要强调的是，发热和咳嗽是新冠肺炎发病时最常见的临床症状，同时也发现有伴随腹泻和恶心、呕吐等消化道症状。国家卫生健康委员会发布的《新型冠状病毒肺炎诊疗方案（试行第六版）》中明确指出，在鼻咽拭子、痰和下呼吸道分泌物、血液、粪便标本中可检测出新型冠状病毒核酸。美国确诊的首例新冠肺炎患者以发热和咳嗽为首发症状，但在就诊前及住院期间先后出现了恶心、呕吐、腹部不适、排便不畅等消化道症状，粪便检测提示病毒核酸阳性。

（二）从中医学方面的探讨

中医脏腑经络学说认为，肺与大肠相表里的关系是因为相互络属的经脉，手太阴肺经属肺络大肠，手阳明大肠经属大肠络肺。二者生理上相互依存，病理上相互影响。生理功能上，肺与大肠升降相因，肺为"华盖"，居于上焦，主气、司呼吸，具有宣发肃降、通调水道、朝百脉、主制节等生理功能；大肠居于下焦，主液，具传化糟粕的功能。生理上，肺主宣发是大肠得以濡润的基础，肺主肃降是大肠传导的动力；而大肠传导功能正常又有助于肺的宣发肃降。肺、肠气机升降条畅，才可保障精气藏泻有度，营卫运行正常等功能。《症因脉治·大便秘结论》提到："若元气不足，肺气不能下达，则大肠不得传道之令，而大便亦结矣。"《黄帝内经灵枢集注·卷五》云："大肠为肺之腑而主大便，邪痹于大肠，故上则为气喘争……故大肠之病亦能上逆而反遗于肺。"《灵枢·四时气》云："腹中常鸣，气上冲胸，喘不能久立，邪在大肠。"其中需要指出的是，中医所指的"大肠"，并不等同于现代解剖学的大肠，而应从其功能角度考虑，可以涵盖整个消化系统。

基于"肺与大肠相表里"的理论，新冠肺炎病位在肺，肠道微生物紊乱病位在大肠，当感染新型冠状病毒时，邪毒犯肺，肺气宣发肃降失常，水液代谢失调，肺气不降，则腑气不通，糟粕传导失常；当肠道微生物紊乱时，胃肠功能失调，脾胃运化失常，则肺气亏虚；加之新型冠状病毒侵袭，肺部感邪，肺气宣降失常，出现干咳等呼吸系统症状。

（三）从微生物学方面的探讨

在微生态平衡状态下，正常肠道菌群起到生物拮抗、营养作用、免疫作用、抗衰老及抗肿瘤作用。在微生态失调状态下，菌群则由生理性组合转变为病理性组合，成为致病因素。基于西医认识，全身炎症反应过度激活是重症肺炎的基本病理特征，也是造成多器官功能障碍发生的重要病理因素。既往研究通过比较重症肺炎与健康患儿的肠道菌群变化和外周血和血清中的炎症因子、应激因子，发现重症肺炎患儿存在肠道菌群紊乱，益生菌双歧杆菌减少、致病菌大肠杆菌增多且紊乱的肠道菌群能够加重病程中全身炎症反应及应激反应的程度。当肠道微生物群失调时，一方面，肠道内的潜在致病菌，如新型冠状病毒，因此乘机移位到口咽部，再下行至呼吸道深部导致下呼吸道感染；另一方面，肠源性的内毒素被增多的革兰氏阴性杆菌大量释放并进入血液，通过体循环和肺循环进入肺脏，造成肺部感染和肺组织损伤，同时在免疫方面，肠道微生物群失调导致 T 淋巴细胞数量和比例减少，以及体液免疫衰退也增加了新型冠状病毒的感染可能。

二、"肺与大肠相表里"理论治疗重型新冠肺炎的临床疗效

（一）降低炎症反应

《柳叶刀》的一项研究分析了 2020 年 1 月 1 日至 1 月 20 日内收治的所有新冠肺炎的确诊病例，共 99 例患者，有 17 例患者重症化，出现了 ARDS，而其中的 11 例最后因多器官功能衰竭死亡，认为重型患者是因为病毒侵入人体后诱发细胞因子风暴，产生一系列免疫反应，导致 ARDS 和感染性休克进展迅速，最终死于多器官功能衰竭。另外，全球首例新冠肺炎死亡患者病理解剖结果显示：患者肺部表现为弥漫性肺泡损伤和肺透明膜形成，符合 ARDS 表现，肺部总体病理学表现与严重急性呼吸综合征和中东呼吸综合征相似。而 SARS 和 MERS 病毒感染后均可导致细胞因子风暴，且重症感染患者的血清中促炎细胞因子的水平显著升高。在机体的炎症反应中，最早发生炎症反应的是肠道，而功能最早发生异变的是肺，肺和肠道的炎症反应互相影响，从而出现肺与肠道炎症的恶性循环，进一步放大炎症反应引发脏器功能衰竭。既往研究证明，在 ARDS 中"肺肠同病"的主要病理特征包括炎症因子水平显著升高、肺通气功能障碍、肠黏膜屏障受损、肺肠组织黏膜免疫的同步反应，所以肠道的有效管理是临床治疗 ARDS 过程中不可或缺的一部分；而通腑泻肺中药可降低炎症反应水平，改善肺通气功能及肠道屏障功能，调节肺肠黏膜免疫应答。

大黄是通腑泻下的代表药物。现代药理研究显示，大黄的有效成分大黄素，可以通过对炎症反应过程中的信号分子、炎症因子、相关炎性蛋白的调控，有效地阻止炎症介质的级联反应及其后续效应，对急性肺损伤有重要的治疗作用。通腑泻下法可疏利气机、祛邪外出，在重症肺炎的治疗中疗效显著，通过因势

利导、上病下治，可使邪有出路，热离肠去，肠腑通畅则肺气自降，肺之宣肃可复。有资料显示，临床运用通腑泻肺汤治疗脓毒症相关的 ARDS，观察到治疗后患者氧合功能和肠黏膜屏障功能得到改善，炎症因子释放得到控制。

（二）调节微生态菌群及机体免疫

重型及危重型新冠肺炎患者体内肠道菌群紊乱明显，容易继发致命的细菌感染，故维持微生态的平衡很重要。《新型冠状病毒肺炎诊疗方案（试行第六版）》治疗措施中也推荐使用肠道微生态调节剂，以维持肠道微生态平衡，预防继发细菌感染。人体呼吸道和胃肠道黏膜表面存在着大量的正常微生物群，其构成的微生态系统，对机体免疫系统发育及抗病原微生物感染至关重要。肠道和肺脏微生物之间相互影响，局部分布的菌群可以通过机体免疫网络系统放大免疫信号，对远端器官的免疫功能造成影响。呼吸道、消化道菌群在早期定植阶段具有同源性，肺与大肠的上皮组织均来源于原肠胚之内胚层，而二者的菌群在病理状态中也存在一定程度的同步性变化。

研究证实，急性肺损伤中，细菌会短暂易位进入血液，同时发现盲肠的细菌负荷增加。在脓毒症小鼠肺部和 ARDS 患者支气管肺泡灌洗液中，发现并存众多肠道特异性细菌，且与全身炎症程度相关。既往研究证明了在病理状态下肺肠互相影响，肺部疾病影响肠道菌群变化，肠道疾病同样影响肺部菌群的变化。针对新冠肺炎的治疗，李兰娟院士团队的人工肝血液净化系统及"四抗二平衡"救治模式初现成效，同时采取微生态平衡的治疗方法，做好肠内营养，补充微生态调节剂。李兰娟院士团队救治模式的初现成效证明了从肠道微生物出发治疗新冠肺炎的可能性及有效性。

中医药可调节肠道菌群结构，提高肠黏膜屏障功能，进而帮助机体恢复微生态平衡。研究证实，银莱汤（金银花、连翘、莱菔子等）可恢复胃肠积热合并肺炎大鼠肠道菌群结构及功能，并纠正肺、肠组织免疫抑制状态。大黄还可通过调节水通道蛋白，抑制细菌易位进入血液和远端器官，进而降低脓毒症大鼠的死亡率。另外，肠道菌群还能把中药代谢为各种不同生物活性的小分子代谢产物，作用于远端肺组织环境。黄酮类化合物是金银花、连翘的有效成分，有研究发现其经肠道微生物代谢后的产物可通过启动信号通路级联反应放大信号，发挥保护宿主肺组织损伤的作用。

第四节　新冠肺炎并发肝功能损伤的机制及干预措施

我国《新型冠状病毒肺炎诊疗方案（试行第七版）》提示，新冠肺炎患者的初始症状主要表现为发热、咳嗽、肌痛或乏力，胸部 CT 常表现为两肺多发斑片状磨玻璃阴影、实变影，部分患者可出现肝酶增高。肝脏和胆囊病理提示：肝脏体积增大，暗红色，肝细胞变性，灶性坏死伴中性粒细胞浸润，肝血窦充血，汇管区见淋巴细胞及单核细胞浸润，微血栓形成，胆囊高度充盈。严重者可快速进展为急性呼吸窘迫综合征，脓毒性休克，难以纠正的代谢性酸中毒和出凝血功能障碍及多器官功能衰竭。

一、新冠肺炎患者的肝损伤情况

肝脏在机体生命活动中发挥着重要的作用，不仅参与了蛋白质、糖及脂类的代谢，还参与了药物体内代谢过程。同时肝脏也是各种致病因子或疾病常累及的器官，如病毒感染、药物、遗传性疾病、其他因素等均可造成肝脏损伤。来自某医院的 138 例新冠肺炎住院患者的临床数据分析结果也显示，进入 ICU 病房的新冠肺炎重症患者的谷丙转氨酶和谷草转氨酶水平均高于未进入 ICU 的轻症患者［谷丙转氨酶，35（19~57）比 23（15~36），$P=0.007$；谷草转氨酶，52（30~70）比 29（21~38），$P < 0.001$］。此外，该研究显示新冠肺炎重症患者的总胆红素水平也略高于非重症患者［11.5（9.6~18.6）比 9.3（8.2~12.8），$P=0.02$］。钟南山团队以预印本形式报道了迄今最大的新型冠状病毒感染引起的急性呼吸道疾病（2019-nCoVARD）临床研究。该研究收集并分析了来自全国 31 个省 / 市 552 家医院的 1 099 例实验室确诊病例的临床数据。新冠肺炎患者的谷丙转氨酶、谷草转氨酶异常升高（＞ 40 IU/L）比率分别为 22.2% 和 21.3%，总胆红素大于正常值上限（17.1 μmol/L）的比率为 10.5%。进一步按疾病严重程度的分层分析发现，新冠肺炎重症患者中谷丙转氨酶、谷草转氨酶的异常率显著高于非重症患者（谷丙转氨酶，18.2% 比 39.4%，$P < 0.001$；谷草转氨酶，19.8% 比 28.1%，

$P=0.043$）。在该群患者中，虽然新冠肺炎重症患者总胆红素异常升高的比率（13.3%）也高于非重症患者（9.9%），但差异无统计意义（$P=0.337$）。上述临床观察研究显示，部分感染患者出现了肝酶的异常升高，且在新冠肺炎重症患者中肝酶升高更加明显，提示这部分患者发生了肝脏的损伤。

二、造成新冠肺炎患者肝损伤的原因

针对新冠肺炎患者治疗过程中出现相关肝损伤的问题，做以下讨论，在临床救治中我们需要关注以下问题。

（一）新型冠状病毒直接损伤肝脏

新型冠状病毒对胆管细胞感染和损害可能对肝脏产生较大影响。采用单细胞RNA测序对健康肝组织特异性表达 ACE2 的细胞类型进行评估，发现胆管细胞高特异性表达 ACE2，而肝细胞则低表达。新型冠状病毒可能直接与胆管细胞结合，通过直接损伤或进一步诱发炎症反应导致胆管细胞功能障碍，进而引起肝损伤。ACE2 在胆管细胞中的表达可能是以 ACE2 为宿主细胞受体的病毒感染和直接损伤胆管的潜在机制。但来自新冠肺炎患者的临床资料显示，代表胆管损伤的生物化学标志物碱性磷酸酶、谷丙转氨酶并无显著升高。结合这类危重症患者伴有心肺功能不全、肾功能损伤及凝血功能障碍等其他并发症，考虑新冠肺炎患者的肝功能指标异常主要是由于药物、全身炎症反应及多器官功能障碍所致的继发性肝损伤，而非病毒本身导致的肝损伤。

（二）药物性肝损伤

新冠肺炎起病以发热为主要表现，在病程中不少患者有使用退热药物的病史，这类药物大多含有非甾体类药物，是引起肝损伤的常见药物，因此药物性肝损伤也可能是新冠肺炎患者肝功能异常的重要原因之一。尽管新冠肺炎目前没有明确有效的抗病毒治疗药物，但临床实际中结合《新型冠状病毒肺炎诊疗方案（试行第七版）》应用了利巴韦林、阿比多尔、洛匹那韦/利托那韦、α–干扰素等抗病毒药物。具体治疗过程中辅助药物如胃肠外营养、镇静镇痛等药物可能导致肝损伤，而这类药物说明书都标明了存在肝功能损害等不良反应，提示在应用抗病毒药物治疗新冠肺炎危重症过程中，药物性肝损伤亦需要引起高度重视。但对于新冠肺炎轻型患者，肝功能损伤较少，如在使用上述药物后出现肝功能异常，考虑药物相关性肝功能损伤可能性大。

（三）全身炎症反应综合征所致

全身炎症反应综合征（SIRS）是指机体受到微生物或药物等刺激后，促炎性细胞因子水平急剧升高而致免疫系统失调的现象，与病毒感染激活了机体天然免疫与细胞免疫密切相关。在正常状态下，机体的促炎性细胞因子与抗炎性细胞因子水平保持相对平衡，当病毒侵入机体时可异常激活包括树突状细胞、巨噬细胞、淋巴细胞和自然杀伤细胞在内的多种免疫细胞。这些细胞释放大量细胞因子，这其中的促炎性细胞因子又可趋化更多免疫细胞形成正反馈循环，当体内的细胞因子到达某一阈值即可引起细胞因子风暴。患者轻则表现为发热、头痛、乏力等。新冠肺炎患者病情由轻到重的转变可能就是细胞因子风暴所致引起肝脏的非特异性炎症而造成损伤。病毒可直接导致 Toll 样受体 (TLRs) 等炎症信号与杀伤性 T 淋巴细胞活化，尤其是 T 淋巴细胞会对受感染的机体细胞进行消灭，导致受感染细胞凋亡、坏死及 T 淋巴细胞耗竭。死亡的受感染细胞释放的损伤相关模式分子（DAMPs），如细胞 DNA 片段、活性氧、高迁移率族蛋白 B1、脂质代谢产物等，进一步活化 TLRs 等炎症信号。同时 T 淋巴细胞耗竭后不能控制病毒与细菌感染，进一步大量激活 TLRs 等炎症信号通路，导致巨噬细胞活化、中性粒细胞募集等继发炎症反应，释放大量炎症细胞因子，如肿瘤坏死因子、白细胞介素 -6、白细胞介素 -18 等。若全身炎症反应综合征未进一步控制，导致急性呼吸窘迫综合征、SIRS，诱发机体缺氧，导致更多细胞损伤、坏死，如此恶性循环，不仅导致肺损伤，也可引起肝脏、心肌、肾脏等多器官损伤，发展为 MODS 而死亡。因此"细胞因子风暴"也是 NCP 患者发生肝损伤的重要原因之一。

（四）缺血缺氧再灌注损伤

新冠肺炎所致急性呼吸窘迫综合征、SIRS、多器官功能障碍等并发症引发的缺氧、休克可导致肝脏缺血缺氧再灌注损伤，缺氧导致的肝细胞死亡与炎症细胞浸润。提示在休克、缺氧条件下肝细胞内氧剥夺、脂质聚集、糖原消耗与三磷酸腺苷耗竭，细胞生存信号被抑制，均可快速导致肝细胞死亡。随着活性氧的不断增加，活性氧及其过氧化产物作为第二信使，启动和激活了对氧化还原敏感的转录因子，进一步启动多种促炎因子的释放继而导致肝脏损伤，提示呼吸窘迫综合征、SIRS 等导致的低氧内环境也是新冠肺炎患者继发性损伤因素之一。

三、新冠肺炎患者出现肝损伤的一般治疗措施

新冠肺炎早期出现的肝损伤，首先考虑由病毒感染的直接损伤和诱导体内的炎症反应导致。治疗上应尽早给予抗病毒和支持治疗，提高患者免疫力，抑制病毒复制，加速病毒清除，减轻炎症反应，使用抗炎保肝药物修复损伤肝细胞。由于没有明确有效的抗病毒药物，针对病因治疗在现阶段还是难以企及，新冠肺炎

重症和危重症患者发生的肝损伤则需要考虑 MODS 和微循环缺血、缺氧，此时应加强呼吸和循环支持，必要时需行体外膜肺氧合以改善患者血氧饱和度，对于高炎症反应的患者考虑血液净化治疗。在疾病早期积极预防及控制炎症反应，不仅有利于减轻肝脏的非特异性炎症，还可阻止全身炎症反应综合征进一步失衡发展成为 MODS，降低轻症发展为重症、危重症患者的概率。

目前的治疗以改善肺通气功能、抑制炎症风暴等对症、支持治疗为主。其核心措施还是以纠正原发病新冠肺炎的低氧血症、抑制炎症反应、防止细胞因子风暴为关键。在治疗中如果患者伴有显著的肝损伤，可针对性选择保肝、抗炎、降黄疸类护肝药物，但护肝治疗只是一种辅助治疗措施，不必过分强调。我们临床常用的保肝药物主要有甘草酸制剂、多烯磷脂酰胆碱、S- 腺苷蛋氨酸、熊去氧胆酸等，主张新冠肺炎危重症患者可根据肝功能损伤情况选择 1~2 种，不建议使用种类过多。新冠肺炎以免疫损伤为主，在此过程中如果患者谷丙转氨酶、谷草转氨酶升高显著，提示细胞坏死、凋亡明显，可选择甘草酸制剂及多烯磷脂酰胆碱类药物。甘草酸制剂具有类固醇样作用，有抑制炎症反应、抗细胞凋亡坏死作用，但是如果患者伴有严重低钾血症、高钠血症、高血压、心力衰竭、肾衰竭则要禁用；多烯磷脂酰胆碱具有稳定细胞膜，维持膜流动性，改善和恢复线粒体、内质网和高尔基体等细胞器功能作用。如果患者以胆汁淤积、黄疸为主可选择 S- 腺苷蛋氨酸或熊去氧胆酸。S- 腺苷蛋氨酸能为细胞代谢过程提供甲基，促进细胞生理功能的维持；熊去氧胆酸能降低有害胆汁酸浓度，促进胆汁酸分泌，改善胆汁淤积状态。如果患者伴有胆道梗阻，则不适宜使用 S- 腺苷蛋氨酸或熊去氧胆酸。

《新型冠状病毒肺炎诊疗方案（试行第七版）》推荐回输康复者血浆增强机体特异性免疫，可以直接输注含新型冠状病毒特异性抗体的康复患者血浆获得人工被动免疫。这种方法已经在 SARS、流感病毒治疗中获得良好效果。使用托珠单抗（白细胞介素 –6 受体阻断剂），进行免疫治疗，但应注意过敏反应及结核活动期禁用。

皮质醇类激素因其强大的抗炎作用可有效控制细胞因子风暴。但因其严重的不良反应如血管坏死、其他感染和糖尿病风险增加等，在新冠肺炎治疗中酌情短期内使用。最新研究表明，虽然皮质类激素无法改善新冠肺炎重症患者的救治率，但能有效抑制 ARDS 阶段的细胞因子风暴，对危重症患者可能具有潜在益处。由李兰娟院士主导的人工肝技术可以大规模地清除炎症因子，该技术也曾用于抵抗 H7N9 型禽流感的细胞因子风暴，目前其在新冠肺炎上的应用也取得了一定的疗效。与人工肝技术治疗原理相似的早期肾脏替代治疗，似乎也能成为控制细胞因子风暴的有效手段。一些中药组方也可阻断病毒进入细胞从而调节机体免疫系统，起到预防和治疗轻症患者的效果，调控从而抑制细胞因子风暴。

四、新冠肺炎患者药物性肝损伤的治疗

对于新冠肺炎治疗中发生或加重的肝损伤，可能与抗病毒治疗和中药治疗引起的肝损伤有关。药物性肝损伤发病机制复杂，是多种机制先后或共同作用的结果。此时除抗炎保肝治疗，尚需评估肝损伤程度，再决定是否需要调整治疗方案，及时停用可疑肝损伤药物，尽量避免再次使用该药或同类药物。及时停用可疑的肝损伤药物是最为重要的治疗措施。怀疑药物性肝损伤（DILI）后立即停药，约95%患者可自行改善甚至痊愈；少数发展为慢性，极少数进展为急性肝衰竭或亚急性肝衰竭。

由于机体对药物肝毒性的适应性在人群中比较普遍，谷丙转氨酶和谷草转氨酶的暂时性波动很常见，真正进展为严重 DILI 和 ALF 的情况相对少见，所以多数情况下血清谷丙转氨酶或谷草转氨酶升高 ≥ 3 × ULN（正常值上限）而无症状者并非立即停药的指征；但出现总胆红素和 / 或国际标准化比值升高等肝脏明显受损的情况时，若继续用药则有诱发 ALF/SALF 的危险。我国药品监督管理局最近批准增加急性 DILI 为异甘草酸镁的治疗适应证，可用于治疗谷丙转氨酶明显升高的急性肝细胞型或混合型 DILI。

有经验表明，轻中度肝细胞损伤型和混合型 DILI，炎症较重者可试用双环醇和甘草酸制剂；炎症较轻者可试用水飞蓟宾。胆汁淤积型 DILI 可选用熊去氧胆酸（UDCA）。有报道腺苷蛋氨酸治疗胆汁淤积型 DILI 有效。上述药物的确切疗效有待严格的前瞻性随机对照研究加以证实。

美国食品药品监督管理局（FDA）于2013年制定了药物临床试验中出现DILI的停药原则。出现下列情况之一应考虑停用肝损伤药物：①血清谷丙转氨酶或谷草转氨酶＞8×ULN；②谷丙转氨酶或谷草转氨酶＞5×ULN，持续2周；③谷丙转氨酶或谷草转氨酶＞3×ULN，且总胆红素＞2×ULN或国际标准化比值＞1.5；④谷丙转氨酶或谷草转氨酶＞3×ULN，伴逐渐加重的疲劳、恶心、呕吐、右上腹疼痛或压痛、发热、皮疹和/或嗜酸性粒细胞增多（＞5%）。上述原则适用对象为药物临床试验受试者，且有待前瞻性系统评估，因此，在临床实践中仅供参考。对固有型DILI，在原发疾病必须治疗而无其他替代治疗手段时可酌情减少剂量。

五、人工肝血液净化治疗的优势

人工肝系统集成血浆置换、吸附、灌流，血液/血浆滤过等技术，用于清除炎症介质、内毒素及中小分子有毒有害物质，补充白蛋白、凝血因子等有益物质，调节水电解质、酸碱平衡。能阻断细胞因子风暴，减轻肺部炎症，改善呼吸功能；同时有助于恢复机体免疫稳态、改善体内代谢谱紊乱状态，有利于容量精准管理、改善肝和肾等多脏器功能，以提高新冠肺炎重型、危重型患者的救治成功率，降低病死率，SARS、H5N1及H7N9等病毒感染重症病例均呈现"细胞因子风暴"，是疾病重症化的主要因素。因此，阻断细胞因子风暴是抗休克、抗低氧血症和多脏器功能衰竭等治疗中的关键环节。研究显示人工肝血液净化系统（简称人工肝），能清除炎症因子，阻断细胞因子风暴，从而减轻炎症反应对机体的损伤，对重型、危重型患者的救治具有重要价值。

针对新型冠状病毒肝功能损伤的病因及治疗及发病机制、诊断标准，仍需大样本、多中心进一步研究。

第五节　胸部 CT 及病毒核酸检测在新冠肺炎诊疗过程中的作用和相互关系

国内一项流行病学调查结果显示，在所有新冠肺炎患者确诊病例中，大部分患者为轻型病例（80.9%），重型病例占比为13.8%，危重型病例占比为4.7%，还有部分无症状感染者（1.2%）。大多数患者的发病年龄在30~69岁（77.8%）。新冠肺炎病情进展为重型及危重型甚至死亡的病例，与患者高龄及合并糖尿病、心肺疾病、高血压等基础疾病密切相关。60岁以上年龄组的死亡率为26.4%，在≥80岁年龄组死亡率最高为14.8%。未报告并发症患者的粗死亡率为0.9%，有并发症患者的病死率则高得多，心血管疾病患者死亡率为10.5%，糖尿病患者死亡率为7.3%，慢性呼吸道疾病患者死亡率为6.3%，高血压病患者死亡率为6.0%，癌症患者死亡率为5.6%。若疾病早期没有得到及时有效治疗，进展为危重症，其粗死亡率可达49%。因此，对于新冠肺炎患者，尤其是具有高危因素的新冠肺炎患者，早发现、早诊断、早治疗是控制病情进展、降低病死率及抑制疫情发展的关键。

尽管上述流行病学研究的结论在国内外受到了广泛关注和认可，但仍有一定的局限性，比如，分析的数据中相当的比例没有经过检测新型冠状病毒核酸确诊，仅为临床确诊病例（占比为14.6%），其诊断标准在《新型冠状病毒肺炎诊疗方案（试行第五版 修正版）》中有所提及，即符合疑似病例标准的具有病毒性肺炎影像学典型特征的病例。核酸检测耗时、耗力，需要专业的设备和技术人员，且所有病例都得到了临床学诊断，相当高比例的病例都经过了专业流行病学工作者的调查。诚然，新型冠状病毒作为一种新发病毒，且短时间内造成大量患者发病，在核酸检测阳性率不高（＜50%）、试剂供应不足，以及专业人员力量缺乏的情况下，为了保证更多的患者得到及时有效的治疗，这种做法不失为控制疫情发展的有力举措。

病原学检测是传染病确诊的"金标准"，也是指导临床采取精准治疗和判断病情变化及预后的重要指标。随着疑似病例的逐渐减少，全国确诊病例持续下降的情况下，《新型冠状病毒肺炎诊疗方案（试行第六版）》取消了临床确诊病例的诊断，统一分为"疑似病例"和"确诊病例"两类。尽管如此，国内外学界关于新型冠状病毒核酸检测和胸部CT检查在新冠肺炎的早期诊断、疾病进展及预后的判断等方面的主导地位的研究和争论仍在继续。

此外，在确诊的新冠肺炎病例中，有些研究报道和我们的临床经验都发现，新型冠状病毒核酸的阳性或阴转与胸部CT影像的变化情况并不呈对应关系，有患者在胸部CT影像学征象已经消失的情况下，核酸阳性持续了多日才转阴，而对于另一些新冠肺炎病例，尤其是一些新冠肺炎重型和危重型病例，在连续核酸检测阴性的条件下，反而胸部CT影像学表现持续进展加重。另外，少部分无症状新冠肺炎感染者，在整个病程中都未出现发热、干咳及乏力表现，血液学及生化学检查均无明显异常，但胸部CT仍有典型的新冠肺炎表现。我们在此做一综述，对上述问题进行一一梳理。

一、新冠肺炎影像学特征及CT检查在诊断和治疗中的应用

来自全国多家新冠肺炎患者收治医院的数据和研究报道提示，新型冠状病毒核酸检测阳性结果具有一定的滞后性，甚至有专家推荐将CT影像作为先前一段时期内新冠肺炎诊断的主要依据。美国食品药品监督管理局的研究报告也提示，核酸检测阴性结果并不能够排除新型冠状病毒感染，且这些检测结果不应作为治疗或患者管理决策的唯一依据。CT影像特征曾被纳入国家卫生健康委员会发布的《新型冠状病毒感染的肺炎诊疗方案（试行第五版）》，作为临床诊

断的依据。目前，核酸检测是主要的病原学确诊检测方式，检测结果存在滞后性或报道中的"假阴性"，原因在于核酸检测技术受制于感染病程、取样方法、检测试剂、判读标准等。

此外，根据《新型冠状病毒肺炎的放射学诊断：中华医学会放射学分会专家推荐意见（第一版）》，对于新冠肺炎的部分不典型患者，可分为以下几种情况：①新型冠状病毒核酸检测阳性，但是首次放射学检查阴性，复查时则发现肺内有异常表现；②无症状，但是有接触史，CT平扫发现肺内病变，后经新型冠状病毒核酸检测阳性证实；③有流行病学史，肺内有明显的病变，新型冠状病毒核酸检测前几次阴性，但最终为新型冠状病毒核酸检测阳性。新冠肺炎具有一定的明显影像学特征，我们认为应将CT检查与核酸检测相结合，这将有助于新冠肺炎的临床准确判断。同时将CT检查作为排查疑似患者的重要手段，这将对所有疑似患者进行及时收治具有重要价值。高分辨率CT（HRCT）对于检出病灶非常敏感，甚至早于临床症状和核酸检测阳性，应当发挥CT检查在临床前期筛查、早期诊断及监测治疗效果中的重大作用，通过识别早期影像学特征，提供临床决策依据，达到早诊断、早控制、早治疗的目的，有效遏制疫情发展。

CT识别新冠肺炎早期征象具有重大的诊疗价值和疫情防控意义。根据发病时间及机体对病毒反应的不同，可将CT影像分为4期。

（1）早期在确诊病例动态监测中，新冠肺炎患者起病后CT检查首次发现病灶，或者为密切接触无症状者筛查发现病灶，且病灶相对局限（单叶病灶未达肺叶1/2范围，多叶多发病灶且最大病灶未达到肺段范围），纳入早期范畴，该期的胸部CT影像学特征为：病灶分布于两肺背侧胸膜下，以下叶为著，单发或双肺多发磨玻璃密度影，其内肺纹理可见，呈网格状（提示小叶及小叶内间质增厚），伴随血管增粗；部分表现为结节伴周围晕征；部分病灶长轴与胸膜平行，不按肺段分布。病灶无空洞形成，无胸腔积液，纵隔淋巴结无明显肿大。病灶内部支气管走行通畅，无明显扭曲变形，极少见到树芽征。

（2）进展期指在早期基础上病灶进一步增多、扩大，此期的影像学表现为：病灶随着病情进展，病灶范围迅速增多扩大，沿着支气管血管束从周围向中央推进，也可呈反蝶翼状分布；病灶内密度增高或不均匀，出现实变。

（3）重症期指少数病例病灶发展达到高峰，一般在发病2周左右，影像学特征为病变急剧进展，病变累及双侧全肺，甚至呈"白肺"征象，其内可见空气支气管征，双侧胸腔可有少量胸腔积液，临床纳入危重症管理，根据既往病理学机制提示：肺泡腔有大量纤维素性渗出。

（4）消散期指病灶趋于吸收、纤维化过程，多数病例在发病 14 d 后进入病灶消散期，影像学特征表现为：病灶逐步吸收，可遗留少许条索状高密度影，提示纤维化。

少部分病例病程较短，影像可由早期表现直接进入消散期。在实际观察中也发现病灶此消彼长的现象、影像与临床症状及核酸检测结果并不同步、病灶快速吸收、磨玻璃阴影与纤维病灶并存的病例，所以并非每个病例都有较典型的 4 期表现，但为方便判断影像演变进程，分期仍具有较好的参考意义。

此外，临床上还有部分 CT 影像学不典型的确诊病例，通过影像学检查无法与其他肺部病变进行鉴别，还有多次 CT 复查表现为完全阴性征象的确诊病例，或仅表现为胸膜下小斑点影。但确诊者多次 CT 检查阴性同样具有临床意义，提示预后良好。

二、检测新型冠状病毒核酸的应用现状、存在的问题及改进方法

引起新冠肺炎的新型冠状病毒是一种新发现的冠状病毒。迄今为止，共发现 7 种冠状病毒可以感染人类，其中 SARS-CoV、MERS-CoV 及 SARS-CoV-2，这 3 种具有高度同源性高致病性病毒可引起人类严重呼吸综合征。另外 HCoV-OC43、HCoV-229E、HCoV-NL63、HCoV-HKU1 这 4 种冠状病毒可引起轻度上呼吸道疾病，如何在早期进行病毒鉴定是感染防控的关键。

临床常用的病毒病原学检查主要包括病毒分离、病毒核酸检测。病毒分离为实验室检测的"金标准"，病毒核酸检测则用于快速诊断。受病毒感染机制影响，不同组织来源的新型冠状病毒载荷差异较大；而研究显示新型冠状病毒更趋向于结合肺泡上皮细胞，理论上来说其下呼吸道标本较上呼吸道标本病毒阳性检出率更高。因此，检测新型冠状病毒核酸时尽量留取多种标本（咽拭子、鼻拭子、鼻咽或气管抽取物、痰或肺组织、血液和粪便）进行检测和分离，可以提高准确性。但对于短时间出现大量疑似患者，病毒分离远不能满足临床工作需要，并且病毒分离需要三级生物安全实验室进行，常规实验室根本不具备上述条件，为确诊工作带来极大挑战。

（一）核酸检测的应用现状

新型冠状病毒核酸的检测方法：在疫情初期，最先检出新的病原体的方法是下一代测序技术／高通量测序技术（NGS），并很快确定了新型冠状病毒的核酸序列。国家卫生健康委员会发布的新冠肺炎诊疗方案前期 6 个版本中，都明确新冠肺炎的确诊方式有两种：实时荧光定量 PCR（qRT-PCR）检测核酸阳性；病毒基因测序，与已知新型冠状病毒高度同源。临床上，大部分的高疑待排患者都采取 qRT-PCR 进行检测判断。因为相对基因测序而言，qRT-PCR 方式具有速度快、可批量化、价格低等优势。随着疫情的发展，国内迅速研发出多种应用于新型冠状病毒核酸检测的试剂盒，绝大多数都基于 qRT-PCR 技术。

此外，也有非常多的快速基因检测技术推出，如现场快速检测（POCT）技术、卡式荧光 PCR 技术等，使整个检测流程时间得以缩短。有报道称，最多可以节约 3~4 h。和传统的 qRT-PCR 技术相比，一体化现场快速检测确实便携、操作简单，但是如果过于强调其"快速"的特性，其灵敏度可能受影响，而现实的问题是传统 PCR 技术都受到"假阴性"结果的挑战，在现有条件下，时间的缩短可能使灵敏度进一步降低。

（二）核酸检测存在的问题

虽然 qRT-PCR 检测方法具有速度快、可批量化、价格低等优势。但是影响 qRT-PCR 检测结果的因素很多。本次新冠肺炎疫情暴发后，作为诊断"金标准"的核酸检测却多次出现假阴性结果，影响了疾病的早期诊断，同时也使疫情防控面临巨大挑战。新型冠状病毒核酸检测主要存在以下几个方面的问题。

（1）检测试剂不成熟：一个新病毒的出现，从分离到测序、鉴定，研发出成熟的试剂盒，需要一定的时间周期。随着人类对疾病认识的深入，试剂盒本身还会逐渐优化，其特异性和准确性必定会进一步提升。qRT-PCR 技术的检测原理决定了大多试剂盒的检测灵敏度介于 100~500 拷贝，这些试剂盒对于高浓度病毒检出问题不大，但是不同厂家，甚至于不同批次的试剂盒对于结果的判定则明显不一致。因为控制疫情的需要，试剂盒来不及经过大量的临床验证便被用于感染诊断，其不稳定性可想而知。此外，大部分假阴性患者处于疾病发展的早期。从现有文献报道来看，新冠肺炎潜伏期长达 14 d，罕见病例甚至于 29 d，早期临床表现不典型，一旦进入快速发展期，病程进展极快。在感染早期，病毒复制数量达不到 qRT-PCR 检测阈值的时候，出现假阴性不可避免。

（2）待测的疑似病例数量多：有待排除感染的标本多，检测操作步骤多。根据国家对传染病管理规定，阳性病例必须要送至疾病预防控制中心才能够确认。

这样，长时间转运标本极易导致病毒 RNA 的降解。随后，允许具备临床扩增实验室资质并且防护验收合格的医疗机构检验科开展检测。但是在本次疫情之前，大多数实验室均处于基本满足临床需要的状态，少有充足检测能力。

（三）核酸检测及病原学诊断的改进策略

（1）联合采用更灵敏的实验室检测手段：可以采用数字 PCR 等技术来对 qRT-PCR 进行补充，特别是 qRT-PCR 检测阴性或者弱阳性标本，可以有效克服其灵敏度不足的难题，适用于早期感染的判断及患者治愈后出院诊断。同时，对新型冠状病毒抗原和抗体进行动态定量检测也可以帮助识别是否感染的问题。

目前抗原试剂不多，大多试剂盒采用免疫球蛋白（IgM/IgG）联合检测以提高准确性。最近的研究显示，新型冠状病毒核酸检测阴性但基于临床症状确诊的新冠肺炎患者中，IgM 阳性率达到 84.21%，IgG 阳性率达到 94.74%。联合抗体检测和核酸诊断新冠肺炎的总符合率为 88.03%。另外，结合实验室的其他炎症、凝血等指标进行综合分析，也将具有指导意义。联合白细胞、淋巴细胞、C 反应蛋白、血清淀粉样蛋白 A 等可以提高新冠肺炎的诊断特异度和灵敏度，同样对新冠肺炎重型和危重型有较高的参考价值。淋巴细胞亚群和白细胞介素 -6 等炎症指标也可以用于辅助病情诊断。

（2）规范标本采集方式和过程：在有条件地区，在规范化新型冠状病毒核酸采集和检测的基础上，尽可能完善其他部位标本采集（特别是合并消化道症状患者），对降低假阴性结果可能有积极的意义。建议进行规范不同临床标本差异比对的临床试验，从而进一步规范标本来源，通过正规培训和监管来规范采样过程，从而重视检验前的采样和标本保存工作。

（3）严格检测试剂的监管和审批：即便是再优秀的检测技术原理，也需要检测仪器和试剂来承载。因此，不同厂家的试剂盒质量、阴（阳）性质控品、批间差异等指标显得尤为重要。在疫情暴发式增长后，疫情趋于平缓，国家相关部门应该加强对各种检测试剂盒的监管工作，鼓励各检测产品和临床扩增实验室配合临床检验中心进行室间质评以进行系统性评估。

总而言之，病原学检测只是作为新型冠状病毒检测的重要手段之一，不能孤立地进行结果判断。正是因为对该病毒的了解还不甚深入，所以在尚未建立有效的潜伏期筛查手段的前提下，临床上更应该重视早期症状和影像学表现，而将核酸检测作为临床诊断的守门人，配合多项实验室检查，共同提高检测灵敏度。

三、CT检查与病毒核酸检测的关系

疫情发生初期，我国学者迅速对疾病病原新型冠状病毒进行了研究，并获得病毒核酸序列，对研究病毒核酸检测诊断试剂盒作出了贡献。病毒核酸成为疾病确诊"金标准"，也是出院及解除隔离的判断标准。随着疫情发展和临床病例积累，越来越多的临床医生认识到病毒核酸检测的局限性，包括检测的速度、检测的假阴性问题。前期检测速度成为临床诊治的瓶颈：包括大量流行病学史明确、临床症状典型、胸部 CT 影像学非常具有特征性的病例，由于不能进行新型冠状病毒核酸检测导致不能确诊，影响患者的临床诊治；患者经过治疗明显缓解后，临床症状及影像学符合出院标准，但不能及时进行病毒核酸检测，造成患者不能出院而在病房滞留，占用本来已经很紧缺的宝贵医疗资源。这些局限性使病毒核酸检测被广为诟病。

随着临床对胸部 CT 特征性改变及典型的演变过程的总结，这些典型胸部 CT 影像学改变在新冠肺炎诊断中的作用受到大家的重视，甚至有学者提出以胸部 CT 检测代替核酸检测作为确诊标准。CT 检查具有快速得到诊断结果的优势，并且典型的影像学改变结合临床，可以做出临床诊断。但是部分患者并没有肺炎的影像学改变，或者患者影像学改变不典型，这部分患者仅依靠 CT 检测，可能造成新型冠状病毒感染的漏诊。

因此，鉴于胸部 CT 和病毒核酸检测各自的优缺点，单纯依靠 CT 或病毒核酸检测均不可取，应在临床工作中仔细询问患者流行病学史、临床症状，结合各种检查结果，综合分析，作出临床判断。

四、新型冠状病毒无症状感染者及其胸部CT影像表现

（一）新型冠状病毒无症状感染者

无症状感染者，原则上可理解为是一种隐性感染或病原携带状态，即病原体侵入人体后，仅诱导机体产生特异性免疫应答，而不引起或只引起轻微的组织损伤，因而临床上不显示出任何症状，或仅为无临床症状的病原携带体。出现这种情况，可能与机体的免疫力及入侵的病原体的多少和毒力有关。无症状感染者多通过流行病学调查发现。无论是引起轻度上呼吸道疾病的普通型冠状病毒，还是引起严重呼吸综合征的SARS-CoV、MERS-CoV，以及目前新发现的新型冠状病毒，在其感染过程中都有无症状感染者出现的报道。具体到新型冠状病毒感染，无症状感染者指的是没有发热、干咳、乏力或其他不典型的临床表现，但是病毒核酸

检测呈阳性，或者虽然病毒核酸检测阴性，但血清学检测提示抗体阳性的患者。前期国内大样本流行病学调查的结果显示：无症状感染者占总发患者群的 1.2%，但此项结果仅基于核酸检测阳性，鉴于前述讨论的核酸检测阳性率较低，如果进行大样本的血清学抗体检测的流行病学调查，无症状感染者的数量可能更多。

自国家卫生健康委员会 2 月 7 日发布的《新型冠状病毒肺炎防控方案（第四版）》以来，新型冠状病毒核酸检测呈阳性的病例开始被分为两类：即确诊病例和无症状感染者，而非统一称为确诊病例。因此，在后来的几天里，各省都对确诊病例进行了核减，即把无症状感染者从确诊病例中减去，而对于这部分无症状感染病例的管理，在有条件的地区进行集中隔离，无条件的地区进行自行居家隔离，如果在隔离期间出现症状，则再按照确诊病例进行对待。这样在一定程度上减轻了当地的医疗压力，为更多急需治疗的新冠肺炎重型和危重型患者腾出了床位和医疗资源。但是，医学界关于无症状感染者是否应纳入确诊病例仍有一些争论。而大众也对无症状感染者是否会成为超级传播者存在一定的恐慌心理。

国内有学者认为：新型冠状病毒核酸检测呈阳性并不一定意味着一个人感染了病毒。因为实验室检测通常会在咽喉或鼻腔拭子中检测到病毒的遗传物质，但在一些人身上，病毒可能没有进入细胞并开始复制。但病毒通常需要在宿主体内复制才能达到可检测的水平，因此目前还不清楚是否存在这样的"携带者"，即这些人的病毒检测呈阳性，但实际上并没有被感染。虽然将无症状感染者不计入确诊病例可能不利于流行学调查及对疫情走势的估计，但在大规模有症状患者及可能随时发展为重型病例，且医疗资源有限的情况下，本着以救治患者生命为原则的精神，这种做法是合理的。而从传染病的角度来看，无症状感染者所占的比例很少，且病情很轻，携带的病毒数量较少，传染能力相对较弱，传播危害相对较小，成为超级传播者的概率微乎其微。因此，虽然从《新型冠状病毒感染的肺炎诊疗方案（试行第五版）》开始在传染源一项中对无症状感染者进行了添加，但也只是提出"无症状感染者也可能成为传染源"。

（二）无症状感染者胸部 CT 影像表现

由于无症状感染者没有明显的临床表现，血液学及生化学检测通常也没有异常，多数患者都是在有明确接触史后到医院查胸部 CT 后发现影像学表现，进而进行核酸检测确定为无症状感染者。那么判断其病情发展和预后也常常需要通过胸部 CT 检查来实现。有研究对 159 例无症状感染者的胸部 CT 影像表现进行了分析，发现无症状感染者病灶多位于肺外周胸膜下（89.3%），以肺下叶多见，病灶多累及 2 个及 2 个以上肺段（62.9%），主要以磨玻璃密度影为主（151 例，95%）。其发病机制尚不明确，磨玻璃密度影的形成可能是由于炎性细胞因子的侵袭引起肺泡壁增厚，肺泡内浆液性炎性渗出所致，随着间质炎性增厚可出现小叶间隔增厚，另有极少数患者（8 例，5%）胸部 CT 影像表现为实变影，这可能是由于患者未出现任何临床症状，前来医院排查时间较晚，炎症在肺泡内炎性渗出增多发展为实变影所致。磨玻璃密度影中合并纤维条索灶的比例较低（6.9%），目前多认为纤维条索灶的形成是肺组织修复期或缓解期的表现，在部分患者胸部 CT 复查影像中，纤维条索灶的比例明显高于首次 CT 检查。

在胸部的感染性病变中，短期复查有助于临床医生评估治疗效果，不同病原体的感染（如细菌性、真菌性、病毒性等）复查周期不同。新冠肺炎发病机制尚不明确，在胸部 CT 检查发现疑似病例时，一般建议患者治疗 1 周左右复查。在 159 例无症状感染者中，有 38 例患者 CT 复查影像显示：大部分患者（22 例，57.9%）复查病灶吸收累及范围较前减小，表明新冠肺炎虽然传染性强，但治疗效果较好，尽早发现有利于干预疾病以达到较好的预后。6 例患者病灶基本吸收，这些患者中位年龄为 29 岁，平均复查间期为 11.3 d，病灶基本吸收可能与患者本身自身抵抗力及早期发现隔离治疗有关。3 例患者胸部 CT 复查病灶未见明显变化，其平均复查间期为 5 d，这可能是由于复查间期较短，治疗效果评估尚不完全。7 例患者胸部 CT 复查有不良进展，患者平均年龄为 46 岁，平均复查间期为 11.6 d，病灶进展组患者中位年龄高于其他 3 组，提示患者的预后可能与年龄相关。此项研究对于胸部 CT 检查发现病变的患者，均采取了隔离治疗措施，大部分复查患者预后良好。在随访复查中发现，部分患者后续出现的临床症状亦得到改善，胸部 CT 病灶的好转略晚于临床症状的缓解。在复查病灶进展组中，患者的发热、胸闷、乏力等症状依然存在，这表明 CT 影像表现与临床表现有一定的相关性。

虽然此研究对新冠肺炎无症状感染者的 CT 影像表现进行了一定程度的分析，提出了胸部 CT 的检查对于无症状感染者的发现、隔离治疗及预后判断均起到了重要作用，但并未公布这些无症状感染者的核酸检测结果，是否所有患者都为核酸检测阳性不得而知。而对于无症状感染者解除隔离的标准，指南中并无明确规定，我们认为这部分人群仍有成为传染源的可能，因此应该按照确诊患者两次核酸检测阴性（间隔至少 24 h）作为解除隔离的标准，鉴于核酸检测有假阴性的缺陷，亦应该结合胸部 CT 结果给予综合判断。

第六节　血液净化技术在新冠肺炎重型及危重型患者治疗中的价值和操作规范

在新冠肺炎诊治中，重型及危重型患者的救治是目前的热点和难点问题，全球范围内感染人数不断增加、治疗手段有限及无特效治疗药物等多个方面的因素都成为目前诊治重型新冠肺炎患者重要难题。

2020 年 2 月 4 日国家卫生健康委员会发布的《新型冠状病毒感染的肺炎诊疗方案（试行第五版）》首次将体外血液净化技术列入危重型新冠肺炎患者治疗措施。在 2020 年 3 月 3 日《新型冠状病毒肺炎诊疗方案（试行第七版）》再次详细地描述了连续性肾脏替代治疗（CRRT）在新冠肺炎重型患者中的应用，同时增加血液净化的价值。作为危重症患者最常用的体外血液净化技术，CRRT 既往在 SARS、MERS 等冠状病毒相关性肺炎治疗中得到了广泛应用，我国相关专家也发布指导建议，规范 CRRT 在新冠肺炎重型患者的应用。但我们对 CRRT 在新冠肺炎危重型患者治疗中的实际治疗评价尚不明确，仍需要进一步研究。

一、应用CRRT治疗新冠肺炎的理论依据和基础背景

急性重症呼吸道传染病的临床特征及疾病进程具有共性特点：肺部炎症迅速进展，严重低氧血症和多脏器功能衰竭，最终的死亡原因多为呼吸衰竭、休克等多脏器功能衰竭和后期难以控制的继发感染，其中SARS、H5N1、H1N1、MERS及H7N9等病毒感染重症病例体内均呈现细胞因子风暴，参与疾病重症/危重症的发病机制。因此，清除细胞因子风暴是抗休克、抗低氧血症和多脏器功能衰竭等治疗中的关键环节。

CRRT 通过非选择性清除血液循环中过度表达的前炎症和抗炎症递质，降低体内峰值浓度，下调机体炎症反应，防止过度激活炎症递质对机体的影响。也有研究发现在重症肺炎集束化治疗早期，及时应用强效清除炎症介质的 CRRT 技术可有效减少 ARDS 发生，缩短机械通气时间及 ICU 住院时间，降低死亡率。我国也有研究表明，在常规集束化治疗基础上，每天加用 CRRT 治疗重症肺炎中，采用连续性静脉－静脉血液滤过（CVVH）治疗模式，每次持续 8~24 h，结果发现

CRRT 治疗组患者 7 d 内 ARDS 发生率 [11.43%（4/35）比 31.43%（11/35）] 和病死率 [0%（0/35）比 11.43%（4/35）] 均较常规治疗组明显降低。表明在重症肺炎集束化治疗早期，CRRT 治疗可明显清除患者体内炎性介质，提高免疫功能，减少并发症的发生，延缓重症肺炎病情的快速进展，为综合治疗提供了时机和条件。因此，CRRT 越来越多地应用于重症患者救治中，可以有效地去除炎性因子，改善内环境的稳定。

《新型冠状病毒肺炎诊疗方案（试行第七版）》增加了关于肾功能衰竭和肾替代治疗的详细描述：危重症患者的肾功能损伤应积极寻找导致肾功能损伤的原因，如低灌注和药物等因素。对于肾功能衰竭患者的治疗应注重体液平衡、酸碱平衡和电解质平衡，在营养支持治疗方面应注意氮平衡、热量和微量元素等补充。重症患者可选择连续性肾替代治疗，其指征包括：①高钾血症；②酸中毒；③肺水肿或水负荷过重；④多器官功能不全时的液体管理。同时，增加其他形式的血液净化治疗在新冠肺炎重型和危重型治疗的价值。血液净化系统包括血浆置换、吸附、灌流、血液 / 血浆滤过等，能清除炎症因子，阻断细胞因子风暴，从而减轻炎症反应对机体的损伤，可用于新冠肺炎重型、危重型患者细胞因子风暴早中期的救治。

二、CRRT治疗新冠肺炎重型及危重型患者应用的规范化管理方案

《新型冠状病毒感染的肺炎诊疗方案（试行第五版）》首次将体外血液净化技术列入新冠肺炎危重型患者治疗措施。作为危重型患者最常用的体外血液净化技术，CRRT 在既往 SARS、MERS 等冠状病毒相关性肺炎治疗中得到了广泛应用。为指导 CRRT 在新冠肺炎中的应用，根据《新型冠状病毒感染的肺炎诊疗方案（试行第五版）》《新型冠状病毒肺炎救治中 CRRT 应用的专家意见（国家肾病专业医疗质量管理与控制中心）》《全球肾脏病预后指南（Kidney Diseases Improving Global Outcomes，KDIGO）》等，结合国内外已报道的 CRRT 在冠状病毒相关肺炎（重症肺炎）中的应用经验，提出以下治疗建议（以下内容由陕西省血液净化质量控制中心发布），供参考。

（一）治疗适应证及启动时机

1.肾脏相关适应证及启动时机

（1）新冠肺炎合并急性肾损伤（AKI）。最新的研究报道显示，新型冠状病毒的关键受体 ACE2 在人体肾脏中存在高水平表达（比肺部高近 100 倍），肾脏

可能是新型冠状病毒的主要攻击靶点之一，该病毒引起的肾功不全可能是病毒感染引起疾病的主要原因之一，并最终可导致多器官衰竭和死亡。

新冠肺炎并发的 AKI 是患者接受 CRRT 的主要适应证。

1）AKI 按以下标准进行定义：48 h 内血肌酐升高 ≥ 0.3 mg/dL（> 26.5 μmol/L），或血肌酐增高值≥基础值的 1.5 倍，且是已知或经推断发生在 7 d 内；或持续 6 h 尿量 < 0.5 mL/（kg·h）。

2）AKI 按以下标准对严重程度进行分级（表 3-6-1）。

表3-6-1　AKI严重程度分级

分级	血清肌酐	尿量
1	基础值的1.5~1.9倍， 或增高≥0.3 mg/dL（>26.5 μmol/L）	<0.5 mL/（kg·h），持续6~12 h
2	基础值的2.0~2.9倍	<0.5 mL/（kg·h），持续≥12 h
3	基础值的3.0倍， 或增加至≥4.0 mg/dL（353.6 μmol/L），或 开始肾脏替代治疗	<0.3 mL/（kg·h），持续≥24 h； 或无尿≥12 h

3）CRRT 启动指征。

标准 1：根据《KDIGO 急性肾损伤临床实践指南》，AKI 进展为 2 期及 2 期以上要考虑肾脏替代治疗。如果存在危及生命的水、电解质、酸碱紊乱，紧急开始 CRRT；当决定开始 CRRT 时，不要仅用 BUN 和肌酐的阈值进行判断，而需要考虑更广泛的临床背景，是否存在 CRRT 可以改善的病情及实验室检查的变化趋势。

标准 2：参考 Ronco 和 Bellomo 共同提出的 AKI 指征，符合下列标准中任何 1 项，即可开始 CRRT，符合 2 项时必须开始 CRRT：非梗阻性少尿（< 200 mL/12 h）、无尿（< 50 mL/12 h）、重度代谢性酸中毒（pH < 7.1）、氮质血症（BUN > 30 mmol/L）、药物应用过量且可被透析清除、高钾血症（K^+ > 6.5 mmol/L）或血钾迅速升高、怀疑与尿毒症有关的心内膜炎、脑病、神经系统病变或肌病、严重的钠离子紊乱（血 Na^+ > 160 mmol/L 或 < 115 mmol/L）、临床上对利尿剂无反应的水肿（尤其是肺水肿）、无法控制的高热（直肠温 > 39.5 ℃）、病理性凝血障碍需要大量血制品。

（2）新冠肺炎合并慢性肾脏病。

1）合并新冠肺炎的维持性血液透析患者，如未行血液透析治疗 2 d 以上，需行 CRRT 治疗。

2）对既往存在慢性肾脏病但未开始维持性血液透析的新冠肺炎患者，如果存在全身浮肿、急性肺水肿、慢性心衰、严重的代谢紊乱时，应尽早开始 CRRT 治疗。

2. 肾外适应证及启动时机

（1）高炎症反应状态：

1）全身炎症反应综合征（SIRS）。SIRS 定义为：肛温 > 38 ℃ 或 < 36 ℃；心率 > 90 次 /min；呼吸 > 20 次 /min 或动脉血二氧化碳分压 < 32.33 mmHg；血白细胞计数 > 12×10^9/L 或 < 4×10^9/L（> 12 000/μL 或 < 4 000/μL 或未成熟粒细胞 > 10%）。

2）脓毒性休克。新冠肺炎患者可因肠道微生态紊乱等原因继发细菌感染，严重者可并发脓毒症休克，既往研究提示脓毒性休克时 CRRT 可有效清除炎症介质，显著改善脓毒性休克患者的血流动力学和提高生存率，可作为感染性休克和 MODS 的辅助治疗手段。

3）联合体外膜式氧合治疗。在联合 ECMO 治疗时，其人工管路及膜肺暴露也可引起细胞因子风暴，导致多种细胞因子产生增加，也可行 CRRT 去除细胞因子，降低巨噬细胞和单核细胞活性，更好地保存肺实质。

（2）酸碱平衡紊乱：新冠肺炎重症患者往往表现出难以纠正的代谢性酸中毒，这可能与长期低氧血症相关，如患者出现严重的代谢性酸中毒（pH < 7.1）或严重的乳酸堆积（乳酸 > 15 mmol/L），且经积极的内科治疗无效，建议行 CRRT 治疗。

（3）其他：合并新冠肺炎的重症胰腺炎、慢性心力衰竭等。

3. 治疗模式与剂量选择

参考《新型冠状病毒肺炎救治中 CRRT 应用的专家意见（国家肾病专业医疗质量管理与控制中心）》，建议采用以下治疗模式与剂量：

（1）危重新冠肺炎合并 AKI 时，建议采用连续性静脉 – 静脉血液滤过（CVVH），治疗剂量应后稀释 20~25 mL/（kg·h），若采用前稀释治疗模式时，治疗剂量应增加至 25~35 mL/（kg·h）。

（2）合并新冠肺炎的维持性血液透析患者，可采用连续性静脉 – 静脉血液透析滤过（CVVHDF）或 CVVH。

（3）合并严重的全身感染，或以改善高炎症状态为治疗目的时，建议采用 CVVH 或 CVVHDF，治疗剂量应 ≥ 35 mL/(kg·h)（后稀释），若采用前稀释治疗模式时，应将 2 L/h 的超滤量增加 10%，将 4.5 L/h 的超滤量增加 40%。可考虑应用连续性血浆滤过吸附（CPFA）治疗，也可根据病情需要联用血液灌流治疗。

（4）以严重电解质和酸碱平衡紊乱为治疗目的时，可采用 CVVH 或 CVVHDF，并依据病情程度和治疗效果适当增加治疗剂量。

（5）以单纯清除严重容量负荷为治疗目的时，可采用缓慢连续性超滤（SCUF），超滤率一般设定为 2~5 mL/min，可根据临床实际情况适时调整，原则上一次 SCUF 的超滤液总量不宜超过 4 L。

（6）治疗严重 ARDS 联合 ECMO 治疗时，治疗模式为 CVVH，治疗剂量后稀释 ≥ 35 mL/(kg·h)。

目前，我们对新冠肺炎这一疾病的认识尚不充分，CRRT 在新冠肺炎危重患者治疗的实战经验还很欠缺，因此，当前的治疗建议存在一定的局限性，需要我们在对新冠肺炎病理生理机制认识的不断加深和治疗经验的逐渐累积中予以修订和完善！

三、人工肝血液净化系统在新冠肺炎重症及危重症患者应用的管理共识

新冠肺炎的防治工作中，重型、危重型患者的有效救治是降低该疾病病死率的关键。阻断细胞因子风暴是抗休克、抗低氧血症和多脏器功能衰竭等治疗中的关键环节。实践表明李氏人工肝在人感染 H7N9 禽流感重症患者的救治过程中发挥了巨大的作用，取得了良好的效果。经专家团队讨论，针对人工肝治疗新冠肺炎重型、危重型患者达成以下共识。

1. 人工肝血液净化系统的基本原理　人工肝系统集成血浆置换、吸附、灌流、血液/血浆滤过等技术，用于清除炎症介质、内毒素及中小分子有毒有害物质，补充白蛋白、凝血因子等有益物质，调节水电解质、酸碱平衡。能阻断细胞因子风暴，减轻肺部炎症，改善呼吸功能；同时有助于恢复机体免疫稳态、改善体内代谢谱紊乱状态、有利于容量精准管理、改善肝和肾等多脏器功能，以提高新冠肺炎重型、危重型患者的救治成功率，降低病死率。

2. 人工肝血液净化系统治疗的适应证

（1）新型冠状病毒感染有机械通气指征患者。

（2）肺外多器官功能障碍累及患者，包括急性肾损伤、急性肝损伤、重症胰腺炎、心力衰竭等。

（3）药物治疗难以纠正的容量负荷及乳酸酸中毒等严重的电解质和酸碱代谢紊乱患者。

（4）血炎症因子（如白细胞介素 -6 等）浓度大于或等于正常上限 5 倍，或每天上升速度大于 1 倍及 1 倍以上患者。

（5）基础疾病需要人工肝治疗患者。

根据不同病情进行不同组合治疗的人工肝血液净化方法，系统地应用持续血液滤过（CHF）、血浆灌流/吸附（PP/PA）、血浆置换（PE）等经典方法，用于清除炎症因子风暴，恢复机体免疫稳态；改善体内代谢谱紊乱状态；有利于容量精准管理和维持酸碱及水电解质平衡；改善肝、肾等多脏器功能，利于提高重症患者治疗水平，降低患者死亡率。

3. 治疗模式的选择　在充分评估患者后，选择合适的治疗模式：

（1）血浆充足情况下，可以进行血浆置换联合持续血液滤过。

（2）血浆不充足时，可以进行血浆吸附治疗，或血浆吸附联合持续血液滤过。

四、应用CRRT治疗及人工肝血液净化治疗新冠肺炎的经验和体会

河南省人民医院公共卫生医学中心在本次疫情期间多次将 CRRT 应用于新冠肺炎重型及危重型患者的治疗，作为最重要的治疗手段之一，成功救治了很多新冠肺炎重型及危重型患者。有些患者基础存在糖尿病病史，有激素治疗的相对禁忌证，为了防止进一步危重进展、多发脏器功能损害，以及激素治疗后相关并发症的出现，通过早期应用 CRRT 治疗，经连续治疗后，患者氧合指数等指标逐步好转并出院。有些老年患者初诊治疗时为普通型患者，但随着疾病的进展，患者逐步出现呼吸困难、急促等 ARDS 表现，部分从其他医院转入我院，患者肺部病变进展迅速，很快患者病情发展为重型，为了防止疾病的进一步进展，进行 CRRT 治疗，经过治疗，患者逐步好转，最终好转出院。河南省人民医院公共卫生医学中心共应用 CRRT 治疗 10 余例，均取得了较好的疗效。

通过疾病诊治对临床后续新冠肺炎重型患者的治疗也带来一些提示，即对于新冠肺炎重型患者早期进行 CRRT 治疗可以有机会避免疾病进一步进展成危重型甚至死亡，及时阻断细胞因子风暴，改善患者预后，为以后相关患者的临床诊疗提供帮助。那么对于新冠肺炎危重型患者，当存在器官功能不全尤其是肾功能不全时仍要首先考虑 CRRT 治疗。不管是单纯的 CRRT 治疗，还是选择其他形势的，如人工肝血液净化系统对于重型患者的救治都非常重要，能够有效地减少疾病的进展，减少死亡率。为目前新冠肺炎重型及危重型患者的救治提供参考和有力的依据。

第七节　新冠肺炎疫情期间
医护人员的心理健康问题

新型冠状病毒具有极强的传染性，传染源为新冠肺炎患者，无症状感染者也可能成为传染源。传播途径主要经过呼吸道飞沫传播，密切接触也是重要的传播途径。这给人们尤其是临床一线医护人员带来很大风险，新冠肺炎症状不典型性，传播途径的多样性，给奔赴在一线的医务人员的心理健康造成了巨大影响。新冠肺炎疫情期间，医护人员心理健康问题也格外受到关注。

一、出现心理问题的因素

处于抗击疫情一线的医护人员面临着巨大的生理压力和心理压力。在隔离病房，护理人员往往身担数责，不但要承担患者的治疗，还要护理患者的生活日常，如一些病重和年老患者的进食、上厕所也由他们来负责照顾。护士的工作每天分上午班、下午班和夜班"三班倒"，护理新冠肺炎重型患者时需要长时间连续观察与监控其病情变化，他们工作时间长、工作量大。因为防护服紧缺而且穿脱不方便，部分医护人员整个班次 4 ~8 h 不敢喝水、不上厕所，或者使用一次性纸尿裤等。尤其对于女性医护人员来说，生理期不能及时更换卫生巾，给她们心理带来了极大的挑战，也增加了生殖道感染的机会。为防止家庭感染，一线救援人员大多集中在宾馆或医院住宿，连续 1 个月或更长时间不能回家与家人团聚。尤其在重症监护室的医护人员，暴露风险高且工作艰苦，需给患者定时翻身、护理，长时间陪护，缺少休息和睡眠是普遍现象，这种身心双重的冲击对医护人员的健康无疑是巨大的挑战。

面临新冠肺炎疫情的突发性、紧急性、严重性、高度不确定性，普通民众、隔离区的民众及与新冠肺炎患者密切接触的医护人员，都有可能出现各种各样的心理问题。当机体在遇到重大的紧急事态，常规、常态被破坏时，就会产生应激反应，尤其当人感到生存遭到危险时，会出现一系列包括情绪、思维和行为变化的内在心理问题，如恐惧、焦虑、悲痛、抑郁，以及出现疲乏、疼痛、心慌、胸闷、食欲下降等心理生理反应。重者会发生或出现创伤后应激障碍。

为了解工作在新冠肺炎疫情一线的医护人员心理健康状况，采用症状自评量表（SCL-90）调查了部分医护人员，旨在分析严重的应激事件下特殊群体的心理健康状况。SCL-90是目前应用最为广泛的心理疾病检查量表，包含了从感觉、情感、思维、意识、行为，直至生活习惯、人际关系、饮食睡眠等，均有涉及。调查结果显示：参与调查的医护人员总体心理状况水平跟全国成人比有所下降，特别是躯体化、焦虑、恐怖3个因子有极显著差异。在新冠肺炎疫情期间，医护人员在应激状态下产生更严重的心理问题，临床研究发现，应激状态下，患者体内的下丘脑 - 垂体 - 肾上腺轴（HPA）所调控的神经内分泌网络紊乱，促肾上腺皮质激素释放因子水平增高而皮质醇水平较低，导致肾上腺素通路持续被激活；杏仁核、海马、前额叶的糖皮质激素受体表达异常也可导致 HPA 功能紊乱，而蓝斑杏仁核通路在情绪应激反应和创伤后应激障碍中起重要作用，导致更易出现焦虑、恐惧、易激惹、过度敏感等情绪。

二、出现的心理问题

提供积极的心理干预对预防和减少急性应激障碍、创伤后应激障碍及其他精神障碍有重要意义，对躯体治疗有重要的促进作用。但此均需要建立在对心理状态变化的认识基础上。下面详细介绍疫情期间，医护人员出现的心理问题。

（一）恐惧

恐惧是人和动物共有的原始情绪之一，也是情绪的基本要素，指有机体在面临并企图摆脱某种危险情景而又无能为力时产生的情绪体验。新冠肺炎疫情初发之始，对其严重性、高度不确定性和社会危害性等没有有效的认识，引起了普遍的恐慌，作为医护人员由于职责所在，面对危险必须迎难而上。但早期医护人员的高感染率也使医护人员必然产生一定的恐惧心理，担心自己被感染，担心自己被感染后传染给家人。另外，发热门诊患者较多，个别患者在紧张焦虑的情况下出现愤怒的言语甚至攻击行为，也容易让医护人员产生担心和恐惧。

（二）焦虑

焦虑是当个体由于不能达到目标或不能消除威胁时极容易产生的情绪。新冠肺炎隔离病房中的任务繁重，患者的治疗时间较长，医护人员的任务也较为烦琐，加上害怕自己被传染，影响个人身心健康及整体荣誉，一部分人员出现明显焦虑情绪。另外，由于缺乏呼吸科、感染科、急诊科医生，很多科室甚至外科医生也支援到一线科室或发热门诊抗击疫情，由于不太熟悉隔离病房环境，不熟悉复杂的防护步骤，也不熟悉某些仪器设备的操作，加上新冠肺炎尚未找到快速有效的治疗方法，面对危重患者时，会手足无措，产生紧张焦虑感，主要表现为经常感到紧张、害怕、心烦意乱，躯体症状表现为手脚发抖、头痛、疲乏、心悸、头晕、恶心、胃痛、出汗，以及失眠、噩梦等。

（三）抑郁

抑郁是一种消极的情绪状态，它是遭受挫折、面对巨大压力等之后的沮丧和失望。医护人员在新冠肺炎隔离病房工作，由于其工作环境的特殊性，他们处于被隔离的状态，每天往返于生活区与工作区之间，活动范围较小，活动形式单调，对自身安全没有保障性；加上在治疗新冠肺炎患者过程中缺乏绝对有效的措施，有的患者病情进展迅速、病情危重，尽管经过全力抢救，最终仍然死亡，经历这样的情绪低谷时，医护人员心理压力大，情绪低落、悲痛，短时间内无法缓解，常常产生抑郁心理。主要表现为：悲观、缺乏自尊与信心；精神不集中、健忘、思维缓慢；失去活力、不愿做任何事；厌食、失眠。

（四）心理疲劳

心理疲劳是指由于紧张强度过大或过程过于简单重复而造成的心神不安或疲乏感，其特点是慢性的、非显性的。新冠肺炎隔离病房中的医护人员直接面临感染源，防护要求高，心理上经常处于极度紧张状态。工作强度大，夜班次数多，时间延长，每天都要执行烦琐的防护服的穿戴等程序，造成心理的疲劳，表现为主观感觉乏力，对周围事物无兴趣，易激怒，甚至对自己从事的工作有厌倦感。医护人员都是满负荷地运转，在面对急躁的患者时，需要更多时间和精力进行沟通解释，进而导致身心疲惫，精力耗尽。

（五）强迫心理

强迫心理是指头脑中不断重复着一些思想或意念，以致不断重复和无法停止某些行为。新型冠状病毒传染性极强，有些医护人员感觉到处都隐藏着病毒，随时都有可能使自己感染上，不仅在病房里每次操作完都要洗手、消毒，而且在回生活区或宿舍后也是不断洗手、戴口罩、打扫与消毒环境，且极其认真，产生强迫行为。

（六）孤独和寂寞

一线医护人员在满负荷工作之余，因为自己是高危人群，怕自己处于被感染后的潜伏期，因此不敢回家，怕传染给家人，在集中安排的宿舍或者酒店住宿。不能与家人见面，会感到孤独、寂寞和无助。

（七）自责和无奈

一线医护人员都希望每一位患者得到充分的救治，得到专业的护理和照顾，但是，由于疫情初期感染者多，有些患者年龄大、基础疾病多、病情发展快，或者有同科室的医护人员感染等原因，都会使医护人员产生自责和无奈、无力感，严重者甚至会对职业和自我价值产生怀疑和否定。

三、心理干预的必要性和采取的措施

（一）心理干预的必要性

医护人员的应激、焦虑、失眠、否认、愤怒及恐惧等心理问题不仅影响医护人员的注意力、理解能力及决策能力，损害疫情防控，还可能对总体健康造成持久的不良影响。来自有关 SARS 的报道提示，患 SARS 前医护人员心理状态不佳，负性情绪状态等对感染 SARS 有一定影响。众多研究认为，应激条件下神经解剖和神经内分泌的改变会使免疫系统失调，炎症因子中的肿瘤坏死因子 $-\alpha$，白细胞介素 -1β，白细胞介素 -6 和干扰素 $-\gamma$ 均高于健康对照组，增加对自身免疫或炎症疾病的易感性。

因此，我们需要特别关注一线医护人员的身心健康，解决其实际困难，对其心理问题进行干预。实施切实可行的措施保障医护人员利益，为保持医护人员持续健康的抗疫状态提供保障。

及时有效的心理健康促进和心理危机干预是避免医护人员在日后出现严重的创伤后应激障碍，保障他们身心健康和工作质量的必要手段。山东大学任清涛等对"4.28"胶济铁路事件现场救援人员心理健康状况的研究发现：在心理干预前，影响因素由强到弱依次为持续工作时间、神经质型性格特征（EPQ-N）、现场接触时间、消极应对等；保护因素由强到弱依次为外向型性格特征（EPQ-E）、工龄、应激史。心理干预后 1 个月，影响因素由强到弱依次为持续工作时间、EPQ-N、消极应对、现场接触时间；保护因素由强到弱依次为心理危机干预、EPQ-E、社会支持及利用度、积极应对、应激史。心理干预后 6 个月，影响因素由强到弱依次为消极应对、EPQ-N、持续工作时间、现场接触时间；保护因素由强到弱依次为心理危机干预、积极应对、社会支持及利用度、EPQ-E、应激史。

（二）心理干预的措施

新冠肺炎疫情中对医护人员的心理干预措施应当从多个层面入手：

（1）包括关爱医护人员的老年亲属、提高卫生防疫津贴标准、发放临时性工作补助、改善工作及休息条件。

（2）医护人员应采取分批轮换的方式减少持续工作时间、增加与外界的沟通交往、建立社会支持、提供心理热线或在线咨询、鼓励他们积极应对、提供可口的饭菜保证他们的营养摄入等，也包括对他们的家庭提供适当的支持与帮助，解除他们的后顾之忧，其中合理的轮岗非常重要。睡眠有助于对脑内代谢废物的清除，如乳酸、β淀粉样蛋白（β-amyloid,Aβ）等。睡眠剥夺可以影响身体健康的各个方面，对高级智能、学习记忆、情绪、精神状态等行为表现及机体心血管、内分泌、免疫系统、能量代谢等生理功能具有广泛影响，甚至可以引起不可逆的损伤。且睡眠不足的长期反复发作又可导致情感障碍。因此，合理进行轮岗不仅是对日间医务正常活动的保证，也是调整医务人员心理状态的重要手段之一。

（3）对于性格内向、不善表达的医护人员要重点关注，给他们提供情绪表露与情绪发泄的机会，情绪表露可以使心理健康和生理健康同时得到改善。

一线医护人员的心理危机可能出现在救治任务执行过程中，也可能出现在救治任务结束之后，因此疫情结束后应继续开展一线医护人员心理干预，采取跟踪、随访、关心等，帮助他们重拾生活信心、适应新的生活状态。

（三）医护人员自我心理疏导

医护人员自己也可以采取一些举措来进行自我心理疏导。

（1）适当休息，保证充足的睡眠，均衡饮食，学会自我调节。例如，多运动、听音乐、深呼吸、洗热水澡等。

（2）保持与家人联系，打电话或微信视频，从家人的支持中获得温暖和力量。

（3）允许自己示弱，当感到无法承受压力时，请及时与负责的领导沟通，根据自己的能力去做事情，允许自己在悲伤、难过、感动时哭泣。

（4）接受不完美和失败。医学不是万能的，要尽全力去救治患者，但也要接受现实，对负面事情有足够的心理准备，对自己的能力有客观的期望。

（5）培养良好的心理防御机制。提倡多用积极的心理防卫机制，如升华、幽默来面对日常生活中的挫折和困境。

（6）空余时间进行适当的肌肉训练。逐步紧张及放松各个肌群，让肌肉体会紧张和放松的感觉。

（7）写感恩日记。感恩是面对疫情的一味"良药"，写感恩日记是医护人员在面对疫情恐慌的一项非常有效的情绪调节方法，可以遵循以下4条建议：贵在坚持，不在多少；感恩到具体的人；注重质量，落到精细；用"我感恩……是因为……"句式。

（8）寻求同伴支持。可以找一个同事做"倾听伙伴"练习，每个人讲几分钟，另外一个人只负责倾听。也可团体进行，互相交谈，倾听心声，宣泄情绪。

（9）及时了解疫情。学习新冠肺炎的传播途径、临床表现、诊疗方法等最新知识。

（10）专家咨询，如出现无法睡眠、情绪低落、焦虑、心慌等症状，持续不能缓解，影响工作，可寻求专业的精神心理医生进行诊治。必要时药物辅助治疗。

（11）学习一些实用的心理干预技术，如安全岛技术、正念减压技术、腹式呼吸放松法等（见本节末"附：实用的心理干预技术"）。

感染新冠肺炎的医护人员心理负担会加重。来自疫区的一研究采用症状自评量表（SCL-90）分析感染新型冠状病毒的医务人员的心理状态及睡眠情况，结果提示感染组躯体化、抑郁、焦虑、恐怖因子分高于正常。从感染新冠肺炎后，他们会产生很多心理问题，他们担心自己把疾病传染给同事和家人；为同事和家人因为自己感染新冠肺炎隔离起来而自责；前期是和同事并肩作战，现在被单独隔离起来不能继续工作在自己岗位上而感到丢脸，觉得自己影响了整个集体的荣誉；辛辛苦苦为新冠肺炎患者诊治，自己却被传染上了新冠肺炎，对自己的职业产生倦怠感……

感染新冠肺炎的医护人员和其他职业患者不同，首先表现在对于医学知识的了解程度的不同。医护人员对于新冠肺炎疾病本身、自身身体状况及一般传染病的普遍规律的了解多于普通民众。其次，由于职业的原因，医生护士熟悉医院的环境和诊疗的程序，而普通人只有生病时才到医院。因此针对感染新型冠状病毒医护人员和其他人员，应该也给予不同的心理干预措施。对于感染新型冠状病毒的医务工作者来说专业知识已很丰富。首要干预措施就是使他们增强安全感、信任感，引导他们克服自卑抑郁心理，不要让他们感觉自己给同行添加了麻烦，要让他们在病房内充分发挥自己的专业优势，给以成就感。对于意志过分消沉、过分抑郁的患者可多用鼓励性的言语，但要注意适当，由于对于医学知识很了解，过多的鼓励反而可能适得其反。

新型冠状病毒疫情给患病的医务人员带来了巨大的心理压力，他们需要人文关怀，需要在精神、生活等方面给予支持和帮助，促进感染的医务人员以健康的方法解决恐惧、抑郁、自卑等不健康行为。应给以心理疏导，使感染的医务人员了解应激反应和身体反应过程，识别自身症状，帮助他们了解面临的问题，对身体情况不能胜任原工作者应考虑暂时调整适当的工作岗位，以利于身心早日康复。积极与感染的医务人员家属沟通，使他们能理解、配合、支持、鼓励感染的医务人员。单位领导、同事、朋友应设身处地体察他们的内心感受，了解他们的痛苦，给他们以真诚的关心和鼓励，促使他们身心早日康复。

附：实用的心理干预技术

一、安全岛技术

安全岛技术是指，你可以自己寻找一个使自己感到绝对舒适和惬意的地方，它可以是在地球上的某个地方，也可以是在一个陌生的星球上，或者任何其他可能的地方。如果可能的话，它应该存在于想象的、并非现实世界里真实存在的某个地方。关键是这个地方只有你一个人可以进入。如果因此而产生强烈的孤独感的话，也可以找一些有用的、友好的物件带着……这个地方应该是受到良好的保护，并且有一个边界的地方。它应该被设置为一个绝对可以阻止未受邀请的外来物闯入的地方。真实的人，即使是好朋友，也不要被邀请到这里来，因为与他人的关系也包含有可能造成压力的成分。在内在的安全岛上不应该有任何压力存在，只有好的、保护性的、充满爱意的东西存在……当你出现心情不好、紧张、焦虑及恐惧不安等不良的情绪时，可以使用安全岛技术帮助稳定情绪，能在一定程度上缓解焦虑、惊慌、压抑等情绪，增加内心的安全感。

二、正念减压技术

正念减压技术是一种心理行为调节的治疗方法，其核心要点是有意识且不带评判地觉察当下。在心理门诊主要用于缓解焦虑、抑郁、强迫和冲动等情绪问题。正念减压技术无须特殊设备和仪器，对场地也无特殊要求，常用正念减压的方法容易操作，费时不长，对伴有轻度焦虑、恐惧的患者，可以起到辅助性的减轻焦虑的作用。当我们大脑感觉累的时候，正念减压技术就是目前最好的大脑放松方法。持久的训练会让我们的心得到最有效的平静，逐渐改变常见的消极思考模式，让我们变得更加积极和有觉察力。

三、腹式呼吸放松法

腹式呼吸放松法是指吸气时腹部膨胀，呼气时腹部收缩，利用膈肌升降来达到呼吸效果的放松技术。腹式呼吸可以帮助我们放松并降低焦虑产生的生理反应，从而有效缓解焦虑。

四、"蝴蝶拍"心理稳定化技术

"蝴蝶拍"心理稳定化技术又称蝴蝶拥抱技术。顾名思义，就像蝴蝶一样，拍打着翅膀，又好像我们在自己拥抱自己、安慰自己，可以促使心理与躯体恢复和进入一种稳定的状态。"蝴蝶拍"心理稳定化技术主要运用于危机事件导致的焦虑、紧张、惶恐、缺乏安全感的状态。

第八节　全身炎症反应综合征在新冠肺炎中的评估与干预

细胞因子是一类能在细胞间传递信息、具有免疫调节和效应功能的低分子质量蛋白或多肽，通过调节免疫反应的强度和持续时间在免疫系统中起重要作用。在感染期间通过免疫细胞产生细胞因子引发炎症反应，对于早期清除病原体至关重要。然而，细胞因子在高炎症状态下被过度分泌释放可能引发患者体内发生细胞因子风暴（或高细胞因子血症）的现象，从而在组织和关键器官内产生无节制的炎症。细胞因子风暴与流感、败血症/败血性休克、急性呼吸窘迫综合征等密切相关，最终导致多器官功能衰竭。研究表明，在新冠肺炎重型患者的肺部及血清中均能检测出高水平的细胞炎症因子，炎症反应贯穿在疾病的整个发展中，下面就炎症反应与新冠肺炎的评估、治疗干预进行介绍。

一、血常规相关指标及降钙素原与炎症的关系

在炎症表现中最常见的就是细菌感染，而最能表现高炎症状态感染的是血流感染。血流感染是各种病原微生物侵犯人体进入血液后引起的全身性炎性反应，但其中仅有30%~40%的血流感染者可以通过血培养或骨髓培养的方式发现致病菌，引起血流感染的微生物包括细菌、真菌、病毒及寄生虫，血培养阳性可为临床提供病原学诊断的依据。在血流感染最初的24 h内，如果未能及时明确诊断并及早进行合理的抗菌药物治疗将会大大地降低患者的存活率。血流感染后，病原菌在血液中可对整个机体产生极大危害，如果不及时治疗，或者抗感染治疗方案

的针对性不强，患者可能迅速发展为感染性休克、多器官功能衰竭、败血症等恶性疾病，上述恶性疾病患者的病死率和致残率极高。

在临床中最常用的急性期蛋白是C反应蛋白和血清降钙素原。降钙素原是一种分子量为13 KDa的糖蛋白，它是降钙素前体，是一种无活性糖蛋白。正常生理条件下降钙素原仅由甲状腺旁C细胞产生，但在细菌感染时，肝脏的巨噬细胞和单核细胞、肺及肠道组织的淋巴细胞和内分泌细胞同样也可在细菌内毒素、肿瘤坏死因子–α和白细胞介素–6等的作用下合成并分泌降钙素原，从而导致血液循环中降钙素原水平显著升高。当前临床上，降钙素原检测具有1 h内快速获取结果的明显优势。近20多年来，大量研究已经证实血清降钙素原是当前被广泛认可的敏感性及特异性均较高的感染性炎性标记物。有研究人员提出，可将血清降钙素原作为在无明确感染证据前的全身细菌感染的早期诊断工具，从而进行早期有效的抗菌药物的治疗。

近期国内外有研究，在探索血清降钙素原在区分细菌感染具体病原体类型，如在区分革兰氏阴性菌和革兰氏阳性菌感染菌中的作用。刘建华等研究结果显示，革兰氏阳性菌株之间血清降钙素原无法发挥鉴别作用，而革兰氏阴性菌株之间，大肠埃希菌血清降钙素原明显高于其他菌株，同时也高于革兰氏阳性菌株，但特异度较低。C反应蛋白是在肝细胞合成并释放的非特异性急性时相蛋白，其在细菌感染时明显升高，但在存在外科手术、急性心肌梗死、病毒感染等情况时，同样也可造成血清C反应蛋白水平升高，从而使得C反应蛋白水平变化与感染程度并不一致。有研究表示，血清降钙素原联合超敏C反应蛋白可提高对细菌感染性疾病的诊断。

中性粒细胞和淋巴细胞是机体内主要的两种炎性细胞，中性粒细胞与淋巴细胞比值 (NLR) 是指外周血中性粒细胞与淋巴细胞计数绝对值的比值，它已成为评估机体全身炎症反应的重要指标之一。在血流感染早期，机体为了抑制强烈的免疫反应，骨髓中大量储备的成熟中性粒细胞被快速激活，其在机体血液中数量迅速增加；另外，血流感染患者存在免疫系统的功能下降，由于细菌及各种毒素的作用，特异性的免疫活化及非特异性的损伤使得成熟和非成熟的淋巴细胞凋亡，T淋巴细胞免疫抑制，淋巴细胞凋亡显著增加，从而使得淋巴细胞计数明显减少。中性粒细胞反映进行性炎症，淋巴细胞代表免疫调节途径，此二者对血流感染的诊断有一定帮助，两者的比值反映机体的整体炎症状态。

在血流感染的发生、发展过程中，由于中性粒细胞数量的增加和淋巴细胞数量的减少，NLR会升高。NLR作为独立的炎症指标，它整合了中性粒细胞及淋巴细胞的作用而成为一种独立的炎症指标，因此，NLR 较单独的中性粒细胞及淋巴细胞对炎症反应具有更好的预测价值。另外，由于如运动、年龄、应激等正常的生理条件会对中性粒细胞及淋巴细胞的绝对值产生较大的影响，而对 NLR 的影响较小，因而将 NLR 作为独立的预测指标会更准确、更可靠。

淋巴细胞是人体的免疫细胞，在不同部位分化成熟，可分为 T 淋巴细胞、B 淋巴细胞和 NK 细胞。淋巴细胞是在适应性免疫中起关键作用的白细胞，是免疫系统的核心成分，使免疫系统具备识别和记忆抗原等能力，从而清除入侵机体的细菌、病毒等。NK 细胞具有细胞毒效应，无须抗原预先致敏就能杀伤靶细胞，其杀伤作用早于 T 淋巴细胞，因此在病毒感染后的早期免疫反应中发挥着重要作用。然而，为了适应 NK 细胞的选择压力，许多病毒已经进化出了逃逸宿主 NK 细胞免疫反应的策略，大致包括上调 NK 细胞抑制信号、下调 NK 细胞激活信号黏附分子及分子模拟策略。研究发现，与健康对照者比较，新冠肺炎患者 NK 细胞百分比、NK 细胞绝对值显著降低，患者 NK 细胞减少的原因可能与以下相关：①患者本身免疫功能存在缺陷，NK 细胞数量较少；② NK 细胞在对抗新型冠状病毒时发生自身消耗，未能得到机体的及时补充；③新型冠状病毒感染机体后，侵犯机体免疫系统，病变累及淋巴结、扁桃体、脾脏和骨髓，出现多器官功能障碍，破坏 NK 细胞或抑制 NK 细胞的生成。以上 3 点单独或同时存在都可能造成人体在感染初期无法通过 NK 细胞来及时清除被病毒感染的细胞，最终导致新冠肺炎的发生。

二、细胞因子与炎症的关系

炎症反应是临床常见的一个病理过程，可以发生于机体各部位的组织和各器官，如毛囊炎、扁桃体炎、肺炎、肝炎、肾炎等。急性炎症平时具有红、肿、热、痛、机能掩藏等变化，同时常伴有发热、白细胞增多等全身反应。这方面变化的产生，实质上是机体与致炎因子进行抗争的反映。致炎因子作用于机体后，一方面引发组织细胞的损坏，使局部组织细胞显现变性、坏死；另一方面，诱导机体抗病机能增加，以益于清除致炎因子，使受损组织得到修复，从而使机体的内环境及内环境和外环境之间达到新的均衡。

全身炎症反应综合征（SIRS）是指机体针对多种损害因素产生的一种全身性病理生理反应，其本质原因是体内炎症介质的过度释放，而非损害因素本身的直接作用。SIRS 是败血症、感染性休克发展到多器官功能障碍综合征（MODS）的共同通路。美国胸科学会和危重症医学会于 1991 年 8 月召开会议，明确了

SIRS 的概念，确定其是一种全身性炎症反应，其诊断标准应具备以下 2 项或 2 项以上的体征或实验室发现：①体温 > 38 ℃或 < 36 ℃；②心率 > 90 次 /min；③呼吸频率 > 20 次 /min，或动脉血二氧化碳分压 < 32 mmHg；④血白细胞计数 > 12×10^9/L，或 < 4×10^9/L，或未成熟粒细胞 > 10%。与此同时，会议还对 SIRS 的病因进行了分类，除感染性原因较为常见外，还包括非感染性原因，如创伤、烧伤、缺血 / 再灌注损伤、肝硬化、胰腺炎，以及外科大手术等。2001 年，欧美 5 个相关学会又对 SIRS 的诊断标准进行了修订，增加了 C 反应蛋白和降钙素原的炎症指标及高排低阻的血流动力学指标。

SIRS 是住院患者尤其是 ICU 患者病情恶化甚至导致死亡的主要原因。有关 SIRS 的发生机制有多个假说，包括细胞因子风暴学说、正反馈学说和促炎 / 抗炎失衡学说。这些假说的共同点是炎症细胞通过产生细胞因子来触发炎症反应并扩大其过程。

（1）SIRS 始动因子的细胞激活机制最常见的始动因子是革兰氏阴性菌释放的内毒素 / 脂多糖（LPS），具有激发 SIRS 的"扳机"始动作用。LPS 通过脂多糖结合蛋白（LBP) 与巨噬细胞表面的 CD14 受体发生结合，从而激活巨噬细胞，这是 LPS 启动 SIRS 过程的首要步骤。除 LPS 外，细菌脂磷壁酸（LTA）、肽聚糖及酵母菌细胞壁上的甘聚糖也能与 CD14 受体结合，激活机体免疫系统。

（2）Toll 样受体及其介导的信号转导。Toll 样受体及其对抗原物质的识别：Toll 样受体（TLR）是近年研究的热点之一，该受体广泛分布于各种免疫细胞如巨噬细胞、树突状细胞（DC）、中性粒细胞、B 淋巴细胞，以及黏膜上皮和内皮细胞的表面，可与外来抗原发生特异结合，通过复杂的细胞内信号转导通路激活转录因子，合成并分泌大量细胞因子，引起炎症反应。各种 TLRs 能特异识别细菌的 LPS、肽聚糖甚至细菌 DNA 分子。

TM 样受体介导的信号转导：TLR 可与免疫细胞表面的 CD14 分子及其所识别的 LBP/LPS 组成膜蛋白复合体，然后通过 TLR 的膜内侧结构，作用于胞浆内的信号转导系统，包括 MyD8S、IRAK 和 TRAF6 等衔接蛋白，激活转录因子 NF-kB。

转录因子 NF-kB 的活化及其作用：转录因子 NF-TCB 家族至少有 S 个成员（p50，p65，RelB，C-Rel，p52），不同活性形式的 NF-kB 可能激活不同的靶基因。静息状态下，NF-kB 在细胞质内与 IKB 抑制蛋白结合，其核结合序列被掩盖。脂多糖、白细胞介素 -1β、肿瘤坏死因子 -α 及某些氧化剂可激活 IKB 激酶，使 IKB 抑制蛋白发生磷酸化降解，暴露出 NF-kB 的核结合域，从而进入细胞核内，与特异的 DNA 序列启动子相结合，激活许多功能基因，使细胞因子、化学因子、应激反应蛋白、抗菌蛋白及抗细胞凋亡蛋白大量表达。

（3）促炎因子的释放及其作用巨噬细胞也是免疫系统主要的效应细胞，一旦激活能分泌 100 多种物质。肿瘤坏死因子 –α 在 SIRS 发展中起着核心作用，是导致炎性介质级联反应的始发因子。肿瘤坏死因子 –α 可以趋化中性粒细胞、增加毛细血管通透性、诱发细胞因子间相互作用、促进氧自由基的产生。白细胞介素 –1 的释放受到严格的限制，需要先诱导合成其前体 proIL-1β，再接受刺激合成并分泌成熟的白细胞介素 –1β，与 TNF-CL 起协同作用。白细胞介素 –6 有促炎和抗炎双重活性，可诱导肝细胞合成急性期蛋白、调节巨噬细胞产生肿瘤坏死因子，从而影响 SIRS 的发生。阻断（或封闭）白细胞介素 –6 能降低补体水平，提高生存率。因此，白细胞介素 –6 被认为是发生败血症的生物学标记，同时也是治疗的靶点，高水平常常提示预后不良。白细胞介素 –12 能引起 NK 细胞和 T 淋巴细胞分泌干扰素 –γ，后者又反过来激活巨噬细胞，诱导其分泌其他促炎因子，因此，白细胞介素 –12 参与炎症和免疫级联反应，在感染性休克和 MODS 的发生发展中起重要作用。

巨噬细胞还能释放花生四烯酸的中间代谢产物，如白三烯、血栓恶烷、前列腺素 2（PGE_2）和前列环素，能调节血管紧张度、降低全身血管阻力，共同参与炎症及休克的发生。PGE_2 处理的巨噬细胞能在 LPS 刺激下表达促炎因子，而释放的促炎因子又反过来诱导 PGE_2 的合成。

巨噬细胞产生的炎症介质还包括干扰素类、粒细胞集落刺激因子、H–18、纤溶酶原活化因子、组织因子、血小板激活因子、白细胞介素 –8、MIP-lcuMIP-ip 等。这些因子不仅具有多种生物学活性，而且相互作用，介导不同的细胞群参与复杂的炎症网络调节过程，在不同水平上调节 SIRS 的发生、发展。

（4）抗炎因子的产生在 SIRS 发生过程中，随着促炎因子的不断释放，机体同时产生一些抗炎因子来拮抗过度的炎症反应。这些抗炎因子包括白细胞介素 –10、白细胞介素 –4、TGF-P、白细胞介素 –1 和白细胞介素 –13，可使为辅助 T 淋巴细胞绝对数 T 淋巴细胞分化成抑制性 T 淋巴细胞。激活的为辅助 T 淋巴细胞绝对数 T 淋巴细胞通过吞噬和灭活作用，抑制促炎因子的分泌，下调促炎因子受体。这是机体的一种代偿机制。在感染过程中，如果抗原持续刺激，可能造成单核吞噬细胞系统的广泛激活，出现细胞因子级联效应，在炎症反应放大的同时，激活抗炎症反应系统，产生抗炎因子，以维持体内炎症反应的平衡。这种平衡是相对的，当促炎因子占优势时即导致 SIRS，而当抗炎因子占优势时则引发代偿性抗炎反应综合征（CARS）。

三、炎症的治疗

除治疗原发疾病，消除感染等加重因素，全身支持治疗，防治并发症外，生物反应调节治疗已成为高炎症反应治疗的热点。

（1）抗内毒素治疗。内毒素/LPS 是 SIRS 发生的始动因子，利用 LPS 抗体、LBP 抗体及膜 CD14 受体拮抗剂，拮抗 LPS 对巨噬细胞的激活作用，有可能减少炎症因子的释放。但由于 LBP、CD14 在炎症反应过程中具有双重活性，拮抗后反而有可能降低巨噬细胞的免疫作用。

（2）抗炎性介质治疗。包括：①抑制或减少炎性介质的合成与释放：己酮可可碱、氨吡酮、多巴酚丁胺可通过抑制肿瘤坏死因子–α 基因的转录和翻译，阻止肿瘤坏死因子–α 的合成；PGE_2、白细胞介素–4、白细胞介素–10、白细胞介素–13可通过抑制白细胞介素–1、白细胞介素–6、白细胞介素–8和TNFKI释放，从而缓解炎性反应。②削弱或阻断炎性介质的作用：TOF–a抗体、白细胞介素–1抗体可与相应的细胞因子结合，阻断其作用。③缓解炎性介质的靶效应：CD18单克隆抗体、ICAM–1或ELAM–1的单克隆抗体能阻断由LPS、白细胞介素–1、TNF诱发的PMN与内皮细胞黏附，从而减轻炎性介质介导的组织和器官损伤。但由于众多炎性介质构成复杂的网络及炎性介质过度释放时形成的瀑布效应，对抗单一炎性介质往往显得力不从心。

血必净注射液是常用治疗药物，能改善机体免疫反应功能，对免疫反应及炎症介质进行调节。血必净注射液是一种常见中药制剂，成分包括川芎、丹参、红花等中药提取物，具有活血化瘀、行气止痛、清热解毒之功效，可改善血液循环及微循环。而且，血必净注射液还能对机体免疫功能进行调节，抑制白细胞介素–6等炎症介质的释放，加速炎症吸收。本研究治疗后，研究组 APACHEII 评分均优于对照组，提示血必净注射液可改善全身炎症反应综合征患者的健康状况。

（3）肿瘤坏死因子–α 转换酶(TACE)抑制的治疗。近年来发现，TACE 为释放肿瘤坏死因子–α 活性的特异性蛋白酶，属解离素和金属蛋白酶家族成员，后者还包括基质金属蛋白酶类(MMPs)。BB-1101 为 TACE 和 MMP 的双重抑制剂，可降低 TOF–a 的含量。

（4）基因治疗。基因技术的发展为许多疾病的诊治提供了新的途径。针对SIRS的基因治疗研究主要有两类：①利用转基因技术，促进抗炎基因的表达；②用反义核酸（RNA或DNA）技术，阻断促炎基因的转录或翻译。相应的治疗手段有：①抗氧化治疗：抗氧化剂吡咯烷二硫氨基甲酸（PDTC）可抑制NF-kB活性，从而减少促炎因子的表达；②促进IKB生成：应用IKB的腺病毒表达载体，使IKB显性失活突变过量表达，可抑制NF-kB的核移位；③糖皮质激素：糖皮质激素可直接作用NF-kB的P65亚基，从而抑制其与DNA结合，同时能增强IKB＜亚基mRNA的表达，通过上调IKB-CI转录水平,阻止NF-kB的核转移；④IL-10：最近发现IL-10可抑制NF-kB活化。另外，有人利用反义寡核苷酸与TNFmRNA或IL-1mRNA结合，以封闭基因表达，减少细胞因子的产生。

（5）血液净化治疗。血液净化治疗技术包括血液滤过和血浆置换，其目的是清除过多的细胞因子，重新建立可控的、有效的炎性反应。部分临床资料显示，血液净化治疗能显著降低血浆细胞因子水平，包括肿瘤坏死因子–α、白细胞介素–1、白细胞介素–6、白细胞介素–8、白细胞介素–10等。但是，各种细胞因子的清除率、蛋白结合率、电荷量等均不同，难以定量清除某种介质，而且完全清除需要持续较长时间。另外，炎症反应过程中细胞因子和炎症介质的释放是一个动态变化过程，其血液滤过时间、流量、滤膜面积和孔径都有待进一步确定。

连续性血液净化（CBP）是一组血液净化方法的总称，可以通过对流、弥散、吸附等多种机制将水分和溶质进行连续、缓慢地清除，可有效清除各种炎症介质，纠正机体内环境紊乱，重建免疫平衡稳态；同时为静脉营养等治疗提供条件，现已成为危重病治疗中不可或缺的技术。新冠肺炎重型、危重型患者的有效救治是降低病死率的关键。

急性重症呼吸道传染病的临床特征及疾病进程具有共性特点：肺部炎症迅速进展，严重低氧血症和多脏器功能衰竭，最终的死亡原因多为呼吸衰竭、休克等多脏器功能衰竭和后期难以控制的继发感染。研究证明SARS、H5N1及H7N9等病毒感染重症病例均呈现细胞因子风暴，是疾病重症化的关键因素。因此，阻断细胞因子风暴是抗休克、抗低氧血症和多脏器功能衰竭等治疗中的关键环节。研究显示，人工肝血液净化系统（简称人工肝），能清除炎症因子，阻断细胞因子风暴，从而减轻炎症反应对机体的损伤，减轻肺部炎症，改善呼吸功能；同时有助于恢复机体免疫稳态、改善体内代谢谱紊乱状态、有利于容量精准管理、改善肝、肾等多脏器功能，以提高新冠肺炎重型、危重型患者的救治成功率，降低病死率。

（6）免疫增强剂治疗。在炎症反应后期，体内的免疫细胞如巨噬细胞、为辅助 T 淋巴细胞绝对数 T 淋巴细胞、中性粒细胞等存在吞噬功能的下降，出现免疫功能抑制，此时可考虑应用免疫增强剂，主要有免疫球蛋白、巨噬细胞粒细胞集落刺激因子（GM–CSF）及胸腺素等。因此，在 SIRS 过程中，准确定位炎症反应所处的阶段对于治疗是至关重要的。

四、微炎症状态

对于全身或局部显性的临床感染征象，但是存在低水平、持续的炎症状态，表现为炎症因子升高，我们可称之为微炎症状态。普遍认为，微炎症反应是单核吞噬细胞系统持续活化的结果，血液透析患者由于外周血单核细胞与透析膜或透析液中污染的内毒素接触，可导致单核细胞活化，成倍地加重了炎症反应的发展。在医学当中，微炎症状态一般临床为全身循环中炎症标志蛋白及炎性细胞因子在小范围内长期保持在高值状态，而临床上无明显症状，是机体持续存在和缓慢发生的轻微炎症反应，它与细菌、病毒及真菌感染的发生不同，其实质是免疫性状态。微炎症状伴随发生于慢性疾病的各个阶段，并随着病情分期进展而加重，不但对患者的病情发展造成不利影响，同时还会对其内分泌及新陈代谢和血液循环等多系统造成危害，使得患者死亡率明显升高。

在管理新型冠状病毒感染患者过程中，临床上必须针对患者的免疫功能、炎症及感染状况进行定位，关键要早发现、早诊断，加强对症治疗。促炎和抗炎机制的平衡对于维持机体免疫稳态至关重要。但某些病毒，如高致病性冠状病毒会诱导过度及长时间细胞因子 / 趋化因子释放（细胞因子风暴），细胞因子风暴引起的免疫病理反应是导致病情严重甚至死亡的关键原因。因此，针对这些促炎性细胞因子和趋化因子的治疗性干预措施可能有助于缓解不良的炎症反应。所以在治疗新型冠状病毒感染患者过程中，根据病情有条件者可行细胞因子检测，尽快在这些因子中寻找出相关标志物，对相关细胞因子浓度的高低与疾病的严重程度的相关性的研究，将有助于指导临床评估疾病严重程度、疗效及预后。

第九节 雾化吸入在新冠肺炎治疗中的应用

冠状病毒为 RNA 病毒，飞沫和接触传播是其主要传染途径，通过侵犯细支气管黏膜，引起细支气管炎及肺泡周围炎而损伤肺组织，为局限性或弥漫性急性肺泡炎和间质炎。患者多以发热起病，且多以中低热起病，少数患者也可表现出高热、寒战的症状，多数患者早期出现乏力症状，部分患者表现咳嗽症状，多为刺激性干咳，痰量较少，以白黏痰为主，也有部分患者表现出胸闷、肌肉酸痛、头晕、头痛、鼻塞流涕、腹泻的症状。

关于针对新型冠状病毒的抗病毒治疗药物，目前国内外尚无针对新冠肺炎明确有效的抗病毒治疗药物，因此临床治疗主要参照国家卫生健康委员会发布的《新型冠状病毒肺炎诊疗方案》执行。其主要治疗原则为氧疗、抗病毒、抗炎及其他相关对症治疗，给药方案主要包括静脉输液、雾化吸入和口服等。由于本病为呼吸道传播性疾病，一方面雾化吸入给药可促进药物迅速、有效局部吸收，有利于疾病的治疗，但也可能产生气溶胶污染室内空气，可能导致医患之间及患患之间的交叉感染，因此，掌握其治疗方案的适应证及应对措施十分重要。

一、雾化方式的选择

基于现有的数据，大部分新型冠状病毒感染患者在医院仅需接受普通氧疗即可。目前临床常用的普通氧疗装置包括鼻导管、普通面罩、储氧面罩吸氧等。由于这些呼吸支持方式皆属于非密闭系统，因此在实施雾化吸入治疗时容易造成操作者及旁观者的气溶胶二次暴露，增加感染的风险。首选压力定量气雾吸入器、储雾罐和干粉吸入剂等由呼吸驱动的雾化装置，在吸气完成后戴上口罩或过滤装置再呼气。如果有条件，建议在单间的负压病房实施雾化治疗。如沙丁胺醇和异丙托溴铵吸入治疗应首选定量吸入（MDI）装 + 储雾罐进行。由于有创通气属于全密闭式通气，因此有创通气雾化吸入治疗方式的首要雾化方式为 MDI、雾罐或筛孔雾化等不影响气流的小容量雾化。此外，漏气量越大，气溶胶吸入越少，空气中暴露风险越大，故应连接紧密，尽可能减少漏气的发生，且可尽量减少患者咳嗽时的飞沫喷溅。

二、雾化药物的选择

选择雾化吸入制剂应严格按照说明书使用，禁止非雾化药物雾化使用，因为非雾化药物一方面由于其药物体积、理化性质等无法达到有效吸收的效果，同时制剂内常含有有毒有害物质如酚、亚硝酸盐等防腐剂，可能诱发患者哮喘发生，也有可能因为药物沉积在肺部，增加肺部感染的发生率。

（一）支气管舒张剂

主要包括选择性 β_2 受体激动剂和非选择性抗胆碱能药物。短效 β_2 受体激动剂（SABA）通过兴奋气道平滑肌和肥大细胞膜表面的 β_2 受体，活化腺苷酸环化酶（AC），增加细胞内环磷酸腺苷（cAMP）的合成，通过舒张气道、稳定肥大细胞膜从而发挥作用。常用于解除支气管痉挛和急性喘息，代表药物为沙丁胺醇和特布他林。

短效抗胆碱能药物（SAMA）可通过拮抗 M1 及 M3 受体，舒张支气管平滑肌并抑制黏液高分泌状态。拮抗 M2 受体则促使神经末梢释放乙酰胆碱，使支气管收缩，因此部分削弱了拮抗 M1 和 M3 受体所带来的支气管舒张作用，代表药物为异丙托溴铵。

（二）糖皮质激素

ICS 是目前最强的气道局部抗炎药物。糖皮质激素与胞质内激素受体（简称胞质受体）结合，并转运进入细胞核后影响核酸的转录而发挥抗炎作用。糖皮质激素也能直接作用于细胞膜上的激素受体（简称膜受体）而快速起效。由于膜受体的数量只占激素受体总量的10%~25%，且解离常数远高于胞质受体的解离常数，因此需要大剂量的 ICS 才能启动非经典途径。

（三）抗病毒药物

常用雾化吸入抗病毒药物包括利巴韦林和 α – 干扰素。利巴韦林是一种人工合成的核苷类广谱抗病毒药，对许多 DNA 和 RNA 病毒均有抑制作用，但其作用机制尚未明确。研究表明，常规剂量的利巴韦林在血液中的浓度无法抑制 MERS 冠状病毒，这就是利巴韦林在体外实验和动物实验有效而在临床上无效的主要原因。但是，加大剂量后可能造成严重的不良反应。考虑到大剂量利巴韦林的安全性问题，经全国新型冠状病毒肺炎医疗救治专家组充分讨论后，《新型冠状病毒肺炎诊疗方案（试行第五版　修正版）》将利巴韦林的使用剂量进行了调整。

目前临床上干扰素已被广泛应用于慢性乙型肝炎、慢性丙型肝炎、流感病毒、呼吸道合胞病毒等病毒感染性疾病的治疗。同时，在目前尚无明确有效抗病毒治疗药物的情况下，国家卫生健康委员会发布的有关新型冠状病毒肺炎诊疗方案中首先推荐试用 α–干扰素抗病毒治疗。2003 年，一项针对 SARS 冠状病毒感染患者的开放性研究显示，α–干扰素联合大剂量甲强龙，可以更快地改善患者的血氧饱和度和肺部炎症。但是，目前尚无干扰素针对新型冠状病毒肺炎患者抗病毒治疗效果的研究报道。

三、雾化药物使用顺序的选择

沙丁胺醇、异丙托溴铵等通过气雾吸入后能迅速扩张支气管，作用于平滑肌，平喘作用迅速。糖皮质激素雾化吸入剂型：布地奈德的雾化吸入可以减轻气道炎症，缓解毛细支气管炎引起的喘憋、咳嗽症状，是最常见的抗炎平喘药，且经雾化吸入局部吸收好，全身副作用少，且与支气管扩张剂合用具有协同作用。干扰素是机体抗病毒感染的第一道天然免疫线，重组人干扰素主要通过与细胞表面受体结合，诱导细胞产生抗病毒蛋白及通过增强自然杀伤细胞、巨噬细胞对靶细胞的细胞毒性作用来发挥作用。干扰素雾化吸入与肌内注射给药相比，能在给药后进入肺部，较多集中在肺部，不仅有利于局部作用，而且有利于减轻不良反应。在新冠肺炎治疗过程中我们发现，首先给予布地奈德、异丙托溴铵组药物雾化应用，使药物先发挥其抗炎、扩张气道、减轻呼吸道水肿的作用，然后鼓励患者充分咳嗽、咳痰，清除气道分泌物，而后再使用干扰素药物雾化应用，从而使干扰素药物在气道内发挥最大作用。该治疗方案在临床治疗过程中较用药顺序混乱者胸闷、呼吸困难等症状改善时间更快。

总之，雾化治疗对于新冠肺炎患者的治疗积极有效的：一方面可以增加肺脏局部药物浓度，另一方面可以减少药物造成的全身应用的副作用。但我们在治疗过程中，应注意选择合适的雾化给药装置及药物剂型，避免造成药物不良反应和交叉感染，同时还应该注意给药先后顺序，提高治疗效果。

第十节　新冠肺炎重型化机制

新冠肺炎患者具有流行病学史，按照严重程度分为普通型、轻型、重型和危重型，患者临床上以发热、乏力、干咳为主要表现，少数患者伴有鼻塞、流涕、咽痛和腹泻等症状。多数患者预后良好，轻症患者仅表现低热、轻微乏力等，无肺炎表现，多在一周后恢复。少数患者病情危重，甚至死亡，多见于老年人和有慢性疾病基础者。重型病例多在一周后出现呼吸困难或低氧血症，危重者快速进展为急性呼吸窘迫综合征、难以纠正的代谢性酸中毒、脓毒症休克和凝血功能障碍等。当患者出现外周血淋巴细胞进行性下降；外周血炎症因子如白细胞介素 -6、C 反应蛋白进行性上升；乳酸进行性升高；肺内病变在短期内迅速进展，提示预后不良。本节对新冠肺炎重型患者病情进行分析，从宿主因素、炎性因素两方面进行探讨。

一、宿主因素

此次新冠肺炎在免疫功能低下和免疫功能正常人群均可发生，与接触病毒的量有一定关系。如果一次接触大量病毒，即使免疫功能正常，也可能患病。对于免疫功能较差的人群，例如老年人、孕产妇或存在肝肾功能障碍人群，病情进展相对更快，严重程度更高。当然，很多免疫功能正常人群，感染以后因为严重的炎症反应，可能导致 ARDS 或脓毒症表现。

在此次新型冠状病毒的疫情中，老年人、尤其是合并基础疾病的老年人，病情进展迅速，多数患者白细胞计数不高，淋巴细胞计数低于 $1.0 \times 10^9/L$ 的患者病情更加危重，X 线胸部病灶变化也很快，以及总病死率均明显高于其他年龄段的感染者。中国疾病预防控制中心对截至 2020 年 2 月 11 日报告的 72 314 例新冠肺炎的病例（包括确诊病例、疑似病例和临床诊断病例）分析显示，70 岁至 79 岁老年患者总病死率为 8.0%，80 岁及以上高龄患者总病死率则高达 14.8%。同时，合并基础疾病患者总病死率亦显著升高，合并心血管疾病、糖尿病、慢性呼吸系统疾病、高血压及癌症患者总病死率分别为 10.5%、7.3%、6.3%、6.0% 及 5.6%。

老年人由机体退行性改变和多种慢性疾病引起的机体易损性增加，随增龄老年人组织和循环中促炎细胞因子基线水平升高，这种现象被称为"炎症衰老"。与炎症衰老相应的是机体对致病性威胁或组织损伤的免疫反应迟钝，称为"免疫衰老"。免疫的功能随增龄而降低，巨噬细胞、NK 细胞、中性粒细胞对病原体识别和吞噬作用下降，识别病毒的 T 细胞受体 (TCR) 多样性降低，并且主要负责产生幼稚 T 细胞的胸腺在 60 岁时被脂肪组织取代，导致记忆 T 细胞和效应 T 细胞累积，幼稚 T 细胞储备减少。同时 B 细胞的抗体分泌能力随增龄而降低，可能导致免疫反应减退，常常出现各种器官损伤。

1. 损伤肺脏　新型冠状病毒最早侵入肺部，造成肺脏损伤；病理表现为肺泡腔内见浆液、纤维蛋白性渗出物及透明膜形成；渗出细胞主要为单核和巨噬细胞，易见多核巨细胞。Ⅱ型肺泡上皮细胞显著增生，部分细胞脱落，肺泡隔血管充血、水肿，可见单核和淋巴细胞浸润及血管内透明血栓形成。肺组织灶性出血、坏死，可出现出血性梗死。部分肺泡腔渗出物机化和肺间质纤维化。

新冠肺炎高分辨CT演变特点：早期呈现多发、双侧分布小斑片影、网格状改变及间质改变，以肺外带明显。进而发展为双肺多发磨玻璃影、浸润影，严重者出现肺实变，少数可见胸腔积液。进展期发展为双肺多发磨玻璃影、浸润影，严重者表现为双肺弥漫性病变、支气管充气征及血管穿行，甚至肺实变，少数可见胸腔积液；缓解期可见较多纤维化病灶。治疗上需做好氧疗、做好气道管理工作，同时给予抗病毒、抗炎、雾化吸入等对症治疗。

2. 损伤心脏　病毒感染心肌后，机体对病毒产生的细胞免疫反应和体液免疫反应中，炎症细胞和组织细胞释放的大量细胞因子和炎症因子对心肌及全身器官组织损伤。同时获得性免疫细胞持续性增殖，可引起心力衰竭，以及氧供 – 需失衡相关的损伤，导致心肌细胞进一步损伤。对138例因新冠肺炎住院的患者进行分析，有16.7%的患者发生心律失常，7.2%的患者伴有急性心肌损伤。发病早期部分患者可出现肝酶、乳酸脱氢酶、肌酶和肌红蛋白增高，严重者D- 二聚体升高。部分患者迅速发生急性左心衰竭或心源性休克，出现肺循环瘀血或休克表现，少数发生晕厥或猝死。血压、呼吸、心率等指标异常提示血流动力学不稳定，也是病情严重程度的指标。在临床工作中需要加强对患者心肌酶和心肌炎性指标的检测如肌钙蛋白、乳酸脱氢酶、C反应蛋白、白细胞、白细胞介素 –6，以及进行心电图，床旁超声心动图动态观察。

治疗需卧床休息，支持治疗，保证充分热量；维持水、电解质与酸碱平衡。重型患者需要改善心肌细胞代谢，维持心肌细胞收缩，因此可用于病毒感染后的心脏支持治疗。新冠肺炎患者可合并不同类型的心律失常，首先要治疗基础疾病，改善心功能，纠正神经内分泌过度激活，并注意寻找、纠正诱发因素。使用磷酸氯喹时，建议密切关注QT间期。磷酸肌酸钠、辅酶Q_{10}、曲美他嗪能够改善心肌能量代谢，维持细胞内环境稳定。极化液可以使受累的心肌细胞恢复细胞膜极化状态，调整房室传导。有实验证实，心血管药物曲美他嗪具有抑制病毒增殖的作用；同时,建议重型及危重型患者应尽早给予生命支持治疗。

3. 损伤肾脏　新型冠状病毒感染所致AKI机制仍不十分清楚。根据现有研究，可能是由病毒直接介导，也可能由异常免疫反应释放的细胞因子和其他因素间接引起。病毒与免疫系统的相互作用可引起肾小球肾炎等肾损伤，此外，患者高龄、糖尿病、高血压等基础性疾病，去甲肾上腺素、多种抗病毒药物、抗生素等使用，以及重型和危重型新冠肺炎患者常有低血压、消化道丢失液体导致的脱水、低氧血症、电解质酸碱平衡紊乱、心功能不全等因素均可能诱导 AKI 发生。临床中主要表现蛋白尿、血尿、少尿、BUN、SCr 升高及肾脏影像学改变，部分患者发展为 AKI。临床病理可见肾小球球囊腔内见蛋白性渗出物，肾小管上皮变性、脱落，可见透明管型。间质充血，可见微血栓和灶性纤维化。因此在重症患者中应当采取相应措施维持肾脏功能，减轻肾脏损伤，避免病毒直接或间接引起的肾衰竭。不建议同时应用 3 种及 3 种以上抗病毒药物，出现不可耐受的毒副作用时应停止使用相关药物。面对肾功能异常患者，根据患者的实验室检查结果，有针对性地利尿扩容，给予血液净化疗法（如选用血浆置换、免疫吸附或 CRRT 等），纠正水电解质紊乱和代谢性酸碱平衡紊乱。

4. 损伤肝脏　新型冠状病毒可破坏肝细胞的正常周期，导致过度增殖状态和细胞周期阻滞，最终引起肝功能受损，也有可能是药物的肝毒性所致。新冠肺炎患者中出现的转氨酶升高和胆红素升高，有可能是病毒导致的非特异性肝脏细胞损伤和胆红素代谢障碍。同时，新型冠状病毒感染的部分重症患者存在血液循环障碍，部分患者甚至需要使用 ECMO 治疗，这类患者更容易出现缺血缺氧性肝损伤。肝脏的病理变化为"体积增大，暗红色。肝细胞变性、灶性坏死伴中性粒细胞浸润；肝血窦充血，汇管区见淋巴细胞和单核细胞浸润，微血栓形成"。实验室检查肝功能可见转氨酶升高，凝血功能变差，超声、CT 提示肝脏大小或结构改变。改善肝功能损伤同样也可以起到对抗重型病毒感染的作用，甘草酸及其衍生物具有改善肝功能异常的作用和抗病毒活性，因此，复方甘草酸苷是临床应用于重型感染患者肝脏支持的良好选择。还原性谷胱甘肽也可应用于重型感染患者肝脏损伤的支持治疗。

5. 损伤神经系统　有一部分新冠肺炎患者合并神经系统症状，少数患者伴有神经痛、感觉异常、大小便障碍等症状。因新型冠状病毒与 ACE2 受体结合，部分高血压病患者患新冠肺炎后，可能出现血压异常升高，增加脑出血发生危险，另外，新冠肺炎的危重型患者也常合并血小板的减少，也可能是此类患者易出现急性脑血管事件的高危因素，建议给予 CCB、利尿剂类等降压药。新型冠状病毒也可能感染中枢神经系统，研究者在患者脑脊液中检测到新型冠状病毒核酸，尸检的脑组织中也发现新型冠状病毒，可见脑组织充血、水肿，部分神经元变性。因此，条件允许可进行头部 MRI 平扫和增强检查，在患者配合情况下可行腰穿检查，并且行脑脊液的新型冠状病毒核酸检测。此类患者需要结合颅内感染诊治原则和新冠肺炎诊治指南，增加脱水、护脑、控制癫痫、抗精神症状等神经科的常规处理。

6. 损伤凝血功能　无论是轻型、普通型、重型、危重型新冠肺炎患者还是治愈出院的患者，都需要动态监测其病情变化。尤其是对于卧床大于 3 d 的患者，如果出现下肢不对称肿胀、疼痛或不适，或中心静脉置管的患者出现置管侧肢体局部肿胀或浅表静脉充盈，需要警惕深静脉血栓（DVT）的发生。既往研究和临床数据均显示，冠状病毒可以通过炎症因子促进凝血功能的亢进，而凝血功能亢进也有助于病毒的免疫逃逸，促进病毒的扩散。因此，对重型患者进行抗凝治疗可以减少微血栓形成，促进免疫系统对冠状病毒的识别，从而清除病毒和被感染的细胞，也可避免可能出现的肺栓塞。重型患者在没有出血禁忌证的条件下，均应预防肺血栓栓塞（PTE）的发生，包括药物预防与机械预防等措施。

药物预防首选低分子肝素，如果患者存在轻、中度肾功能不全，低分子肝素可适当减量，如果存在重度肾功能不全，则禁用低分子肝素，换用普通肝素。如果患者存在肝素诱导血小板减少症（HIT），可考虑换用磺达肝葵钠或口服利伐沙班预防性抗凝。对于有高出血风险患者可暂时采用机械预防措施，待患者出血风险下降，再启动药物预防。对于已经应用体外膜式氧合支持的患者，如果已经肝素化，则不必应用额外的药物预防，以免增加出血的风险。此外，还应积极纠正患者的合并症及并发症，以防这些症状加重患者的凝血功能亢进。

对于老年患者的临床诊治应注意诊断和评估的特殊性：不典型症状更为多见，更易发生肺水肿、低氧血症及重要器官灌注不足。常合并冠心病、高血压、房颤、射血分数保留的心力衰竭，临床上易漏诊和误诊。胸片、超声心动图、生物标志物水平在老年心衰诊断中特异性降低，治疗上更易发生水电解质及酸碱平衡紊乱。易发生药物相互作用和不良反应：高龄老年人面临预期寿命缩短，在进行有创检查及治疗时需严格掌握适应证，仔细评估风险收益比。此外，对后续老年患者及其照料者的情绪疏导、调节等都亟须关注。

二、炎症因素

新冠肺炎主要累及免疫系统和呼吸系统的疾患，引起的过度免疫反应会导致炎症因子风暴，从而引起器官组织损伤，有时这种组织损伤是致死性的。淋巴细胞计数越低，患者免疫功能越差，感染的风险也越高。研究发现，检测患者血清中 C 反应蛋白、白细胞介素 –6、降钙素原水平可以较早地对新冠肺炎的预后进行判断，并且可以结合其他指标来分析新冠肺炎的严重程度，以便对患者进行早期干预治疗，降低病死率。

糖皮质激素治疗可以有效地阻止间质性肺炎的进展，降低免疫系统对肺的损伤，从防止或减轻低氧血症、ARDS 及多脏器功能障碍综合征等，使患者渡过难关。在退热方面，糖皮质激素也发挥重要作用。在对新冠肺炎重型患者进行诊治时，临床医生可酌情使用糖皮质激素，以避免患者出现炎症因子风暴综合征。但是，过度应用糖皮质激素会引起免疫功能抑制，同时糖皮质激素也会诱发机体高凝状态，导致病毒感染和凝血功能亢进成为抗炎的副作用。一项 2019 年的系统综述和荟萃分析纳入了 10 项有关流感的观察性研究，共计 6 548 名患者，研究人员发现在接受了糖皮质激素治疗的患者中病死率有所增加。其他结果显示，重症监护患者的住院时间有所延长，而且继发细菌或真菌感染的比率亦有所增加。因此临床应用糖皮质激素时必须密切关注患者临床症状、实验室检查及肺部等器官的影像学改变，据此调整激素应用方案，在症状得到控制后应尽快停止激素的使用。

建议对使用糖皮质激素治疗的新冠肺炎患者可以短期应用抗菌药物预防感染。合并细菌感染的患者，可经验性应用三代头孢类药物加酶抑制剂。对病程大于 2 周的患者，淋巴细胞计数低，应结合体温、白细胞计数、中性粒细胞百分比、肺部影像学和氧合功能综合判断，对继发细菌感染的患者，可根据所在科室的细菌流行病学选用抗菌药物。对同时使用糖皮质激素、有创机械通气或体外膜肺氧合支持和广谱抗菌药物大于 3 d 的患者，应警惕合并真菌感染的可能。但以下特点应该引起注意：年老体弱，全身情况差，免疫力低下；长期患慢性疾病，尤其是慢支炎、支扩等慢性气道疾病患者易发病；气管插管、机械通气等侵袭性操作容易引起感染；临床常用抗生素治疗效果不佳，应及时作痰培养明确致病菌。同时，注意检测降钙素原、C 反应蛋白、D- 二聚体、G 实验、GM 实验等，综合判断，调整抗菌药物。同时早期积极启动以清除细胞因子为目的血液净化疗法 (如选用血浆置换、免疫吸附或 CRRT 等) 对部分重症患者的抢救可能具有十分重要的意义。

综上所述，新冠肺炎患者疾病的进展，跟患者本身的宿主因素和感染之后的炎症因素是密不可分的。需要及时而准确的治疗方案，在抗病毒治疗的同时，重视全身综合疗法，根据病情给予营养支持；炎症指标高时，可给予糖皮质激素联合抗生素，并早期启动血液净化疗法。对于一些疾病进展，逐渐出现呼吸困难等症状的患者，呼吸机支持是十分重要的。针对新冠肺炎危重型患者的治疗中，

ECMO 被列入"挽救治疗"，需要进行临床风险和收益个性化评估，必要时可给予 ECMO 等支持治疗。通过对患者病情进行分析及讨论，结合患者宿主因素，及时、早期干预治疗，降低患者的病死率。

第十一节　新冠肺炎患者核酸转阴的影响因素

新冠肺炎临床表现主要为发热、呼吸道症状、肺部典型影像学表现，甚至有一些无症状患者，其确诊主要依靠新型冠状病毒核酸的检出。新冠肺炎患者出院或解除隔离也需要连续2次核酸检测阴性，且2次采样时间至少间隔24 h。上海市公共卫生中心分析了从2020年1月20日至2月10日在上海公共卫生中心治疗的292例住院患者，从出现明显的呼吸道症状到第1次咽拭子检测新型冠状病毒核酸阴性的时间为2~22 d不等。河南省人民医院有一例患者在长达44 d的时间咽拭子检测新型冠状病毒核酸阳性，因此，分析新冠肺炎患者核酸转阴的影响因素是非常必要的。

一、新型冠状病毒检测方法

新冠肺炎病原体的发现和病毒全基因组的破译是我国研究人员目前所取得的两个重要的里程碑式的成果，为该病毒的分子生物学、分子流行病学和分子进化等研究，以及特异灵敏的早期诊断方法的开发和有效药物与疫苗的研制奠定了基础。

1. 新型冠状病毒的基因结构　新冠肺炎基因组序列已通过测序解析完成，结果显示基因组含有约 29 000 个碱基，有蛋白编码区／开放读码框（ORF）（图 3-11-1），包括 1a、1b、S、3、E、M、7、8、9、10b、N、13、14；与蝙蝠 SARS 样冠状病毒 bat-SL-CoVZC45、bat-SL-CoVZXC21 和人 SARS-CoV3 种冠状病毒相应蛋白质的长度非常相近；其中 ORF1ab 为 RNA 依赖的 RNA 聚合酶基因（RdRp）所在区域，编码 RNA 聚合酶，负责病毒核酸复制；S 区编码棘突蛋白，与病毒感染能力相关，通过与细胞表面血管紧张素转换酶 2 受体结合进入宿主细

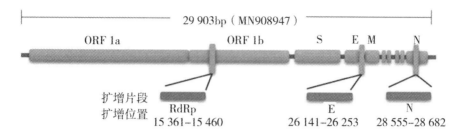

图3-11-1 新型冠状病毒基因组织结构模式及常见的引物扩增位置

胞；E区编码囊膜蛋白，负责病毒包膜及病毒颗粒的形成；M区编码膜蛋白；N区编码核壳蛋白，与病毒基因组宿主RNA互相识别。由于新型冠状病毒的RdRp基因在进化树上与SARS-CoV的RdRp基因显著不同，故被列为一种全新的β属冠状病毒。因而，RdRp基因也成为鉴定新型冠状病毒核酸的一个重要标志物。

2. 新型冠状病毒的分子生物学检测 新型冠状病毒侵入人体宿主细胞由细胞膜上受体介导，研究表明，其受体与人SARS-CoV同为ACE2受体。ACE2受体广泛存在于呼吸道、结膜、口腔、回肠和结肠等部位的上皮细胞，因此，感染者的鼻咽拭子、痰、下呼吸道分泌物、肺泡灌洗液、血清、粪便等标本均可作为病毒分子生物学检测的样本来源。目前诊断新型冠状病毒在分子生物学手段上的常用方法主要有2种，分别为病毒核酸特异基因检测和病毒基因组测序。

3. 病毒核酸特异基因检测 目前最常用的是实时荧光逆转录PCR法（实时荧光RT-PCR）。实时荧光PCR是一种快速简便、成本较低且已在临床广泛使用的感染性病原体核酸检测技术。新型冠状病毒属RNA病毒，PCR扩增前需要先进行逆转录反应（RT），商品化试剂盒通常把RT反应液与PCR反应液预混在一起，一步法完成逆转录与扩增检测的整个过程，简便且明显降低逆转录后开盖易导致污染的风险。

目前国家药品监督管理局已批准6家基于实时荧光RT-PCR的新冠肺炎核酸检测试剂盒（表3-11-1），1家基于高通量测序的试剂盒。实时荧光试RT-PCR剂盒主要分为2类，二重实时荧光RT-PCR和三重实时荧光RT-PCR（均为Taqman探针法）；二重检测的靶基因主要是RdRp基因和N基因；三重是RdRp基因、N基因和E基因。目前基于2019-nCoV基因组序列，已有多个研究公布了其检测的引物和探针序列，美国疾病控制与预防中心也在其官网上公布了引物和探针序列（https://www.cdc.gov/coronavius/2019-nCoV/lab/rt-pcr-panel-primer-probes.htmL），实时荧光RT-PCR扩增的常见区域如图3-11-1所示。

表3-11-1　国家药品监督管理局批准的新型冠状病毒实时荧光RT-PCR检测试剂

厂家	检测样本	靶基因	提取试剂	检出限(copies/mL)
上海伯杰医疗科技有限公司	鼻咽拭子、痰液、肺泡灌洗液、肺组织活检样本	ORF lab和N基因	伯杰提取试剂	1 000
上海捷诺生物科技有限公司	咽拭子、肺泡灌洗液	ORF lab和N基因	韩国Genolution提取试剂（全自动提取仪）和QIACEN提取试剂（52904，手工法）	500
上海之江生物科技有限公司	咽拭子、痰液、肺泡灌洗液	ORF lab、N基因和E基因	之江提取试剂或QLAGEN提取试剂（52904）	1 000
华大生物科技（武汉）有限公司	咽拭子和肺泡灌洗液	ORF lab基因和N基因	天根提取试剂（DP315-R）或QIAGEN提取试剂（52904）	100
湖南圣湘生物科技有限公司	咽拭子和肺泡灌洗液	ORF lab和N基因	圣湘样本释放剂（全自动提取仪）	200
中山大学达安基因股份有限公司	咽拭子、痰液和肺泡灌洗液	ORF lab和N基因	达安提取试剂（磁珠法）	500

4. 病毒基因组测序　宏基因组二代测序法(mNGS)指的是以宏基因组(metagenomics)为研究对象，直接利用NGS对临床样本中的基因组进行检测，实现病原微生物的快速识别、性能鉴定、功能研究，以及微生物间、微生物与环境间相互关系的研究。最近研究报道利用mNGS快速检测新型冠状病毒感染患者肺泡灌洗液样本中的新型冠状病毒，并通过进一步进化树分析表明新型冠状病毒与蝙蝠来源的冠状病毒株 bat-SL-CoVZC45 和 bat-SL-CoVZXC21 核酸相同率大于87.5%。

与前述实时荧光 RT- 降钙素原相比，NGS 不但可以鉴定新的病毒株，也可用于早期低病毒含量样本的检测或实时荧光 RT-PCR 检测可疑或灰区结果的确认。但鉴于目前大多数医院缺乏测序设备、缺乏生信人员来协助测序结果的解读、缺乏研发阶段的流程和试剂配比的优化、缺乏阳性和阴性参考品的设立，以及初步预临床试验的支持，再加上 NGS 的成本高和检测周期较长，目前还不适合于常规临床检测。

5. RT-PCR 检测中所存在的问题　首先，标本采集时要采集到含有病毒的细胞并有效保存病毒核酸：①采集部位不当，如采集口咽拭子时，采集深度不够；采集鼻咽拭子没有采到鼻腔深处等，可能采集到的细胞绝大部分都是不含病毒的细胞。②采样拭子使用错误，例如拭子头的材料推荐使用 PE 纤维、聚酯纤维、聚丙烯纤维等合成纤维，实际操作中使用了棉花等天然纤维（对蛋白质的吸附较强，不易洗脱）和尼龙类的纤维（吸水性不佳，导致采样量不足）。③病毒保存管使用错误，例如误用了易吸附核酸（DNA/RNA）的聚丙烯或聚乙烯塑料的保存管，导致保存液中核酸浓度下降。实际操作中推荐使用聚乙烯 – 丙烯聚合物塑胶与某些特殊处理的聚丙烯塑胶容器储存病毒核酸。上述环节操作不当均可能造成"假阴性"。

其次，可靠的体外诊断试剂：部分厂家的试剂产品由于研发时间短，也没有使用已知临床样本进行必要的性能确认，可能存在对试剂优化不充分及试剂批间差异大等问题。

再次，规范的临床实验室：标本运输保存条件、临床实验室的规范操作、结果判读和质量控制等也是保证检测结果准确可靠的关键因素。

二、新冠肺炎的免疫学特征对核酸转阴的影响

病毒感染机体以后，人体自身的固有免疫应答可能会导致病毒凋亡，当机体免疫功能下降时病毒在体内复制增殖、蔓延扩散，若进入机体的病毒不断成功地逃逸免疫系统的控制，则可能在体内长期寄生，甚至可能成为隐性传染源。新冠肺炎发病机制尚未完全明确，新型冠状病毒与 2003 年的重症急性呼吸综合征的冠状病毒（SARS-CoV）和 2012 年的中东呼吸综合征的冠状病毒（MERS-CoV）相似，均主要感染肺泡上皮细胞，侵入人体后启动局部和全身的炎症反应、氧化应激、组织细胞损伤等。病毒复制主要发生在前 1~2 周，病毒复制与机体产生的抗体同步发生，这时机体特异性免疫开始清除病毒，机体免疫应答程度不同，病毒核酸转阴的时间也不同。

1. 新冠肺炎轻型和普通型的临床表现和免疫学特征　新型冠状病毒肺炎大约 70% 的患者表现为轻型和普通型。轻型和普通型患者的临床表现通常不太明显，偶有急性发热、干咳，其胸部 CT 影像证据可能显示正常或有不明显的局部病变。但此时患者的免疫系统的状态已经发生改变，患者外周血中为辅助 T 淋巴细胞绝对数阳性和为毒性 T 淋巴细胞绝对值阳性的 T 淋巴细胞数量会减少。因此，在国家卫生健康委员会发布的《新型冠状病毒感染的肺炎诊疗方案（试行第五版）》中指出：对于急性发热且肺部影像正常者，若外周血淋巴计数发现为辅助 T 淋巴细胞绝对数阳性和为毒性 T 淋巴细胞绝对值阳性 T 细胞显著下降，应该作为疑似病例进行隔离观察。白细胞减少尤其是淋巴细胞减少对免疫功能产生影响，与

2. 新冠肺炎重型的临床表现和免疫学特征　新冠肺炎重型患者临床表现为发热、干咳，并逐渐出现气短、呼吸困难，胸部 CT 影像学特征显示患者的双肺呈弥漫性病变，此时患者的免疫系统已出现紊乱，淋巴细胞总数出现明显下降，中性粒细胞数量增加，部分炎性细胞因子，如白细胞介素 -6、白细胞介素 -10 和肿瘤坏死因子 -α 等，表达会明显上升。大量免疫细胞的浸润和组织液的聚集会阻塞肺泡与毛细血管之间的气体交换，从而导致急性呼吸窘迫综合征。研究发现，淋巴细胞计数减少与病毒侵入机体后产生的细胞因子（如白细胞介素 -6）水平呈负相关，血清细胞因子升高水平与病死率、核酸转阴等关系密切。

3. 新冠肺炎危重型的临床表现和免疫学特征　新冠肺炎危重型患者临床表现为持续发热且呼吸困难，需要依赖呼吸机来维持生存，胸部 CT 影像学特征显示为大片白色，即 "白肺"。最新的研究报道发现，出现 ARDS 的新冠肺炎患者，病死率接近 50%，如果 ARDS 达到中重度，病死率更是高达 70%。危重型患者的免疫系统已经完全紊乱，中性粒细胞数量、D- 二聚体、尿素氮和肌酐水平持续升高，而淋巴细胞数量持续下降，此时患者体内会因白细胞介素 -6、白细胞介素 -10、GM-CSF 等为主的炎性因子大量产生而出现细胞因子风暴。细胞因子风暴是由感染、药物或者某些疾病引起的免疫系统过度激活而导致的全身性严重反应，会引起患者多器官衰竭甚至死亡。细胞因子风暴发生迅速，这也是重型患者极易在极短的时间内发展成为危重型患者的原因，同时也是危重症患者核酸持续阳性的重要原因。

因此，机体被病毒感染后，病毒通过鼻腔和口腔进入咽喉部，再到气管和支气管，进而到达肺泡，在人体各种免疫机制的参与下，感染者会表现出不同的疾病严重症状，不同的疾病状态机体免疫系统清除病毒的能力不同，病毒核酸持续阳性的时间也不同。

三、心理因素对新冠肺炎患者康复的影响

当患者出现负面的心理问题时，机体免疫功能下降，清除病毒的能力下降，从而导致患者的病程延长，甚至病情反复，病情加重。有研究显示，新冠肺炎确诊患者和隔离留观者感到不同程度的焦虑、紧张、绝望，可能与新型冠状病毒具有高度威胁性、潜伏期较长、病情凶险、目前无特效治疗手段，且该病毒具有新发陌生性、不确定性和多变性等有关，易引起患者和隔离留观者的不良心理问题，

新冠肺炎综合防控诊治丛书　临床诊治分册

提示需注意对患者和隔离留观者的心理卫生和心理疏导。

不同性别、年龄、婚姻状况、文化程度、职业状况、人均月收入和居住地的确诊患者目前感到焦虑／紧张、孤独、抑郁和绝望，均不同程度影响新冠肺炎确诊患者目前的心理状态。分析原因，患者的不同特征均可能作为某种影响因素直接或间接对人体的生理、心理和健康各方面产生一定影响。进一步分析发现：

（1）女性新冠肺炎确诊患者比男性更易感到焦虑／紧张、抑郁。可能与男女在社会中承担的角色、责任、工作和社会分配不一致及社会对男性和女性的要求不一致有一定关系，也可能与此次研究中样本量男女差别较大和样本量稍小有关。

（2）年龄为30~50岁组段的新冠肺炎确诊患者比其他年龄组患者更易感到焦虑／紧张、孤独、抑郁和绝望。可能是因为30~50岁是追求人生社会价值的黄金时间，该年龄段人群正是社会繁重工作任务、家庭各方面角色承担者，因此这部分群体心理负担和压力更大。

（3）已婚的新冠肺炎确诊患者比未婚及离异的患者更易感到焦虑／紧张、孤独、抑郁和绝望。可能已婚者相比未婚者或离异者来说承担着更多的家庭角色，既有老人需要赡养，又有儿女需要抚养和教育，同时还有繁重的工作任务和家庭劳动等有关。

（4）大专或本科学历的新冠肺炎确诊患者更易感到焦虑／紧张、孤独和抑郁，硕士及以上学历的患者更易感到绝望，可能与不同文化层次的群体对不同刺激源的认识和耐受不同。

（5）在职的新冠肺炎确诊患者更易感到焦虑／紧张、孤独、抑郁和绝望，可能与在职者一般都是家庭的经济支柱，有繁重的家庭负担和大量的工作任务需要解决等有关。

（6）人均月收入2 000~5 000元的新冠肺炎确诊患者更易感到焦虑／紧张、孤独和抑郁，可能与中国大部分地区平均工资水平不同且不同职业劳动报酬和职业压力不同有一定关系。

（7）城镇居民中新冠肺炎确诊患者比农村患者更易感到焦虑／紧张、孤独、抑郁和绝望，可能与中国城乡发展差异大、思想和文化水平差异甚远和城乡抽样不均等有关。提示医院管理者应为新冠肺炎确诊患者提供心理专家咨询服务，对不同的心理问题采取针对性疏导方法及负性情绪的缓解与释放，使新冠肺炎确诊患者的心理问题得到及时解决。

同时加强确诊患者对新型冠状病毒的治疗和预防的宣传，使确诊患者认识到新冠肺炎是可防可治的，以消除其对疾病的恐惧和不安等心理。

随着传统医学生物学模式变革为现代的生物－心理－社会模式，心理因素与人类健康和疾病的关系越来越引起人们的关注。已有的研究证明心理应激及情绪反应可以影响人体免疫功能。状态焦虑和特质焦虑均同补体 C3 呈正相关，补体 C3 随状态焦虑和特质焦虑程度增高而相应增高。补体是机体固有免疫防御的重要部分，并对免疫系统的功能具有调节作用。机体在应激源的刺激下可以引起糖皮质激素分泌增多，从而影响血压、血糖及固有免疫的水平。从而影响疾病的恢复。

新型冠状病毒核酸检测方法、患者基础免疫水平、心理状态均会影响新冠肺炎恢复期患者的核酸转阴，在以后新冠肺炎的治疗和管理过程中，需要更注重标本采集、实验室检测的规范性，通过基础免疫功能的监测，评估患者的病情，尝试免疫学方法的诊断和治疗，关注患者的心理状态，早期进行心理干预，从而促进患者的早日康复。

第十二节　新冠肺炎诊疗中氧疗和机械通气的应用

一、经鼻导管或面罩氧疗

动脉血氧饱和度 ≥ 90% 即可有效满足机体代谢需求，无须氧疗，但新冠肺炎患者就诊后绝大多数都会进展，且活动后低氧血症更严重，高龄、合并基础疾病者多，患者出现意外的风险增大；而疾病的高传染性又会延迟评估和操作时间，故适应证应较传统呼吸系统疾病放宽，即静息吸空气条件下 SaO_2 ≤ 93%（与国家新冠肺炎诊疗方案重症标准一致）或活动后 SaO_2 < 90%，或氧合指数 200~300 mmHg（1 mmHg=0.133 kPa）；伴或不伴呼吸窘迫，其中氧合指数的准确性、可操作性差，但与国家标准一致，也与机械通气应用要求一致，故仍推荐。

给氧方法和效果的评价是应用中的重要一环，推荐鼻导管吸氧 ≤ 5 L/min，面罩吸氧 5~10 L/min。这主要是根据吸氧流量与吸氧浓度的关系决定的。鼻导管吸氧 1 L/min 时约提高吸氧浓度 4%，吸氧浓度提高的极限是 40%；而面罩吸氧的最高吸氧浓度是 60%，且主要用于经鼻导管氧疗达不到治疗效果的患者。推荐氧疗后 SaO_2 上升至 94%~98%，活动后 SaO_2 ≥ 90%；静息时无呼吸窘迫或呼吸窘迫改善。若活动后 $SaO_2 < 90\%$，须控制活动强度，避免大、小便过度屏气。低流量条件下 SaO_2 持续 $> 98\%$，宜暂停吸氧，观察 SaO_2 变化，评估病情。治疗效果的最低要求与氧疗标准一致；而最高要求 SaO_2 达 98% 是考虑更高水平无必要，且此时患者病情应该明显好转，绝大多数不再需要氧疗而进入康复阶段，有利于及早调整治疗措施，促进患者康复，避免不必要的人力和物力资源浪费。

二、经鼻高流量氧疗

经鼻高流量氧疗（HFNC）是目前最理想的氧疗方法，能充分湿化、温化，吸氧浓度的变化范围最大且可调（21%~100%），有微弱的通气效应和持续气道正压（CPAP）效应，故主要用于经鼻导管或面罩氧疗 1~2 h 无效；或治疗过程中低氧血症和 / 或呼吸窘迫加重；或氧合指数 150~200 mmHg 的患者。初始给予较高送气流量和较高吸氧浓度，根据氧合效果和呼吸窘迫情况调节；湿化温度调节以患者舒适为原则。氧疗效果和评价要求同前，即 SaO_2 在 94%~98%，活动后 $SaO_2 \geq 90\%$；呼吸窘迫改善；若活动后 $SaO_2 < 90\%$，须控制活动强度，避免大、小便过度屏气；若较低送气流量和较低吸氧浓度 $\leq 60\%$ 条件下，SaO_2 持续 $> 98\%$，宜改用经鼻导管或面罩氧疗，观察 SaO_2，评估病情。

三、无创正压通气

无创正压通气（NPPV）与 HFNC 不同，NPPV 有可调的通气压力和呼气末气道正压（PEEP），不仅能提高氧合，且对受损肺的换气功能也有治疗作用，但应用要求非常高。故推荐适应证为：接受 HFNC 或经面罩氧疗 1~2 h 氧合达不到治疗要求、呼吸窘迫无改善；或治疗过程中低氧血症和 / 或呼吸窘迫加重；或氧合指数 150~200 mmHg。治疗方法是选择双水平气道正压（BiPAP）呼吸机，首选 S 键［压力支持通气（PSV）］或 S/T 键［压力支持通气 / 压力控制通气（PSV/PCV）］，推荐吸氧流量 5~10 L/min，呼气相压力（EPAP）从 4~6 cmH_2O（1 cmH_2O=0.098 kPa）开始逐渐增大，EPAP 调节兼顾改善低氧血症和患者依从性，不宜超过 10 cmH_2O；吸气相压力（IPAP）调节以改善患者呼吸窘迫为原则，高压、低压之差 ≥ 4 cmH_2O。呼吸窘迫明显或呼吸频率持续 > 30 次 /min，可在密切观察条件下适当应用镇静剂。治疗 1~2 h 后 $SaO_2$94%~98%，呼吸窘迫改善说明有效。吸氧浓度 $\leq 40\%$，SaO_2 持续 $> 98\%$，说明病情明显改善，宜改用 HFNC 或经面罩氧疗，观察 SaO_2，评估病情。

四、有创机械通气

有创机械通气的治疗效果确定，但治疗要求高、不良反应多，故推荐适应证为接受 HFNC 或 NPPV 治疗 1~2 h 氧合达不到治疗要求、呼吸窘迫无改善；或治疗过程中低氧血症和 / 或呼吸窘迫加重；或氧合指数 < 150 mmHg。建议首选经口气管插管，若插管 1 周或预计超过 1 周仍不能拔管，宜及早气管切开；首选定压型通气模式，如压力辅助 / 控制通气（P–A/C）、定压型同步间歇指令通气 + 压力支持通气（P–SIMV+PSV）、双相气道正压通气（BIPAP）。首选以小潮气量（4~8 mL/kg 理想体重）为核心的保护性通气策略，推荐控制通气时的平台压 ≤ 35 mmH_2O，有稳定自主吸气触发时 ≤ 30 mmH_2O；PEEP 原则上以改善低氧血症，且不明显升高平台压为原则，一般在 10 cmH_2O 左右，不宜 ≥ 15 cmH_2O。病情明显好转后逐渐转为自主性通气模式，如 PSV。

为更好地在实践过程中提高应用呼吸机的水平，减轻或避免其副作用，应在实践中注意学会细节的准确把控：①准确表达模式和对应的参数；②掌握辅助参数，如吸气或呼气压力坡度、流量形态和大小、送气和屏气时间等；③明确设置参数和实际变化参数；④模式合用时注意区分各自对应的参数；⑤明确实际设置参数图和基本波形图的意义。镇静 – 肌松剂的应用是必要的，但也注意避免或减轻其副作用：首选镇静，按需应用肌松剂。初始上机时，充分抑制自主呼吸；病情稳定后应降低剂量，逐渐出现稳定的自主吸气触发或适当唤醒；直至完全停药。

若保护性通气后氧合改善不明显，且仍处于急性期阶段，可实施肺开放通气，并评估疗效；若有效，可根据需要多次实施肺开放。也可实施俯卧位通气，并评估疗效。由于新冠肺炎主要为肺实质病变，故 PEEP ≤ 5 mmH_2O、吸氧浓度 ≤ 40% 说明已符合或基本符合撤机条件，宜评估后及早撤机；若有其他心、肺、脑合并症或并发症，宜进一步评估后撤机。若符合撤机条件，患者能有效咳痰，精神状态基本稳定，宜及早拔管；若有其他并发症或合并症，宜进一步评估后拔管。在有创机械通气后仍持续需要高浓度氧疗或并发重症心功能损害，无明显禁忌证且有应用条件者应及早启用体外膜氧合。

上述呼吸支持技术的应用和评估方法是在遵循国家指南应用原则的基础上，提高了可操作性，也明确了实践中提高应用水平的目标。

第十三节　新冠肺炎胸部影像学改变

一、胸部影像学检查的重要性

作为传染性疾病，病原学检查是确诊新冠肺炎的金标准。但实时荧光定量PCR检测新型冠状病毒总体阳性率不高，其检出率受试剂盒灵敏度、实验操作、患者病毒载量、临床标本类型等多方面因素影响，这样仅依据新型冠状病毒核酸阳性结果存在很高的漏诊率。结合河南省人民医院公共卫生医学中心患者的诊疗经过，胸部影像学检查在诊疗过程中起到举足轻重的作用。近期有研究表明，胸部影像学检查的灵敏度高于新型冠状病毒核酸检测，故国家卫生健康委员会在《新型冠状病毒肺炎诊疗方案（试行第六版）》中，对于疫情严重的地区，除疑似病例和确诊病例外新增一条临床诊断病例，即疑似病例具有肺炎影像学特征者，对于此类患者应及时收治入院进行隔离治疗，后续再进行核酸检测，以改善患者预后及防止疫情扩散。必须提醒的是肺炎影像学特征不具有特异性，与不少其他病毒感染表现相似。胸部影像学检查在新冠肺炎的诊疗过程中起着不可或缺的作用。在国家卫生健康委员会的持续多版的新冠肺炎诊疗方案中反复强调胸部影像学检查的重要性，此外中华医学会放射学分会也发布了《新型冠状病毒肺炎影像学诊断》，同时国内众多学者也在第一时间毫无保留地将自己的经验和体会介绍给全国的影像学同道，提高了诊断的水平。为了更好地从影像角度了解新冠肺炎，我们总结了河南省人民医院新冠肺炎确诊患者的CT图像，以期进一步加强其在新冠肺炎诊断、治疗、疗效定量评估方面的应用，辅助临床进行更加科学、精准的防控。

二、新冠肺炎胸部影像学特征

（一）胸部 X 线摄影

新冠肺炎患者早期胸部 X 线摄影多无异常发现，容易漏诊。临床普通型患者可表现为两肺多发小斑片影或间质性改变，以肺野中外带分布为主。重型患者病变范围较广泛，可伴有叶间裂增厚及少量胸腔积液。病变进展至危重型时，表现为两肺弥漫性实变阴影，呈"白肺"表现，少数患者可伴有少量胸腔积液。

（二）胸部 CT 影像表现

极少数普通型患者起病早期胸部 CT 影像可无明显表现，随着病情进展，肺内可出现以下病变，常见胸部 CT 影像表现如下：

（1）磨玻璃阴影：为肺内密度稍高的模糊阴影，不掩盖走行于其内的肺血管影；病理改变为肺泡内渗出、肺泡壁或肺泡间隔炎症或增厚。新冠肺炎患者可出现大小不等的斑片状磨玻璃阴影，可表现为单发或多发边缘清楚或不清楚，以胸膜下分布为主。

（2）实变：随着病情逐步进展，肺泡内的气体被病理性液体、细胞或组织取代，表现为肺实质密度增高，肺血管和气道壁因失去空气对比而使边缘变得模糊不清。为多灶性、斑片状、大片状或节段样，以两肺下部胸膜下及沿支气管血管束分布为主，多见于疾病进展后，其内有增粗小血管影和空气支气管征。

（3）铺路石征：在磨玻璃阴影的背景下，有小叶间隔增厚相互交织成网格状阴影，类似不规则的铺路石，此影像学表现称之为铺路石征。

（4）空气支气管征：空气支气管征是在不透亮的（高密度）不含空气的肺组织内衬托出的充盈含气的低密度支气管影。

（5）纤维性病变：肺部慢性炎症或增殖性病变在修复愈合过程中，纤维成分逐渐代替细胞成分而形成瘢痕。纤维性病变可引起牵拉性支气管或细支气管扩张，走行扭曲。

（6）支气管管壁增厚和支气管扩张：部分病例出现病变处支气管管壁增厚，支气管因邻近病变牵拉而扩张，可有邻近胸膜或叶间胸膜增厚。

（7）增粗小血管影：病变边缘或病变内可见增粗小血管影，增粗小血管影可见于疾病的各个阶段。

（8）其他：结节、晕征、反晕征、肺不张、淋巴结肿大等。

三、新冠肺炎胸部影像学分型

目前，新冠肺炎尚缺乏系统的影像学表现与病理学对照资料研究。基于目前的临床实践，根据病变受累的范围和表现，推荐将新冠肺炎的 CT 影像表现分为轻型、进展型和重型三种类型。

（一）轻型

患者肺部影像学的主要表现为大小不等、局灶性磨玻璃阴影。部分病例表现为非常淡薄的小斑片状磨玻璃阴影、胸膜下磨玻璃阴影或磨玻璃结节、亚实性结节，结节边缘清楚或者欠清楚，周围可有晕征。病灶可多发，也可单发，各肺叶均可累及，以中、下叶常见，多分布于肺中外带和胸膜下，主要表现为磨玻璃阴影和实变影。部分病例的病灶也可沿支气管血管束分布，其周围有磨玻璃阴影，小血管可以穿过病变。多数磨玻璃密度病灶边缘不清楚，部分边界清晰，多数病灶内还可见细支气管空气支气管征和铺路石征。

（二）进展型

病变范围较大，常累及两肺多个肺叶，病灶内出现大小、程度不等的实变、纤维化，多种病灶并存，可伴有牵拉性支气管或细支气管扩张、叶间胸膜局限性增厚，胸腔积液和纵隔淋巴结增大少见。

（三）重型

双肺病变弥漫，密度不均，可见大片实变，也可呈大片状磨玻璃阴影，其内可见空气支气管征。双肺大部分受累时呈"白肺"表现，膈面升高。叶间胸膜和双侧胸膜常见增厚，并可见少量胸腔积液。

四、新冠肺炎影像学转归

目前，新冠肺炎的影像转归过程和规律尚不明确。根据已获得的资料发现，罹患新冠肺炎的患者在早期病变进展迅速，可由孤立性病灶发展为多发病灶，病灶数量增多、范围扩大，病灶密度增高，可出现病灶有消有长的现象。疾病病程较长，后期恢复过程可表现为病灶数量减少、范围缩小、纤维化等改变。CT 检查结果显示，病灶的吸收落后于临床症状的好转和新型冠状病毒核酸检测转阴。部分患者在连续核酸检测阴性的情况下，肺内仍有部分病灶未完全消散。

绝大多数新型冠状病毒感染的肺炎患者经过隔离治疗，病情趋于稳定、好转，表现为病灶范围缩小，密度逐渐减低，病灶数量减少，磨玻璃阴影可完全吸收。部分患者病变可以在较短的时间内演变为纤维化的索条影，这种纤维化表现是否为病变逆转的特点，仍有待于资料的进一步积累。少数具有基础疾病的患者或老年患者，病程中病变进展，肺内病变范围扩大，结构扭曲、变密实，严重时出现"白肺"。

五、新冠肺炎胸部影像学鉴别诊断

新冠肺炎的影像学表现具有多样性，转归变化比较快。从影像学角度出发，需要与之鉴别的肺部疾病为数不少。根据影像学表现的相似性和易混淆的程度，主要鉴别诊断包括感染性疾病、肺间质纤维化和结缔组织相关性肺病，以及其他疾病。

1. 流感病毒肺炎 潜伏期一般为 1~4 d，多有畏寒、头痛、发热、肌肉酸痛、乏力、鼻塞、流涕、咽痛、咳嗽等非特异性症状，血清学检查及病毒抗原检测临床意义较大。主要影像学表现：疾病早期，大多数 X 线片无异常发现。在 CT 上显示肺小叶中心性结节呈树芽征、大片状磨玻璃阴影，或者小斑片状的磨玻璃阴影，或者实变影。可有肺门淋巴结增大。胸膜可有增厚，无明显胸腔积液。

2. 支原体肺炎　大多数起病不急，症状轻重不一，以隐匿感染或轻症感染为多，最常见的症状有发热、刺激性干咳、肌肉酸痛、胃肠道症状等非特异性表现，重症者可以出现呼吸困难。体征与影像学表现不平行，症状与体征也不平行，体征轻微而影像学表现明显是本病的特征之一。最常见 CT 表现为肺间质炎症伴气腔实变影及磨玻璃阴影，部分伴树芽征改变，常伴间质受累。

3. 肺炎链球菌肺炎　该病发病前常有受凉、疲劳、淋雨等诱因。起病比较急骤，突发寒战、高热、肌肉酸痛，体温数小时内可达 39~40 ℃。患侧胸痛，咳嗽咳痰，痰可带血或呈铁锈色。最常见表现为大叶性肺炎，以下叶多见，也可以发生于两个以上的肺叶，实变影内常见空气支气管征，其次为小叶性肺炎。

4. 过敏性肺炎　可表现为急性、亚急性及慢性型，各型具体临床表现不一，其影像特征表现是以肺中部至上部区域为主的小叶中心性磨玻璃阴影、结节影及空气潴留征象。肺功能试验为限制型通气功能障碍，肺容量和弥散功能下降，可伴有低氧血症。支气管肺泡灌洗检测是疑似过敏性肺泡炎肺炎的敏感方法。需要特别强调的是，进行呼吸影像诊断时，不能从影像到影像，必须结合临床表现、实验室特点和相关资料，进行综合分析，进而提高诊断和鉴别诊断水平。

总之，新冠肺炎还是有其特有的影像学征象，我们在实际的工作中一定要细致观察、反复比对，尤其是对于新型冠状病毒核酸检测阴性的患者。同时要根据其影像征象预测患者病情发展及相关预后，注意心肺循环紊乱的问题，指导临床治疗。新型冠状病毒感染的肺炎的演变过程和规律还需要有更多的资料积累和进一步的探索和研究。

第十四节　新冠肺炎患者临床管理中的呼吸康复训练

新冠肺炎病情进展迅速，部分患者会很快发展至重型及危重型，甚至出现多脏器衰竭而死亡，重症及危重症肺炎患者的救治是目前的热点和难点问题，这类患者的治疗原则应该是以改善氧合和肺保护为核心的多脏器功能支持治疗。本节就危重症患者俯卧位通气及新冠肺炎临床管理中呼吸康复训练进行阐述。

一、新冠肺炎危重型的肺损伤机制

1.病毒直接损伤及"炎性因子风暴"损伤 病毒在肺内复制，直接破坏肺组织细胞，并诱导炎症细胞肺内浸润和细胞因子过度表达，产生"炎性因子风暴"。最先造成肺内局部的炎症反应，导致肺组织充血水肿，毛细血管渗漏，肺间质水肿增厚，出现渐剧性氧合功能障碍。全身炎症反应也将造成多脏器功能损伤。临床上也发现不少患者同时出现心肌、肝、肾、胃肠等功能障碍表现，这也与病毒损伤和炎症反应破坏有关。

2.缺氧及氧自由基损伤 随着病情进展，全身缺氧诱发全身炎症反应，加剧肺组织损伤和全身其他脏器损伤。部分患者长时间经鼻高流量（HFNC）吸氧或无创通气时发生氧自由基损伤。

3.肺应力性损伤及应激性肺损伤 机体因缺氧出现代偿性快速深大呼吸，导致跨肺压显著增加，出现机械性肺损伤和剪切伤，以及后续发生的生物性损伤。中重度 ARDS 患者在接受 NPPV 时跨肺压更高。研究显示，交感神经星状神经节阻滞具有肺保护作用。由此我们推测，患者出于对疾病的焦虑、紧张、恐慌，以及长时间交感神经的过度兴奋，也会加重肺损伤。认识到这些机制对于临床采取有效呼吸治疗措施、实施肺保护策略至关重要。

二、俯卧位通气治疗新冠肺炎危重型患者理论依据及基础背景

新冠肺炎病情进展迅速，部分患者会很快发展至重型及危重型，ARDS 和急性肺损伤（ALI）为临床常见的危重症，是以进行性呼吸困难，以及严重的、顽固的低氧血症为临床特征的急性呼吸衰竭综合征。随着人们对 ARDS/ALI 的认识进一步提高，俯卧位通气作为一种有效的治疗手段开始受到重视。1974 年，美国学者 Bryan 首次描述使用俯卧位通气，此方法在国外早已被应用于 ARDS 患者，国内近年来已被广泛关注，但尚未形成统一规范。

1.俯卧位通气的定义和理论基础 俯卧位通气是指对患者实施机械通气时，将患者由卧位安置于俯卧位的一种治疗方法。研究发现，发生 ARDS 和 ALI 时，由于肺内外病变引起炎症，导致肺间质弥漫性水肿，造成一侧或双侧肺内不均匀

渗出，采取俯卧位或旋转体位，都能够促使患者背部肺泡复张，肺内血流重新分布，改善氧合。但由于旋转体位会引起患者头晕、呕吐等不适及循环功能不稳定等情况，因此建议推荐俯卧位通气。俯卧位通气改善ARDS的机制有：①肺内气体分布更均匀，提高氧合指数；②减轻了心脏对肺的压迫；③功能残气量增加；④肺泡内血流及水分的重新分布。有研究指出，俯卧位通气是对机械通气患者进行肺保护的有效措施。

2.俯卧位通气的适应证和适用范围 俯卧位通气适用于严重氧合指数功能障碍的患者。研究表明，给中重度ARDS机械通气的患者实施俯卧位通气，可以改善患者的氧合指数，降低病死率，改善预后。韩国学者Lim等对肺源性和肺外源性ARDS/ALI患者的俯卧位通气效果进行比较，发现肺外源性ARDS/ALI患者实施俯卧位通气的效果较好。

3.俯卧位通气的禁忌证和并发症 俯卧位通气的禁忌证不是绝对的，其禁忌证主要有脑水肿、颅内高压、面部骨折、急性出血、锁骨骨折、腹部烧伤或开放性外伤、妊娠期、近期腹部手术、严重血流动力学不稳。有文献报道过颅内出血、颅内高压患者在持续的颅内监测状态下实施俯卧位的成功病例。可见禁忌证也是相对的，只有在实施前充分考虑患者的实际情况，针对性地制订落实俯卧位通气的各项措施，才能真正地保证患者安全。

关于俯卧位通气的并发症研究报道较少，综合起来大概有：①胃内容物反流导致误吸，压迫所致头面部水肿，压疮，体位变动引起血压波动；②气管导管、各种引流管和动静脉导管的压迫、扭曲、移位，脱出等；③极少数患者可出现神经压迫、肌肉压伤、静脉淤血、臂丛神经损伤、胸锁骨骨折、眼周感染、鼻出血等罕见并发症，发生率非常低，原因尚不清楚，可能与牵拉、挤压所致的缺血有关。

4.新冠肺炎危重症型俯卧位通气的介入时机 关于新冠肺炎危重症型俯卧位通气的介入时机目前有两种观点：一种观点认为，无论任何原因发生的肺水肿，在机械通气下已合理使用呼气末正压通气的情况下，吸氧浓度仍不能降至60%以下，即可使用俯卧位通气；另一种观点认为，当患者被确诊ARDS时，为保证对ARDS的有效治疗，应立即实施俯卧位通气，以达到最佳的治疗效果。目前，国际上更倾向于将氧合指数<200 mmHg、吸氧浓度>60%，Murrav评分>2.5分、肺毛细血管楔压<18 cmH$_2$O的患者作为使用俯卧位通气治疗的界限指标。《新型冠状病毒肺炎重型、危重型病例诊疗方案（试行第二版）》详细地描述了肺复张过程中，当患者PaO$_2$/吸氧浓度持续低于150 mmHg，应考虑实施每天12 h以上俯卧位通气。

三、呼吸康复治疗在新冠肺炎患者应用的规范化管理方案

随着临床上对新冠肺炎患者，尤其是重型和危重型患者的救治经验的积累，对新冠肺炎的认识不断深入，针对患者可能存在不同程度的呼吸功能、躯体功能及心理功能障碍，规范呼吸康复的操作技术及流程对各地开展呼吸康复工作至关重要。以下内容来源于中国康复医学会呼吸康复专业委员会、中华医学会物理医学与康复专委会心肺康复学组共同编写的《2019新型冠状病毒肺炎呼吸康复指导意见》。

（一）呼吸康复治疗的基本原则

前提：首先严格遵照国家卫生健康委员会员会印发的《医疗机构内新型冠状病毒感染预防与控制技术指南（第一版）》的要求。所有接触患者进行呼吸康复评估及治疗的人员，必须经过当地医院感控培训考核合格后方可上岗。

目的：对于新冠肺炎的住院患者，呼吸康复的目的是改善呼吸困难症状，缓解焦虑抑郁情绪，减少并发症的发生，预防及改善功能障碍，降低致残率，最大限度地保留功能和提高生活质量。

时机：对于重型和危重型患者在病情未稳定或者进行性加重的期间，不建议过早介入呼吸康复。呼吸康复介入的时机，均应排除呼吸康复禁忌证，并以不加重临床感染防护负担为基本指导方针。后期针对出院患者的不同临床残留问题，可采取分阶段的呼吸康复措施。

方式：对隔离空间的患者建议通过使用教育视频、小册子或者远程会诊为主的方式对患者进行呼吸康复指导，以节省防护用品资源和避免交叉感染。达到治愈标准解除隔离观察的患者，可以根据适应证和自身条件，开展多种形式的综合康复治疗。

个性化：无论何种方式进行呼吸康复介入，都应遵循个性化原则，尤其对于重型/危重型、高龄、肥胖、存在多种基础疾病及合并单一或多器官并发症的患者，呼吸康复团队应该根据每一个患者的特殊问题为其量身定制个性化的呼吸康复计划。

评估：评估和监测应该贯穿整个呼吸康复治疗的始终。

（二）轻型患者住院期间的呼吸康复推荐意见（限方舱医院）

患者的临床症状轻微，可有发热、乏力、咳嗽等一种或多种躯体障碍表现，确诊患者在隔离治疗期会出现愤怒、恐惧、焦虑、抑郁、失眠或攻击，以及孤独或因对疾病的恐惧而不配合、放弃治疗等心理问题，呼吸康复能够改善患者焦虑、

抑郁状态。

【推荐意见】

1. 患者教育　①通过宣教、视频或手册，帮助患者了解疾病知识和治疗流程；②规律作息，保证充足睡眠；③均衡膳食；④戒烟。

2. 活动推荐

（1）运动强度：Borg 呼吸困难评分 ≤ 3（总分 10 分），以第 2 天不出现疲劳为宜。

（2）运动频率：2 次/d，运动时间 15~45 min/次，饭后 1 h 后开始。

（3）运动形式：呼吸康复操、太极拳或广场舞等。

3. 心理干预

（1）通过自评量表快速识别心理功能障碍的类型。

（2）必要时应寻求精神心理专业人士或心理热线介入干预。

（三）普通型患者住院期间的呼吸康复推荐意见（限方舱医院）

隔离治疗是切断疾病传播途径的有效手段，但隔离治疗使患者的活动空间受到限制，加上发热、疲劳、肌肉疼痛等不适，多数患者的坐、卧时间明显增加，而长时间卧床会导致肌肉力量的下降，痰液排出不畅，深静脉血栓发生的风险显著增加，焦虑、抑郁和缺乏动力等心理问题也可能导致运动不耐受。

【推荐意见】

1. 普通型患者呼吸康复的介入时机　基于对新冠肺炎病理生理机制的有限认识，目前临床观察发现有 3%~5% 的普通型患者在感染的 7~14 d，病情有可能进展为重型，甚至危重型，因此我们建议运动活动强度不宜过大，目的是为了维持现有的体能状态。在患者进入方舱医院后通过评估患者初诊时间，自发病到出现呼吸困难的时间，以及血氧饱和度等情况来决定患者是否可开始呼吸康复治疗。

2. 排除标准　①体温：> 38.0 ℃；②初诊时间 ≤ 7 d；③自发病到出现呼吸困难的时间 ≤ 3 d；④影像学：24~48 h 内胸部影像进展 > 50%；⑤血氧饱和度：≤ 95%；⑥血压：静态血压 < 90/60 mmHg（1 mmHg = 0.133 kPa）或 > 140/90 mmHg。

3. 运动终止标准　患者在康复过程中，一旦出现下述情况之一，应立即终止呼吸康复，同时寻求医生护士的帮助。①呼吸困难指数：Borg 呼吸困难评分 > 3（总分 10 分）；②胸闷、憋气、头晕、头痛、视物不清、心悸、大汗、不能保持平衡等；③其他临床医生判断出现不适合活动的情况。

4. 呼吸康复主要的干预措施　包括气道清洁，呼吸控制，活动和运动。

（1）气道清洁：①清洁气道时可采用深吸气阶段扩张的方法帮助排痰；②咳痰时应用密闭的塑料袋遮挡，避免造成病毒传播。

（2）呼吸控制：①体位：一般采取坐位，如有气短症状可采取半卧位／靠坐位进行；②动作：训练时放松肩颈部辅助吸气肌群，经鼻缓慢吸气，经口缓慢呼气，并注意观察下胸部扩张情况。

（3）活动和运动：①强度：推荐介于静息（1.0 METs）和轻度体力活动（＜3.0 METs）之间；②频率：2次/d，饭后1 h开始；③持续时间：根据患者体能状况决定活动时间，每次时间15~45 min；对于容易疲劳或体弱的患者可采取间歇运动形式进行；④形式：呼吸康复操，踏步，太极拳及预防血栓的运动；⑤针对自主活动受限患者的管理同重型患者。

（四）重型和危重型患者的呼吸康复治疗

重型和危重型患者约占确诊患者的比例为15.7%。最新的病理结果显示早期和晚期肺部病变均以弥漫性肺泡损伤为主，未出现明显的纤维化，心肌纤维间散在淋巴细胞浸润，不排除合并病毒性心肌炎的可能。很多接受机械通气的新冠肺炎患者在深度镇静镇痛药物下完全丧失了自主呼吸且对于刺激也无或仅有很弱的反射，且谵妄发生率高。在适宜的时间开始呼吸康复干预，能够显著减少谵妄的时间和机械通气时间，改善患者的功能状态。

重型和危重型患者康复介入前必须先对患者全身整体功能状态进行全面评估，尤其是意识认知状态、呼吸系统、心血管系统和肌肉骨骼系统。对于符合呼吸康复介入标准的患者应尽早开始治疗。在开始治疗前要取得医疗团队的共识并做好充分的准备。对于不符合康复介入标准的患者应每天进行复评，直至满足介入标准；康复过程中如患者发生不良事件，则应及时终止并向主管医生汇报，明确原因，重新评估安全性。基于安全性和人力资源的考虑，对重型和危重型患者康复治疗仅给出床上和床边活动建议。呼吸康复干预措施应该涵盖三大方面：①体位管理；②早期活动；③呼吸管理。根据患者意识认知状态和功能状态的不同，所选取的治疗干预技术应具有差异。

【推荐意见】

1. 介入时机　符合以下所有条件即可开始呼吸康复治疗：

（1）呼吸系统：①吸入氧浓度≤0.6；②血氧饱和度≥90%；③呼吸频率：≤40次/min；④呼气末正压≤10 cmH$_2$O；⑤没有呼吸机人机对抗；⑥没有不安全的气道隐患。

（2）心血管系统：①收缩压 ≥ 90 mmHg 且 ≤ 180 mmHg；②平均动脉压 ≥ 65 mmHg 且 ≤ 110 mmHg；③心率：≥ 40 次 /min 且 120 ≤次 /min；④没有新发的心律失常和心肌缺血；⑤没有伴随血乳酸 ≥ 4 mmol/L 的休克征象；⑥没有新发的不稳定性深静脉血栓和肺动脉栓塞；⑦没有可疑的主动脉狭窄。

（3）神经系统：①里斯满躁动 – 镇静评分 –2~+2；②颅内压 < 20 cmH$_2$O。

（4）其他：①没有不稳定的四肢和脊柱骨折；②没有严重的肝肾基础疾病或新发的进行性加重的肝肾功能损害；③没有活动性出血；④体温 ≤ 38.5 ℃。

2. 出现以下情况应该立即停止康复治疗

（1）呼吸系统：①血氧饱和度：< 90% 或较基线值变化下降 > 4%；②呼吸频率：> 40 次 /min；③出现呼吸机人机对抗；④人工气道脱离或者移位。

（2）心血管系统：①收缩压：< 90 mmHg 或 > 180 mmHg；②平均动脉压 < 65 mmHg 或 > 110 mmHg，或较基线值变化超过 20%；③心率 < 40 次 /min 或 > 120 次 /min；④新发的心律失常和心肌缺血。

（3）神经系统：①意识状态变差；②烦躁不安。

（4）其他：①连接患者身上的任何治疗和监测管线的脱离；②患者自觉心悸，呼吸困难或气短加重，疲劳乏力不能耐受；③患者跌落或跌倒。

3. 呼吸康复干预措施

（1）体位管理：在生理状况允许的情况下，逐步增加模拟抗重力体位直至患者能保持直立体位，如床头抬高 60° 靠坐位（枕头下缘垫于肩胛骨上 1/3 以防止头过伸，腘窝下垫一枕头使下肢和腹部放松）。体位性治疗 30 min/ 次，3 次 /d。对严重的急性呼吸窘迫综合征患者进行每天俯卧位通气 12 h 以上。

（2）早期活动：注意在整个活动过程中防止连接患者的管线的脱离，全程监测生命体征。①强度：体力不佳的患者可减少用力程度、维持时间或活动范围，完成动作即可；②持续时间：总的训练时间单次不超过 30 min，以不引起疲劳加重为限；③形式：第一，定期的床上翻身和活动、从床上坐起、床 – 椅转移、坐在椅子上、站立和原地踏步，依此顺序逐步进阶；第二，主动 / 被动全关节范围内运动训练；第三，因使用镇静剂或存在意识认知障碍或生理条件的限制的患者，选取的治疗技术包括床旁下肢被动功率车、被动关节活动和牵伸和神经肌肉电刺激。

（3）呼吸管理：主要包括肺复张和痰液排出，无须治疗师长时间接触患者，注意不要引起患者产生剧烈刺激性咳嗽和呼吸做功增加。建议使用高频胸壁振动（HFCWO）或振动呼气正压（OPEP）治疗。

（五）出院患者的呼吸康复治疗

1. 轻型及普通型出院患者　轻型及普通型患者出院后的康复主要以恢复体适能和心理调整为主，可以选择循序渐进的有氧运动，逐步使患者恢复至发病前的活动能力，早日回归社会。

2. 重型／危重型出院患者　新冠肺炎重型／危重型患者出院后仍存在呼吸和／或肢体功能障碍的患者应接受呼吸康复治疗。根据目前 SARS 及 MERS 出院患者的证据和 ARDS 患者出院后康复的临床经验，新冠肺炎患者可能存在体能差、活动后气短、肌肉萎缩（包括呼吸肌及躯干四肢肌肉）等功能问题，以及创伤后应激综合征等心理障碍。当患者合并有肺动脉高压、心肌炎、充血性心力衰竭、深静脉血栓、不稳定的骨折等疾病则应与专科医生咨询相关注意事项后再开始呼吸康复治疗。

【推荐意见】

（1）排除标准：①心率 > 100 次／min；②血压 < 90/60 mmHg 或 > 140/90 mmHg；③血氧饱和度 ≤ 95%；④其他不适合运动的疾病。

（2）运动终止标准：①体温出现波动，> 37.2 ℃；②呼吸症状、疲劳感加重，休息后不缓解；③出现以下症状应立即停止活动并咨询医生：胸闷、胸痛、呼吸困难、剧烈咳嗽、头晕、头痛、视物不清、心悸、大汗、站立不稳等症状。

（3）康复评估：

1）临床评估：体格检查、影像学检查、实验室检查、肺功能检查、营养筛查、超声检查等。

2）运动及呼吸功能评估：①呼吸肌力量：最大吸气压/最大呼气压（MIP/MEP）；②肌力：六级肌力评定（MRC）、徒手肌力评定（MMT）、等速肌力测试（IMT）；③关节活动度（ROM）测定；④平衡功能评估：Berg 平衡量表（CPET）；⑤体力活动评估：国际体力活动量表（IPAQ）、老年人体育活动量表（PASE）等。

3）日常生活能力评估：日常生活活动能力（ADL）评估（barthel 指数）。

（4）呼吸康复干预措施：

1）患者教育：①制作手册或视频资料，介绍呼吸康复治疗的重要性、具体内容、注意事项等，增加患者的依从性；②健康生活方式教育；③鼓励患者更多地参与家庭和社会活动。

2）呼吸康复推荐意见：①有氧运动：针对患者合并的基础疾病和遗留功能障

碍问题制订有氧运动处方，如步行、快走、慢跑、游泳等，从低强度开始，循序渐进地提高强度和时长，3~5 次 / 周，每次时间 20~30 min。对于容易疲劳的患者可采取间歇运动形式进行；②力量训练：力量训练推荐使用渐进抗阻训练，每个目标肌群的训练负荷为 8~12 RM（Repetition Maximum，即每组重复 8~12 个动作的负荷），1~3 组 / 次，每组训练间歇为 2 min，频率为 2~3 次 / 周，训练 6 周，每周增加 5%~10%；③平衡训练：合并平衡功能障碍的患者，应予以平衡训练介入，包括康复治疗师指导下的徒手平衡训练、平衡训练仪等；④呼吸训练：如果患者在出院后存在气促、喘憋、排痰困难等症状，应结合评估结果针对性安排呼吸模式训练及排痰训练。呼吸模式训练：包括体位管理、调整呼吸节奏、胸廓活动度训练、调动呼吸肌群参与等技术；排痰训练：首先，原有慢性气道疾病患者，在出院早期清洁气道时可采用呵气技巧帮助排痰减少咳嗽耗能；其次，使用呼气正压 /OPEP 等器械辅助。

3）日常生活活动能力指导：①基础日常生活活动能力（BADL）：评估患者训练转移、修饰、如厕、洗澡等日常活动能力，并针对这些日常生活障碍予以康复指导。②工具性日常生活活动能力（IADL）：评定运动工具性日常活动能力，寻找出任务参与的障碍点，并在作业治疗师指导下进行有针对性的干预。

（六）中医呼吸康复

中医呼吸康复主要针对人群为轻型和普通型及出院后患者，如果没有禁忌证（如四肢功能障碍、意识异常等），经专业人员评估后建议进行八段锦、太极拳、呼吸导引操、康复六字诀等训练，可选择 1 种或 2 种。推荐意见如下。

1. 八段锦　练习时注意要宁静自然、准确灵活、练养相兼、循序渐进。8 个动作分别重复 6~8 次，时间共计 30 min 左右；1 套 /d。

2. 太极拳　动作柔和，强调意识引导呼吸，配合全身动作。每套时间（包括训练前准备活动及结束后的放松活动）共需 50 min 左右，1 套 /d。

3. 呼吸导引操　包括松静站立、两田呼吸、调理肺肾、转身侧指、摩运肾堂、养气收功 6 节，每套时间共需 30 min 左右，1 套 /d。

第十五节　新冠肺炎并发细菌、真菌感染

由于病毒感染会导致全身炎症反应和免疫系统功能紊乱，人体各系统均有可

能出现不同程度的损伤。在新型冠状病毒感染后，机体免疫力下降，尤其是重型、危重型患者，而这些患者大多进行气管插管、呼吸机通气、甚至患者气道开放，明显地为细菌侵入提供了机会，同时，黏膜上皮受损，纤毛运动的排除能力减弱甚至丧失，使呼吸道处于带菌状态增多，呼吸道分泌物的淤积成为细菌繁殖的良好环境，故极易造成合并细菌感染的现象，这为新冠肺炎的诊断和治愈增加了一道道难关。相较而言，合并细菌感染的治疗会更加困难，治疗周期更长、使用药物更多，而当抗生素使用时间过长时，还需注意真菌感染，必要时行真菌检测及培养，及时加用抗真菌药物。

一、医院获得性肺炎

（一）医院获得性肺炎发病情况

新型冠状病毒感染后的继发感染从临床本质上多属于医院获得性肺炎。从医院获得性肺炎的角度来看，国际上多数报道，医院获得性肺炎发病率0.5%~1.0%，在西方国家居医院感染的第2~4位；ICU内发病率15%~20%，其中接受机械通气患者高达18%~60%，病死率超过50%。我国医院获得性肺炎发病率1.3%~3.4%，其在病原学、流行病学和临床诊治上与社区获得性肺炎有显著不同。医院获得性肺炎诊断通过临床表现、实验室和影像学所见的特异性甚低，尤其应注意排除肺不张、心力衰竭和肺水肿、基础疾病肺侵犯、药物性肺损伤、肺栓塞和ARDS等。粒细胞缺乏、严重脱水患者并发医院获得性肺炎时X线检查可以阴性，卡氏肺孢子虫肺炎有10%~20%患者X线检查完全正常。

（二）医院获得性肺炎的病原学诊断

准确的病原学诊断对医院获得性肺炎处理尤为重要。医院获得性肺炎患者除呼吸道标本外常规做血培养2次。呼吸道分泌物细菌培养尤需重视半定量培养。医院获得性肺炎特别是机械通气患者的痰标本（包括下呼吸道标本），病原学检查存在的问题不是假阴性，而是假阳性。培养结果意义的判断需参考细菌浓度。此外，呼吸道分泌物分离到的表皮葡萄球菌、除奴卡菌外的其他革兰阳性细菌、除流感嗜血杆菌外的嗜血杆菌属细菌、微球菌、肠球菌、念珠菌属和厌氧菌临床意义不明确。在免疫损害宿主应重视特殊病原体（真菌、卡氏肺孢子虫、分枝杆菌、病毒）的检查。为减少上呼吸道菌群污染，在选择性病例应采用侵袭性下呼吸道防污染采样技术。在ICU内医院获得性肺炎患者应进行连续性病原学和耐药性监测，指导临床治疗。不动杆菌、金黄色葡萄球菌、铜绿假单胞菌、沙雷菌、肠杆菌属细菌、军团杆菌、真菌、流感病毒、呼吸道合胞病毒和结核杆菌可以引起医院获得性肺炎的暴发性发病，尤应注意监测、追溯感染源、制定有效控制措施。

（三）医院获得性肺炎的流行病学调查

基于流行病学调查显示，《中国成人医院获得性肺炎与呼吸机相关性肺炎诊断和治疗指南（2018年版）》指出医院获得性肺炎可导致高病死率，延长抗感染治疗疗程和住院时间，并造成巨大的疾病负担，这些均与2008年加拿大指南、2014年英国国立健康与临床研究中心（NICE）指南、2016年美国感染病学会（IDSA）/美国胸科学会（ATS）指南、2017年欧洲呼吸协会（ERS）/欧洲危重症医学会（ESICM）/欧洲临床微生物学与感染病学会（ESCMID）/拉丁美洲胸科学会（ALAT）指南等观点大体一致。2005年的ATS指南关于医院获得性肺炎的病原学指出，非免疫缺陷人群以细菌感染为主，也可能以混合细菌感染为主。而实际上医院获得性肺炎的病原学获得率很低，多数病原学结果依据的是导管相关性肺炎的结果。上述指南指出多药耐药病原菌主要为：耐甲氧西林金黄色葡萄球菌、铜绿假单胞菌、不动杆菌和肺炎克雷伯菌，而我国刘又宁教授牵头的13家教学医院，医院获得性肺炎的流行病学调查研究显示：非发酵菌、肺炎克雷伯菌、金黄色葡萄球菌是导致医院获得性肺炎的主要致病菌。2016年的美国IDSA/ATS指南虽未进一步阐述病原学构成，但建议进行当地的病原体筛查和抗菌药物敏感性监测，这一观点也与新版ERS指南和我国指南观点一致。此外，我国指南对不同人群（老年、青年、免疫缺陷患者）、就诊场所（二级医院、三级医院）的病原学分布也作了统计学分析，提示对不同人群、地域应选择不同的抗菌药物启动经验性抗感染治疗。

（四）医院获得性肺炎的抗感染治疗

在启动抗感染治疗之前应对患者病情的严重程度做一评价，其中包括宿主情况，有没有基础疾病或免疫损伤。有没有医源性的操作或长期应用免疫抑制、细胞毒等药物。

1. 影响病原学分布的危险因素

（1）金黄色葡萄球菌：昏迷、头部创伤、近期流感病毒感染、糖尿病、肾衰竭。

（2）铜绿假单胞菌：长期住ICU、长期应用糖皮质激素、先期抗生素应用、支气管扩张症、粒细胞缺乏、晚期AIDS。

（3）军团菌：应用糖皮质激素、地方性或流行性因素。

（4）厌氧菌：腹部手术、可见的吸入。

2. 经验性治疗

（1）轻、中症医院获得性肺炎。

1）常见病原体：肠杆菌科细菌、流感嗜血杆菌、肺炎链球菌、甲氧西林敏感金黄色葡萄球菌（MSSA）等。

2）抗菌药物选择：第二、三代头孢菌素（不必包括具有抗假单孢菌活性者）、β 内酰胺类 / β 内酰胺酶抑制剂；青霉素过敏者选用氟喹诺酮类或克林霉素联合大环内酯类。

（2）重症医院获得性肺炎。

1）常见病原体：铜绿假单胞菌、耐甲氧西林金黄色葡萄球菌（MRSA）、不动杆菌、肠杆菌属细菌、厌氧菌。

2）抗菌药物选择。喹诺酮类或氨基糖苷类联合下列药物之一：抗假单胞菌 β 内酰胺类如头孢他啶、头孢哌酮、哌拉西林、替卡西林、美洛西林等；广谱 β 内酰胺类 / β 内酰胺酶抑制剂（替卡西林 / 克拉维酸、头孢哌酮 / 舒巴坦钠、哌拉西林 / 他唑巴坦）；碳青霉烯类（如亚胺培南）；必要时联合万古霉素（针对 MRSA）；当估计真菌感染可能性大时应选用有效抗真菌药物。

3. 抗病原微生物治疗

（1）治疗金黄色葡萄球菌首选苯唑西林或氯唑西林单用或联合利福平、庆大霉素。替代药物为头孢唑啉或头孢呋辛、克林霉素、复方磺胺甲噁唑、氟喹诺酮类。

（2）治疗 MRSA 首选（去甲）万古霉素单用或联合利福平或奈替米星。替代（须经体外药敏试验）药物为氟喹诺酮类、碳青霉烯类或替考拉宁（壁霉素）。

（3）治疗肠杆菌科（大肠杆菌、克雷伯杆菌、变形杆菌、肠杆菌属等）首选第二、三代头孢菌素联合氨基糖苷类（参考药敏试验可以单用）。替代药物为氟喹诺酮类、氨曲南、亚胺培南、β 内酰胺类 / β 内酰胺酶抑制剂。

（4）治疗流感嗜血杆菌首选第二、三代头孢菌素、新大环内酯类、复方磺胺甲噁唑、氟喹诺酮类。替代药物为 β 内酰胺类 / β 内酰胺酶抑制剂（氨苄西林 / 舒巴坦钠、阿莫西林 / 克拉维酸）。

（5）治疗铜绿假单胞菌首选氨基糖苷类、抗假单胞菌 β 内酰胺类（如哌拉西林 / 他佐巴坦、替卡西林 / 克拉维酸、美洛西林、头孢他啶、头孢哌酮 / 舒巴坦钠等）及氟喹诺酮类。替代药物为氨基糖苷类联合氨曲南、亚胺培南。

（6）治疗不动杆菌首选亚胺培南或氟喹诺酮类联合阿米卡星或头孢他啶、头孢哌酮 / 舒巴坦钠。

（7）治疗军团杆菌首选红霉素或联合利福平、环丙沙星、左氧氟沙星。替代药物为新大环内酯类联合利福平、多西环素联合利福平、氧氟沙星。

（8）治疗厌氧菌首选青霉素联合甲硝唑、克林霉素、β内酰胺类/β内酰胺酶抑制剂。替代药物为替硝唑、氨苄西林、阿莫西林、头孢西丁。

（9）治疗巨细胞病毒首选更昔洛韦单用或联合静脉用免疫球蛋白（IVIG）或巨细胞病毒高免疫球蛋白。替代药物为膦甲酸钠。

（10）治疗卡氏肺孢子虫首选复方磺胺甲噁唑，其中 SMZ100 mg/（kg·d）、TMP20 mg/（kg·d），口服或静脉滴注，1 次 /6 h。替代药物为戊烷脒 2~4 mg/（kg·d），肌内注射；氨苯砜，100 mg/d 联合 TMP20 mg/（kg·d），口服，1 次 /6 h。

（五）医院获得性肺炎的抗感染疗程

抗感染疗程应个体化，其长短取决于感染的病原体、严重程度、基础疾病及临床治疗反应等。

1. 一般的建议疗程　流感嗜血杆菌 10~14 d，肠杆菌科细菌、不动杆菌 14~21 d，铜绿假单胞菌 21~28 d，金黄色葡萄球菌 21~28 d，其中 MRSA 可适当延长疗程。卡氏肺孢子虫 14~21 d，军团菌、支原体及衣原体 14~21 d。

2. 抗菌治疗无效常见原因

（1）诊断不可靠：非感染性原因、病原学诊断不明或评估错误。

（2）病原体清除困难：耐药、呼吸道药物浓度不足（药物或解剖因素）、感染的肺外扩散、呼吸机有关污染源持续存在、宿主免疫防御机制损害。

（3）二重感染或肺外扩散。

（4）因药物不良反应，用药受限。

（5）系统性炎症反应被激发，肺损伤甚至多器官功能衰竭。

二、新冠肺炎合并肺部真菌感染

新冠肺炎合并肺部真菌感染也属于医院获得性肺炎的一种，从临床观察来看，多数患者都使用了不同种类的抗生素及免疫抑制剂治疗，这些都是新冠肺炎后继发肺部真菌感染的高危因素。

（一）真菌种类

从流行病学上看，机会致病性真菌是引起体内深部真菌感染如肺部感染的主要菌种，包括念珠菌属、曲霉菌属、隐球菌属及毛霉菌属等。目前国内外多项研究报告显示，念珠菌尤其是白色念珠菌仍然是引起深部真菌感染的主要类型。我国一些医院感染检测数据显示，在 ICU 中念珠菌是造成重症患者菌血症的第二大原因，其中白色念珠菌占比超过 50%。在国外一项大型队列研究中也表明，在

ICU 患者感染菌血症的致病原因中，念珠菌仅排在革兰阴性菌及革兰阳性菌之后，在被检测出的 1 317 种微生物中，98 种（7.4%）为真菌，而其中大部分是白色念珠菌。此外，非白念珠菌及曲霉菌等在深部真菌所占比例呈现越来越高的趋势，其易在免疫力受损患者的肺和鼻窦中发展为侵袭性疾病。有相关文献也证实了曲霉菌可引起心内膜炎或骨髓炎等少见的炎症。近年来，随着三唑类、棘白菌素类等多种抗真菌药物的使用，深部真菌感染的流行病学性状正在改变，院内深部真菌感染逐渐由单一部位向多系统转变，由单一菌属向复杂菌属甚至多重耐药菌属转变，为临床诊断及治疗增加了困难。

（二）真菌检测诊断方法

从临床诊断及治疗上看，医院获得性肺炎出现真菌感染的情况多属于重症患者，对于这类型患者，及时的抗真菌治疗和源头控制是深部真菌感染患者生存的关键决定因素，考虑到新型冠状病毒的特殊性，从临床观察上看，结局更不容乐观。然而，对于大多数临床标本来说，真菌培养及组织病理学在约 50% 的侵袭性念珠菌病中是阴性的，且耗时较长，最终导致抗真菌治疗被耽误。所以可以考虑使用多种非培养真菌检测诊断方法可作为培养的辅助手段，如血浆 1，3-β-D 葡聚糖检测（G 试验）、半乳甘露聚糖抗原测定（GM 试验），以及分子生物学检测等。其中分子生物学检测常用的方法包括直接测序和基质辅助激光解吸电离飞行时间质谱检测技术（MALDI-TOFMS），以及聚合酶链式反应技术（PCR）等。研究表明，MALDI-TOFMS 可通过测定菌种蛋白来鉴定真菌，缩短了丝状真菌的鉴定时间，提高鉴定真菌种属的效率。除培养及组织病理学外，序列分析技术是目前较为精确诊断手段之一，PCR 和真菌培养结果之间的一致性可高达 61%~86%。比较通过培养和分子生物学检测方法获得的阳性结果，PCR 阳性率更高。此外，由于检测方法各自存在局限性，当实验室检测结果为阴性时，并不能排除存在真菌感染。有多篇研究报道了在 ICU 等科室有必要使用深部真菌感染风险因素评估表对患者进行评分，以进一步降低检测结果出现假阴性的可能性。因此建议，对于新型冠状病毒性肺炎患者，如考虑合并真菌感染，应联合应用多种检测手段及临床风险评估有助于给临床医生早期提供真菌感染的证据。

（三）真菌感染的治疗

结合中华医学会呼吸病学分会制定的《医院获得性肺炎诊断和治疗指南》，对于考虑真菌感染的患者，首选氟康唑，酵母菌（新型隐球菌）、酵母样菌（念珠菌属）和组织胞浆菌大多对氟康唑敏感。两性霉素B抗菌谱最广，活性最强，但不良反应重，当感染严重或上述药物无效时可选用。替代：5-氟胞嘧啶（念珠菌、隐球菌）；咪康唑（芽生菌属、组织胞浆菌属、隐球菌属、部分念珠菌）；伊曲康唑（曲菌、念珠菌、隐球菌等）。

三、新冠肺炎继发感染抗生素治疗体会

从第二章第十四节的病例我们深刻体会到合理使用抗生素的重要性，合理使用抗生素的临床药理概念为安全有效使用抗生素，即在安全的前提下确保有效，这就是合理使用抗生素的基本原则。正常情况下，大多数新启用抗生素在若干年内都会因病菌产生耐药性而失去原有效力，然而不正确的使用，更加重了耐药细菌的急剧增长。由于抗生素在临床上应用量大、品种多、更新快、各类药品之间相互关系复杂，联合用药日趋增多，预防用药日趋广泛。因此临床上抗菌药物的不良反应发生率及耐药性仍逐年上升势头。合理使用抗生素需具体患者具体分析，制订出个体化治疗方案。没有一个固定方案可在不同情况下套用。合理选用与合理用药是合理使用抗生素的两个至关重要的问题。

临床应用抗生素时必须考虑以下几个基本原则：严格掌握适应证凡属可用可不用的尽量不用，而且除考虑抗生素的抗菌作用的针对性外，还必须掌握药物的不良反应和体内过程与疗效的关系。发热原因不明者不宜采用抗生素除病情危重且高度怀疑为细菌感染者外，发热原因不明者不宜用抗生素，因抗生素用后常使致病微生物不易检出，且使临床表现不典型，影响临床确诊，延误治疗。病毒性或估计为病毒性感染的疾病不用抗生素对各种病毒性感染并无疗效，对麻疹、腮腺炎、伤风、流感等患者给予抗生素治疗是无害无益的。咽峡炎、上呼吸道感染者 90% 以上由病毒所引起，因此除能肯定为细菌感染者外，一般不采用抗生素。皮肤、黏膜局部尽量避免反应应用抗生素因用后易发生过敏反应且易导致耐药菌的产生。因此，除主要供局部用的抗生素如新霉素、杆菌肽外，其他抗生素特别是青霉素 G 的局部应用尽量避免。在眼结膜及皮肤烧伤时应用抗生素要选择告辞适合的时期和合适的剂量。

依据现有参考指南和专家经验的证据、对新型冠状病毒有限临床资料观察及收集和部分治疗经验，得出的认识是：从流行病学角度，新冠肺炎有一定概率发生继发性医院获得性肺炎，包括肺部继发细菌感染及真菌感染。在新冠肺炎的治疗中，希望能早期获得有效的病原学诊断后采取及时的、有针对性的、规范的抗生素治疗及抗真菌治疗。而在实际临床实践中，很多患者的病原学检查结果不甚理想，尤其是合并真菌感染的病例，而这些患者是否需要有效而合理地使用抗生素是目前无论医院管理者还是临床医务人员都要认真面对的问题。从疾病的角度，

早期足量应用适当的药物可以及时预防或控制医院获得性染的发生，可能可以短期改善患者的预后。但从长远角度来看，在指征不明确情况下应用抗生素关系到人类是否会回到"无抗生素时代"，关系到我们每个人的健康是否能够得到保障。因此，对于医务工作者要本着对患者极端负责的精神，努力精通业务，积极掌握各种抗生素的适应证、抗菌谱的治疗作用、不良反应和药物间的相互作用，准确、合理、慎重的使用抗生素，提高用药水平降低患者医疗费用，避免不良反应发生，确保用药安全有效。

第十六节　中医对新冠肺炎的诊治

中华民族数千年的繁衍史，是一部璀璨夺目的文明史，也是一部波澜壮阔的与疾病抗争史，特别在防治传染病方面，中医积累了丰富的经典理论与临床经验。自新冠肺炎暴发以来，中医医务工作者深度参与到抗疫一线，中医辨证治疗新冠肺炎取得了显著的疗效，特别是在症状改善、缩短病程、减少轻症转重症的转化等方面取得了很好的疗效。张伯礼院士团队观察数据显示：中西医结合治疗患者的临床症状消失时间为 5.15 d，比单纯西医少 2 d；体温恢复时间为 2.64 d，比西医少 1.7 d；平均住院天数少 2.2 d，CT 影像好转率高 22%，临床治愈率高 33%，普通转重症比率低 27.4%。那么中医是如何诊治新冠肺炎的呢？

一、新冠肺炎的中医病因病机

清代著名温病学家吴鞠通在《温病条辨》中明确指出："温热者，春末夏初，阳气弛张，温盛为热也。温疫者，厉气流行，多兼秽浊，家家如是。"新冠肺炎作为新发公共卫生事件，根据其传染性、流行性、季节性等特点，属于中医"温疫"病范畴，病因为感受"疫戾"之气。

中医讲究三因制宜，即因时、因地、因人而制宜。因各地气候、饮食习惯及当地居民体质不同，其病邪的特点及转归多有差别。结合前期的临床初步观察与诊疗，新型冠状病毒感染的肺炎与其他呼吸道传染病相比，具有其独特的中医病机和证候特征。本病的病因主要有两方面：一是外感"疫疠"之气，二是正气虚损。本次"疫疠"之气具有湿邪疫毒特点，易与他邪杂合而为毒，故病机特点为"寒、湿、热、瘀、毒、虚"。以"湿"为主，发病早期，从口、鼻、眼、皮毛等部位染邪而发，因患者的体质、居住环境、生活饮食习惯及宿疾的不同，或从寒化、或从热化、或兼瘀、或兼虚，如吴鞠通在《温病条辨》中提到"凡病温者，始于上焦"。肺为华盖之脏，居在上焦，肺卫首先受邪，湿毒化热，故见发热、鼻塞、流涕、咽痛等外感症状；湿毒侵肺，闭阻肺气，气机升降失司，肺失宣降，肺气上逆，出现胸闷、咳嗽；热毒伤津，咳嗽以干咳为主；热毒耗气，患者出现乏力的症状。如薛雪的《湿热病篇》中有"湿热证始恶寒，后但热不寒"，故在疾病早期中以低热为主要首发症状，中后期发热呈身热不扬、不伴恶寒、如油裹面等特点。若疾病进展，疫疠之气进一步深入，有逆传（变局）和顺传（正局）之分。疫疠之气从肺卫传入手厥阴心包经，逐渐出现高热、喘憋气促加剧、咯血，甚至喘脱，此为湿毒化热，毒损肺络，由肺及心包，为逆证，将转化为危重症，此为逆传。邪气顺传入中焦，阻遏气机，困脾伤胃，出现胸闷、痞满、便溏、腹泻等症状。久居中焦，阳明腑实，肺与大肠相表里，出现高热、呼吸困难、便秘。邪气顺传入下焦，气机不利，血行不畅，肝肾受损，多脏腑功能衰竭。综上，在疾病转归过程中易出现湿、热、毒、瘀、虚的病理特点。

正气亏虚，即人体的防御功能较差。在疾病的发生发展过程中，体内正气强弱是一个决定性因素。根据《素问·刺法论》中"正气存内，邪不可干"的理论，疫病能否侵入发病，取决于人体正气的强弱和正邪力量的对比，人体正气不足，防御功能减弱，或邪气致病力超过人体防御功能，导致疾病发生。正如《灵枢·百病始生篇》所说"风、雨、寒、热，不得虚，邪不能独伤人。盖无虚，故邪不能伤人。此必因虚邪之风，与其身形，两虚相得，乃客其形"。故在临床上看，老年人及有慢性基础疾病的患者，由于正气虚弱，容易感染新冠肺炎病毒；正虚邪恋，更易转化为危重症，死亡率较高，预后较差。

二、新冠肺炎的辨证施治

新冠肺炎虽然有相同的病因，有相似的临床表现，所以可以发扬中医专病专方的特色，用一个标准方治疗，但是各地有各地气候、地理的特点，包括饮食习惯、社会习惯等都有不同，应该在治疗上进行适当的辨证。

结合河南省实际情况，参考国家卫生健康委员会员会发布的《新型冠状病毒肺炎诊疗方案（试行第七版）》、河南省卫生健康委员会发布的《新冠肺炎中医治疗辨证要点》，制订出辨证论治方案，首先制定出清肺排毒汤证；其次按着病程、证型辨证论治。初期（轻型、普通型）多见湿遏肺卫、寒湿犯肺、湿热蕴肺证，进展期（重型）多见湿阻肺胃、疫毒闭肺、气营两燔，危重期（危重型）多见内闭外脱，恢复期多见肺脾气虚、气阴两虚。临床实际中常兼见两种及两种以上的复杂证候，也并非仅限于具体的分型（期）中，如危重期（危重型）可见疫毒闭肺合内闭外脱。临床实践中，辨证为复杂证候时可参考方案所列证候的治法方药进行治疗，根据病机、证候主次而遣方用药。具体内容如下：

（一）清肺排毒汤证

适用范围：适用于新冠肺炎普通型、轻型、重型患者、危重型患者，治疗中可结合临床实际情况合理使用。

基础方剂：麻黄 9 g、炙甘草 6 g、杏仁 9 g、生石膏 15~30 g（先煎）、桂枝 9 g、泽泻 9 g、猪苓 9 g、白术 9 g、茯苓 15 g、柴胡 16 g、黄芩 6 g、姜半夏 9 g、生姜 9 g、紫菀 9 g、款冬花 9 g、射干 9 g、细辛 3~6 g、山药 12 g、枳实 6 g、陈皮 6 g、藿香 9 g。

服法：中草药饮片、水煎服，或中药配方颗粒、水冲服，每天 1 剂，2 次/d，早、晚温服（饭后 1 h），每 3 天 1 个疗程。如有条件，每次服完药可加服大米汤半碗，舌干津液亏虚者可服一碗。（注：若患者不发热则生石膏的用量要减少，发热或壮热可增加生石膏用量）。若症状好转而未痊愈则再服用 1 个疗程，若患者有特殊情况或其他基础病，第 2 个疗程可根据临床实际情况修改处方，症状消失可停药。

处方来源：国家卫生健康委员会办公厅、国家中医药管理局办公室《关于推荐在中西医结合救治新型冠状病毒感染的肺炎中使用"清肺排毒汤"的通知》(国中医药办医政函〔2020〕22 号)。

（二）初期（轻型、普通型）

1. 湿遏肺卫　临床表现：恶寒发热而身热不扬，或无热，无汗或少汗、汗出不畅，咳嗽，咽干，胸闷，全身困重。舌苔白厚腻，脉濡或浮滑。

治则：芳香宣化，解表化湿。

推荐方药：广藿香 12 g、生麻黄 6 g、厚朴 9 g、法半夏 9 g、杏仁 9 g、生薏苡仁 30g、射干 9 g、枇杷叶 12 g、陈皮 12 g、茯苓 15 g、苍术 9 g。

服法：中草药饮片、水煎服，或中药配方颗粒、水冲服，每天 1 剂，2 次/d，早、晚温服（饭后 1 h），每 3 天 1 个疗程。

2. 寒湿犯肺　临床表现：恶寒发热，无汗或少汗，咳嗽，胸闷，乏力，气短，头痛，全身酸痛，痞满。舌苔白厚腻或白滑，脉浮滑或浮紧。

治则：宣肺化湿，散寒解表。

推荐方药：羌活 9 g、陈皮 12 g、厚朴 9 g、麸炒枳壳 12g、广藿香 9 g、麻黄 6 g、节菖蒲 6 g、苍术 12 g、黄芩 9 g、柴胡 6 g、前胡 12 g、葛根 9 g、升麻 6 g。

服法：同上。

3. 湿热蕴肺　临床表现：低热或无热，稍恶寒，乏力，头重身困，肌肉酸痛，干咳痰少，咽痛，口干不欲饮，或伴有胸脘痞闷，无汗或少汗、汗出不畅，或见呕恶纳呆，大便溏或黏滞不爽。舌淡红，苔白厚腻或薄黄，脉滑数或濡。

治则：清肺解毒，宣肺化湿。

推荐方药：槟榔 10 g、草果 10 g、厚朴 10 g、知母 10 g、黄芩 10 g、柴胡 10 g、赤芍 10 g、连翘 15 g、青蒿 10 g（后下）、苍术 10g、大青叶 10 g、生甘草 5 g。

服法：同上。

（三）进展期（重型）

1. 湿阻肺胃　临床表现：低热或无热，咳嗽，头重身困，胸闷，倦怠乏力，脘痞，纳呆，或呕恶，大便溏。舌苔白厚腻或黄厚腻，脉濡。

治则：化湿解毒，宣肺理中。

推荐方药：广藿香 9 g、厚朴 9 g、法半夏 12g、茯苓 15 g、苍术 12 g、杏仁 9 g、蜜麻黄 6 g、薏苡仁 30 g、浙贝母 9 g、款冬花 12 g、黄芩 12 g、紫苏 9 g、陈皮 12 g。

脘痞、呕恶、舌苔白厚腻明显者，为湿阻脾胃，加豆蔻、草果、萆薢。

服法：同上。

2. 疫毒闭肺　临床表现：高热，咳嗽，咳痰，色黄，烦躁，胸憋闷，气促，面唇发绀，腹胀，便秘。舌质暗红或紫暗，苔黄燥，脉滑数。

治则：清热解毒，宣肺通腑。

推荐方药：石膏 30 g、黄芩 12 g、黄连 6 g、生地黄 20 g、金银花 9 g、连翘 12 g、栀子 12 g、瓜蒌 20 g、葶苈子 12 g、浙贝母 12 g、牡丹皮 15g、赤芍 12 g、酒制大黄 6 g。

此外，舌质红少苔、口干口渴者，为热伤阴津，加玄参、知母、天花粉、西洋参。

服法：同上。

中药注射剂推荐：根据临床情况可选择血必净注射液、生脉注射液、参麦注射液中的 1 种或 2 种。若体温高于 38.5 ℃者，可加用喜炎平注射液或热毒宁注射液。

3. 气营两燔　临床表现：大热烦渴，胸闷喘憋气促，神昏谵语，视物模糊，或发斑丘疹，或吐血、衄血，或四肢抽搐。舌绛红少苔或无苔，脉沉细数，或浮大而数。

推荐方药：生石膏 30~60 g（先煎）、知母 30 g、生地黄 30~60 g、水牛角粉 15~30 g（冲服）、赤芍 30 g、玄参 30 g、连翘 15 g、牡丹皮 15 g、黄连 6 g、竹叶 12 g、葶苈子 15 g、生甘草 6 g。

服法：同上。

推荐中药注射液：严重者加用中药注射液，如喜炎平注射液、血必净注射液、热毒宁注射液、痰热清注射液、醒脑静注射液。功效相近的药物根据个体情况可选择其中 1 种，也可根据临床的症状联合使用 2 种。中药注射剂可与中药汤剂联合使用。

（四）危重期（危重型）

内闭外脱　临床表现：呼吸困难，动则气喘，甚则辅助通气，胸部憋闷窘迫，面色苍白，口唇紫暗，痰鸣，大汗淋漓，四肢厥冷，神志异常（淡漠、恍惚、烦躁、嗜睡、昏迷）。舌质淡或紫暗，舌苔厚腻或燥、色或黄或白，脉微细欲绝或疾促或浮大无根。

治则：开闭救脱。

推荐方药：人参 12 g、制附子 15 g（先煎）、干姜 9 g、山萸肉 15 g、五味子 9 g、赤芍 12 g、炙甘草 12 g。

服法：同上。

如患者热陷心包，加送服安宫牛黄丸、痰迷心窍者加送服苏合香丸。

危重型的中药注射剂推荐：血必净注射液、生脉注射液、参附注射液。

（五）恢复期

1.肺脾气虚　临床表现：神疲，气短，倦怠，乏力，自汗或动则汗出，咳嗽，纳差，脘腹胀满，大便乏力，便溏。舌质淡胖或有齿痕，舌苔薄白或白腻，脉沉细或沉缓。

治则：益气补肺，健脾化痰。

推荐方药：人参 6 g、生黄芪 15 g、茯苓 15 g、炒白术 12 g、山药 20 g、法半夏 12g、陈皮 12 g、浙贝母 9 g、黄芩 9 g、百部 15 g、赤芍 9 g、薏苡仁 20 g。

服法：同上。

2.气阴两虚　临床表现：咳嗽，无痰或少痰，口干或口渴，纳差，自汗或盗汗，手足心热，气短，乏力，舌体瘦小，舌质淡或红，舌苔薄白或黄、花剥，脉沉细或细数。

治则：益气养阴，清热润肺。

推荐方药：人参 6 g、生地黄 15g、麦冬 12 g、五味子 9 g、瓜蒌 12 g、浙贝母 9 g、连翘 9 g、黄芩 9 g、地骨皮 12 g、百部 15 g、牡丹皮 12 g、陈皮 12 g。

服法：同上。

三、中医治未病

（一）熏艾抑菌杀菌

熏艾预防瘟疫历史源远流长，历代医家在预防瘟疫中多使用熏艾。艾为药用植物，其性辛、温，味苦，归肝、脾、肾经，内服温经止血、散寒止痛，外用祛湿止痒，驱蚊杀菌、祛邪避秽，采摘时节多为端午时节，为一年中阳中之阳，此时采收艾叶为最佳。新冠肺炎以湿邪为首发症状，酸困乏力，湿为阴邪，艾为地之阳，有阴阳相克之效。目前大量药理研究表明，艾叶油、艾叶水浸剂、艾叶醇提液、艾烟、艾叶熏蒸可抑制或杀灭多种细菌及真菌、病毒、支原体。"非典"时期，多家医院在日常清洁消毒之外采用熏艾的做法，院内几乎没有发生交叉感染。建议使用艾条和艾绒进行艾熏，艾熏时及时做好室内通风。

（二）香囊解毒利湿

古代医家根据药物的四气五味，发明了香囊这种给药方法。将气味芳香的一些中草药碾成细末装入透气性很好且很致密的布袋中，利用药物的气味，通过口鼻黏膜、肌肤毛窍、经络穴位等途径，通过经气血经脉的循行而让药力遍布全身，起到调节气机、疏通经络、防病治病的作用。

解毒利湿香囊制作及使用方法：苍术、藿香、艾叶、肉桂、川芎、细辛、甘松、鹅不食草、檀香、降香、薄荷各等量，烘干碾碎，粗粒，以不扎手为度。缝制成荷包，每袋里装 10~15 g 药粉，每天外出时挂胸前佩戴，晚上睡觉时放在家中悬挂。孕妇慎用。

（三）新冠肺炎中药预防方

组方：生黄芪 12 g、防风 10 g、炒白术 12 g、射干 5 g、北沙参 9 g、金银花 9 g、苍术 9 g、藿香 9 g、贯众 5 g、生甘草 6 g。

功能：益气固表，清热祛湿解毒。

服法：中草药饮片、水煎服，或中药配方颗粒、水冲服，每天 1 剂，2 次 /d，早、晚温服（饭后 1 h），可连服 3~5 d。孕妇慎用。

四、新冠肺炎非药物疗法

（一）艾灸疗法

常用选穴：关元、气海、神阙、大椎、肺俞、上脘、中脘、膈俞、足三里、孔最等。

根据临床症状和需要，辨证取穴，一般隔 1 d 施灸 1 次，每穴灸 15~20 min，治疗 6 d 后可休息 1~2 d，持续 2 周；新冠肺炎临床症状明显可交替选用不同穴位每天施灸，然后继续施灸 5 次。10~12 次为 1 个疗程。注意：糖尿病患者慎用艾灸，年老或感觉迟钝者注意灸量。

（二）推拿按摩

1. 穴位按摩 取太渊、膻中、中府、肺俞、肾俞、大肠俞、列缺、中脘、足三里等穴。如伴有咳嗽、咽痒，可加用少商、尺泽等。

穴位按摩的操作方式为：以拇指放置于穴位上，拇指指腹触摸皮肤并稍加按压，小幅度地环转按揉腧穴，以产生酸胀温热感为佳，每穴每次 1~3 min。经络推拿主要选用病变脏腑对应的肺经和与之相表里的大肠经，以及调理中焦和全身状态的脾经、胃经和任督二脉。

2. 经络推拿 常用经脉：手太阴肺经、手阳明大肠经、足阳明胃经、足太阴脾经、任脉、督脉等。

根据临床症状和需要，每次选取 2~3 条经脉。推拿的操作要领为：取坐位或卧位，均匀呼吸。用一手手掌鱼际沿经络循行方向紧贴皮肤施力作直线往返快速摩擦，可两手掌交替进行，100~120 次 /min（每手摩擦 50~60 次 /min），每条经络摩擦 1 min 为宜。

（三）耳穴压豆

常用耳穴：支气管、肺、神门、支气管、内分泌、心、脾、胃、大肠、交感等。

耳穴压豆方法：将贴有王不留行籽的耳豆贴敷于相应耳穴并稍加压力，以穴位产生酸麻重胀感或发热为度。贴敷后每天自行按压数次，每次 4~5 min。每次贴压后保持 1~2 d，取下后让耳穴部位放松一晚，次日再以同样方法贴敷，一般 5~6 次为 1 个疗程。

（四）五行音乐疗法

聆听五音与五脏、五志配合的乐曲，鼓动血脉、调畅情志。于 7~11 时宜选用"羽调"音乐，欣赏《梅花三弄》《船歌》《梁祝》等曲目，促使肾气充盛。于 15~19 时宜选用"商调"音乐，欣赏《阳春白雪》《黄河》《金蛇狂舞》等曲目，助长肺气。

（五）传统功法

1. 八段锦　练习时间 10~15 min，建议每天 1~2 次，按照个人体质状况，以能承受为宜。

2. 太极拳　推荐每天进行 1 次，每次 30~50 min 为宜，微微出汗即可。

（六）其他方法

可选择以下 1~2 种方法进行练习。

1. 呼吸六字诀　"呬、呵、呼、嘘、吹、嘻"，每个字依次发音，反复 6 遍，腹式呼吸方式，建议 1~2 组 /d，根据个人具体情况调整当天运动方式及总量。

2. 呼吸疗愈法　主动进行缓慢深长的腹式呼吸训练，可采用鼻子吸气，嘴巴呼气，或鼻吸鼻呼，释放和疗愈身心。

3. "三一二"经络锻炼法　"三"指合谷、内关、足三里 3 个穴的按摩，"一"是意守丹田、腹式呼吸，"二"是以两下肢下蹲为主的体育锻炼。建议每天锻炼此法 1~2 次，按照个人体质状况，以能承受为宜。

（七）膳食指导

总体原则：膳食平衡、食物多样、注重饮水、通利二便，并注重开胃、利肺、安神、通便。根据患者症状及食物属性进行分类指导。如有畏寒、畏凉等症状者，可食生姜、葱等食物；有口干、咽干等症状者，可食绿豆、赤小豆等食物；有咳嗽、咳痰等症状者，可食杏仁、白果、橘皮等食物。

第四章

规范化新型冠状病毒临床实验室检测

第一节 新型冠状病毒检测
临床实验室布局与管理

根据河南省卫生健康委员会于 2020 年 1 月 22 日下发《关于印发河南省新型冠状病毒感染的肺炎医疗救治定点医院名单的通知》，河南省人民医院为河南省新型冠状病毒感染的肺炎医疗救治首批省级定点医院。

河南省人民医院检验科在原有场地和质量管理体系的基础上，围绕新型冠状病毒相关工作作出了科学合理的调整，圆满完成新型冠状病毒防控的检验任务，目前未发现检验人员感染。河南省人民医院检验科在实验室设计和管理上积累了一些相关经验，现将这些经验整理出来供大家参考。

一、围绕新型冠状病毒感染患者开展相关医学检验项目

围绕新型冠状病毒感染患者，开展相关医学检验项目主要包括：

（1）血液学检验类如血细胞分析、C 反应蛋白、血沉、降钙素原等。

（2）体液学检验类如尿常规、尿液细胞形态学检查、尿沉渣检查、脑脊液常规、胸腹水常规检测等。

（3）临床化学检验类如肝功能、肾功能、电解质、心肌酶、血糖等。

（4）临床免疫学检验类如呼吸道病原体抗体检测、新型冠状病毒抗体 IgG/IgM 等。

（5）临床微生物学检验类呼吸道样品培养和鉴定、细菌药敏实验等。

（6）分子诊断类如新型冠状病毒核酸检测等。

二、检验科针对新型冠状病毒防治需要进行的科室布局

2020 年 1 月 23 日，国家卫生健康委员会办公厅根据新型冠状病毒生物学特点、流行病学特征、致病性、临床表现等信息，组织专家修订了《新型冠状病毒实验室生物安全指南（第二版）》，该指南明确提出：采用可靠的方法灭活前进行的病毒抗原检测、血清学检测、核酸提取、生化分析，以及临床样本的灭活等操作，应当在生物安全二级实验室进行，同时采用生物安全三级实验室的个人防护。

检验科针对此次新型冠状病毒感染疫情的防治需要，结合医院的实际情况，将新型冠状病毒患者的相关检验工作作出如下部署：

1. 在公共医学中心设置感染专用负压实验室　用于各类新型冠状病毒疑似患者、确诊患者和其他发热患者血液、体液等标本的集中处理，开展相关患者标本的临床血液检验、体液检验、临床化学检验、临床免疫检验等业务。

2. 对原有的 PCR 扩增检测实验室进行改造　设置标本处理间（二区）2 间，为新型冠状病毒核酸检测单独使用一个标本处理间，避免与其他常规检验标本处理的交叉感染。

3. 公共卫生医学中心检验实验室布局和管理　公共卫生医学中心检验实验室在开展相关检测前，必须符合生物安全管理和医院感染管理等相关要求。

（1）严格区分清洁区、半污染区、污染区，生物安全设施齐备。

（2）对所有生物安全柜、通风橱、负压装置、空气消毒机、紫外光等进行专项检测，确保其有效运行，避免检验人员间接感染。

（3）对进入该实验室操作的人员进行岗前培训和生物安全培训，确保流程正确，防护到位。

（4）除核酸检测外，所有各类新型冠状病毒疑似患者、确诊患者和其他发热患者血液、体液等标本均在公共卫生医学中心检验实验室处理，避免感染性标本不必要的院内转运。

（5）对进入该实验室操作的人员，采取 14 d 工作轮休制，即：连续工作 14 d 后轮休隔离 14 d，工作和隔离期间完全由医院统一安排饮食和休息等生活需要，结束工作后隔离 14 d，无新冠肺炎相关症状可解除隔离，重新回到岗位，保障工作人员的生活并确保其安全。

4. PCR 扩增检测实验室布局和管理

（1）为检验科对原有的 PCR 扩增检测实验室进行改造，通过河南省临床检

新冠肺炎综合防控诊治丛书　临床诊治分册

验中心验收，同时，PCR 扩增实验室积极为开展新型冠状病毒核酸检测，向上级卫生部门申请生物安全二级实验室备案，符合开展新型冠状病毒核酸检测资质。

（2）PCR 扩增检测实验室单独使用一个标本处理间处理新型冠状病毒核酸检测标本，对实验室生物安全柜、通风橱、负压装置、紫外光等进行专项检测（图4-1-1）。

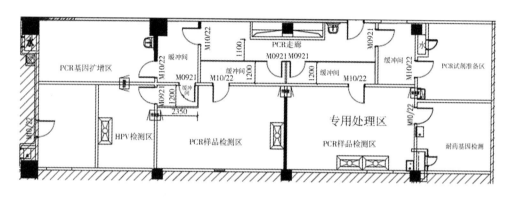

图4-1-1　PCR实验室平面图

（3）选派 4 名具有丰富的 PCR 检测经验的有证人员参与新型冠状病毒核酸检测。4 名检测人员分成两个组，每组 2 人，采取 14 d 工作轮休制，即：连续工作 14 d 后隔离轮休 14 d，无新冠肺炎相关症状可解除隔离，重新下一轮工作，工作期间，隔离期间完全由医院统一安排住宿和伙食，不允许外出和回家，降低交叉感染风险。

5. 其他　同时配备有信息、试剂、质量和安全管理等专门部门或专职人员，以保障相关消毒供应、供水、供电及其他相关服务等。

三、检验科新型冠状病毒防控人员管理

（1）检验科建立了完善的质量管理体系，在原有科学管理的基础上，对于进入新型冠状病毒检测的工组人员实行自愿报名，科室择优选择，加强培训、确保安全的原则协调安排。

（2）科室对进入一线参与接触感染性标本的人员予以设备、物质的充足保障，在晋升和绩效奖励方面适当给予优先政策支持，检验科主任、副主任全力协助一线人员解决流程、设备和防护用品方面的问题。

（3）科室严格审核进入一线防控检验的工作人员的资质、操作能力及健康状况，确保进入一线防控检验的工作人员具备中级及中级以上职称，从事新型冠状

病毒检测的人员具备PCR培训合格证，工作人员操作能力强，经验丰富，熟悉业务，能解决各类实际问题，同时身心健康，抗压能力强，有力地保障了新型冠状病毒防控检验的工作圆满开展。

（4）对进入一线防控新型冠状病毒检验的工作的人员，工作期间采用生物安全三级实验室的个人防护。

（5）由科室组织对包括一线防控检验的所有工作人员进行培训，培训内容包括工作流程、信息系统使用、伦理要求、生物安全防护、消防安全及应急措施等；对于防控密切相关的生物安全防护和消防安全要求做到人人考核、人人过关。

（6）检验科为每位员工购买疫情防控相关保险，协调心理咨询专家对员工进行心理疏导，确保人员身心健康，免除参与一线防控检验人员的顾虑。

（7）对进入一线防控新型冠状病毒检验的工作的人员，工作和隔离期间完全由医院统一安排隔离，医院统一安排饮食和休息等生活需求；隔离期间，工作人员不允许外出或回家，将交叉感染的风险降到最低。

四、新型冠状病毒检验区设施与环境条件

河南省人民医院公共卫生医学中心（图4-1-2），承担医院所有发热患者分流和新型冠状病毒患者的诊治和隔离工作，发热门诊、发热留观室、隔离病房、检验科感染专用实验室均设在本中心。

（1）开展新型冠状病毒检验专用实验室面积充分，实验室均严格区分清洁区、半污染区、污染区，充分保障工作空间的适宜性和安全性，保证流程应当满足工作需要；实验室配备包括整体负压通风系统、通风橱、生物安全柜、紫外消毒设备、压力蒸汽灭菌器生物安全防护所需设备。

（2）新型冠状病毒相关检验标本均由医生或护理人员在隔离病房或诊室采集，标本采集与运送满足生物安全防护需要，检验科及医院感染控制部门对标本采集与运送进行监督和指导。

（3）实验室配备双路供电或应急发电设施，重要医疗设备和网络有不间断电源，减少或避免突发紧急情况发生。

（4）设置医疗废物暂存处，配置高压蒸汽灭菌器，设置污物和污水处理设施和设备，满足污物和污水的消毒和无害化的要求。

（5）对安全设施和设备，进行专项检测，确保其功能正常。

（6）实验室存储空间和条件满足样品、文件、设备、试剂、耗材、各种记录、计算机信息处理等相关要求。

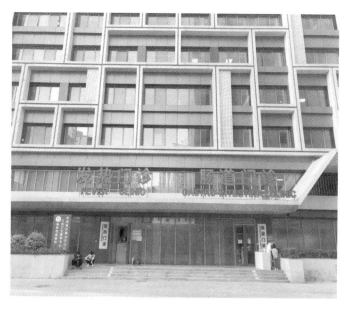

图4-1-2 河南省人民医院公共卫生医学中心

（7）由医院统一安排隔离休息区域，有足够的洗手间、饮水处和存储个人防护装备和衣服的设施。

（8）医护及相关检验人员整体隔离，未经授权人员不允许进入实验室和隔离休息区域，检验人员隔离作业期间不允许外出或回家。

（9）工作人员每天监测实验室环境和实施运行情况，确保气压、风向达到要求，生物安全柜、通风厨气压，风量满足要求，再开始作业；工作完成后，及时做好工作台面消毒，环境空气消毒，确保实验室环境符合生物安全要求。

五、新型冠状病毒相关实验室设备、试剂和耗材管理

（1）检验科建立完善的质量管理体系，对实验室设备、试剂和耗材有专用要求，在此基础上，针对新型冠状病毒相关的实验室检验工作，关于设备、试剂和耗材管理实行特事特办，优先处理的原则予以政策支持。

（2）所需的检验设备、试剂和耗材优先考虑从现有实验室调配，如确实需要新购设备、试剂和耗材，在符合国家食品药品监督管理总局公布的医疗器械管理相关要求且三证齐全的条件下，实行特事特办，优先审批，确保所需设备、试剂和耗材快速到位。

（3）对于新购的设备、试剂和耗材，由厂家提供培训资料，安排技术人员培训，实验室摄录培训视频，保存操作指导资料，留取工程师联系方式，必要时远程指导操作。

（4）由医学装备部安排人员对实验室所需设备、加样枪等计量器具、恒温设备等，在投入前进行校准和调试；由检验科工作人员对试剂和耗材等进行验收和登记。

（5）实验室安排专业人员对生化类分析仪、血细胞分析仪、尿液分析仪、酶标仪、发光分析仪、细菌培养和鉴定仪、核酸类分析仪等在正式启用前按要求进行性能验证，保障检验质量满足临床需要。

（6）工作人员每天记录设备使用情况，每天检查试剂、耗材是否在效期内使用，检查试剂耗材使用及库存情况，及时请购，确保试剂耗材等供应充足。

（7）针对新型冠状病毒防控要求，实验室配备专门配置职业暴露箱、溅洒处理箱等足够的必须防护用品。

（8）实验室保存各类设备、试剂和耗材的使用说明书，编写简易操作指南，建立应急处理方案。

六、实验室质量控制

检验科建立的质量管理体系，包括各项规章制度、人员岗位职责；包括设施与设备管理制度，试剂管理制度，标本管理制度，分析前、中、后三个阶段的质量管理制度，患者（标本）登记和档案管理制度，消防安全管理制度，信息管理制度与患者隐私保护制度，生物安全管理制度，危化品使用管理制度，并制定各检验项目的质量控制指标及标准操作程序。

（1）针对新型冠状病毒防控的技术规范和操作规程，实验室专门制定了新型冠状病毒相关"标本采集程序"，规定了检验标本的采集、运送、保存和处理要求。

（2）针对新型冠状病毒核酸检测，按照《新型冠状病毒肺炎防控方案》要求和新型冠状病毒核酸检测试剂说明书，编写新型冠状病毒核酸检测"检验操作程序"，确保核酸检测结果可靠。

（3）新型冠状病毒核酸检测选择的是上海之江生物科技股份有限公司和武汉华大基因科技有限公司提供的核酸检测试剂盒同时检测。核酸提取用全自动核酸提取仪，减少人员差异，并减少人员感染，使用西安天隆科技有限公司提供的核酸提取设备；核酸扩增检测同时使用两个厂家的试剂同步扩增，结果一致发出检验结果，结果不一致分析原因，必要时复查。

（4）针对新型冠状病毒核酸检测，结合国家卫生健康委员会发布的《新型冠状病毒诊疗方案》和新型冠状病毒核酸检测试剂说明书，编写新型冠状病毒核酸检测"结果报告程序"，确保结果报告和解读与卫生行政部门规定保持一致。

七、后记

公共卫生医学中心施行"专楼专用""整体隔离"的防疫管理措施。

发热门诊、发热留观室、隔离病房均设在公共卫生医学中心。一楼的发热门诊负责患者初步诊断和合理分流，二楼主要负责感染性标本的集中检验，三楼至六楼是感染患者的集中隔离区域，根据患者感染情况和症状的轻重分别选择不同的楼层。

医院从各病区抽调人员，组建一支由 50 余名医生、120 余名护士、10 余名相关检验人员组成的一线防控队伍，参与一线防控的工作人员在防控期间完全封闭隔离在医院，由医院统一安排工作和休息，结束一线值班任务后需另外安排隔离 14 d，无新冠肺炎相关症状可解除隔离，重新回到岗位。

从疫情防控开始至 3 月 1 日，河南省人民医院累计诊治发热患者 6 464 例，确诊新冠肺炎患者 18 例，接收外院转入确证患者 37 人，为 169 人累计完成 582 次核酸检测工作。确证患者零死亡，医务人员零感染，圆满完成新型冠状病毒防控任务，为新冠肺炎的排查和确诊提供了有力支撑。

河南省人民医院检验科在医院的支持下，第一时间进购新型冠状病毒检测试剂，确保第一时间开展检测工作，尽快服务临床。2020 年 1 月 28 日 20 时，第一批核酸检测试剂到达医院。跟随设备的脚步，检验科进入战备状态，系列措施启动：仪器设备操作技术培训（图 4-1-3、图 4-1-4、图 4-1-5）、新型冠状病毒相关知识培训、实验室生物安全知识（图 4-1-6）、三级防护所需装备配备（图 4-1-7）、新型冠状病毒核酸检测性能评估，有效地确保病毒核酸检测的安全性和正确性。

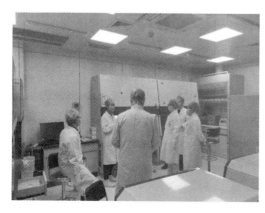

图4-1-3　生物安全柜使用培训

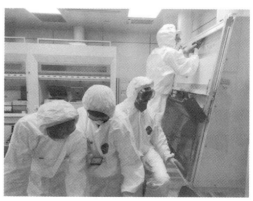

图4-1-4　生物安全柜检修

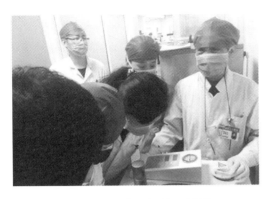

图4-1-5　高压锅使用培训

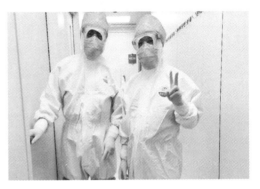

图4-1-6　工作人员准备进入PCR实验室

经过全科人员的不懈努力，2020年1月31日，河南省卫生健康委员会发出通知，医院检验科通过专家组核查，成为开展新型冠状病毒核酸检测确诊医疗机构。2020年2月1日该院检验科进行了首批新型冠状病毒标本核酸检测。

在抗击疫情的战线上，在检测病毒的操作时，各种仪器运转过程中会产生气溶胶，而这种气溶胶就是对检验医生最大的威胁。新型冠状病毒传染性极强，病毒核酸检测风险高，检验人员需要着三级防护

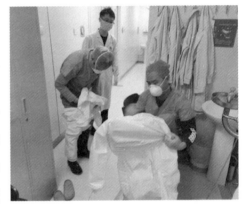

图4-1-7　工作人员穿脱防护服

装备，检测期间不进食、不喝水、不上厕所，一直坚持到实验完成。此外，防护服密不透气，实验时间又长，每轮实验下来，均是对工作人员脑力和体力的考验。

作为检验科医生，必须慎之又慎地对待每一份检测样本，因为每一份标本的背后都有无数期待的眼睛，每一个检测都影响临床的决策。

第二节　河南省人民医院检验科新型冠状病毒核酸检测实验室生物安全管理措施

自新冠肺炎疫情暴发以来，河南省人民医院检验科实验室承担了新型冠状病毒核酸检测及患者血液、尿液、痰液、粪便等样本的检验工作。此类实验室工作具有潜在风险并可造成生物安全危害的实验室活动。为保证实验室的确诊能力，确保实验室活动、人员、样本及环境的生物安全，按照《新型冠状病

毒肺炎诊疗方案（试行第七版）》《新型冠状病毒实验室生物安全指南（第二版）》和《新型冠状病毒感染的肺炎实验室检测技术指南（第五版）》，结合《实验室生物安全手册（第三版）》《临床实验室生物安全指南》（WS/T 442—2014）制定了《河南省人民医院检验科新型冠状病毒核酸检测指南》，内容包括实验室生物安全紧急管理体系、实验室等级、防护水平、标本采集、标本运输、实验室检测、废弃物管理等方面的具体要求，以及实验室生物安全操作失误或意外的处理和消毒的具体方法，为检验科各实验室规范开展新型冠状病毒相关实验活动提供参考。

一、实验室生物安全紧急管理体系

（1）根据当前新型冠状病毒流行情况，为加强新型冠状病毒感染的防控，确保新型冠状病毒相关标本检验符合生物安全要求，在医院生物安全管理委员会的领导下应成立关于新型冠状病毒检验生物安全紧急管理体系，用以指导全科实验室疫情时期的紧急管理。

（2）生物安全紧急管理体系包括管理小组、督导小组和防控小组。

（3）管理小组是在医院生物安全委员会和院长的领导下，实行全面的质量管理，完成实验室生物安全管理监控管理；并根据各级领导部门发布的文件和要求，及时制定和更新关于新型冠状病毒科室层面的指导文件；而且要对全科员工进行新型冠状病毒相关文件的培训，组织对本科室生物安全设施、设备的改造、维修和配置，以及组员配合组长具体执行生物安全管理工作，监督、检查各组工作。

（4）督导小组负责督导各实验室消毒及防护等措施的实施情况，检查各种记录；不定期检查各实验室对新冠炎患者标本的接收、处理等交接记录；敦促各实验室按照规定执行各项操作。

（5）防控小组成员应按照科室制定的要求，制定本专业组关于新型冠状病毒性肺炎患者标本操作的简易操作规程；做好相关的生物安全培训工作；落实科室已有的生物安全管理制度及标准操作作业指导书；落实新型冠状病毒性肺炎患者标本的相关操作并做好记录。

二、个人防护

（1）所有人员均应经过科室和专业组两级生物安全培训，熟悉相关检验操作流程。

（2）个人防护的所有操作应该严格按照《新型冠状病毒感染的肺炎防控方案（第三版）》中"附件5"的要求进行。

（3）标本运送、处理及检测人员应做好安全防护，穿戴相应防护用品。

（4）进入检验区域前正确穿防护用品，顺序如下：从医务人员专用通道进入清洁区，手卫生，戴医用防护口罩，戴帽子，穿胶鞋，穿工作服，进入潜在污染区，脱工作服，手卫生，穿防护服，戴外层帽子、口罩，戴护目镜，戴手套，穿鞋套。

（5）工作中所有标本视为感染性标本，如果手套接触到血液、体液等标本，立刻脱手套，手卫生，佩戴新手套。

（6）核酸检测完成后，防护服应先用1 000 mg/L含氯消毒液喷雾消毒，再按照要求脱下，放入高压袋中，按照相关要求进行处理。

（7）出检测区域，正确脱下防护用品，顺序如下：离开污染区前，手卫生，脱护目镜，脱外层口罩，脱外层帽子，脱防护服，脱手套、鞋套，含氯消毒液喷雾消毒喷胶靴，手卫生，穿工作服，手卫生，进入清洁区，脱工作服，手卫生，脱内层帽子，脱内层口罩，脱胶鞋，手卫生，沐浴更衣。

（8）所有个人防护用品在使用完后应按照感染性废物处理，严禁丢入生活垃圾箱及清洁区。

三、标本采集和运输

1. 采集对象　新冠肺炎疑似病例和聚集性病例，需要进行新型冠状病毒感染诊断或鉴别诊断者，或其他需要进一步筛查检测的环境或生物材料。

2. 标本采集要求

（1）从事新型冠状病毒检测标本采集的技术人员应经过生物安全培训（培训合格）和具备相应的实验技能。采样人员个人防护装备（personal protective equipment，PPE）要求：N95及N95以上防护口罩、护目镜、连体防护服、双层乳胶手套、防水靴套；如果接触了患者血液、体液、分泌物或排泄物，应及时更换外层乳胶手套。

（2）住院病例的标本由所在医院的医护人员采集。

（3）密切接触者标本由当地指定的疾控机构、医疗机构负责采集。

（4）根据实验室检测工作的需要，可结合病程多次采样。

3. 标本采集种类　每个病例必须采集急性期呼吸道标本（包括上呼吸道标本或下呼吸道标本），重症病例优先采集下呼吸道标本；根据临床需要可留取便标本、全血标本、血清标本。

（1）上呼吸道标本：包括鼻咽拭子、口咽拭子等。

（2）下呼吸道标本：深咳痰液、肺泡灌洗液、支气管灌洗液、呼吸道吸取物等。

（3）便标本：留取粪便标本约 10 g（花生大小），如果不便于留取便标本，可采集肛拭子。

（4）血液标本：尽量采集发病后 7 d 内的急性期抗凝血，采集量 5 mL，建议使用含有 EDTA 抗凝剂的真空采血管采集血液。

（5）血清标本：尽量采集急性期、恢复期双份血清。第一份血清应尽早（最好在发病后 7 d 内）采集，第二份血清应在发病后第 3~4 周采集。采集量 5 mL，建议使用无抗凝剂的真空采血管。血清标本主要用于抗体的测定，不进行核酸检测。

4. 标本采集和处理

（1）鼻咽拭子：采样人员一手轻扶被采集人员的头部，一手执拭子。拭子贴鼻孔进入，沿下鼻道的底部向后缓缓深入，由于鼻道呈弧形，不可用力过猛，以免发生外伤出血。待拭子顶端到达鼻咽腔后壁时，轻轻旋转一周（如遇反射性咳嗽，应停留片刻），然后缓缓取出拭子，将拭子头浸入含 2~3 mL 病毒保存液（也可使用等渗盐溶液、组织培养液或磷酸盐缓冲液）的管中，尾部弃去，旋紧管盖。

（2）口咽拭子：被采集人员先用生理盐水漱口，采样人员将拭子放入无菌生理盐水中湿润（禁止将拭子放入病毒保存液中，避免抗生素引起过敏），被采集人员头部微仰，嘴张大，并发"啊"音，露出两侧咽扁桃体，将拭子越过舌根，在被采集者两侧咽扁桃体稍微用力来回擦拭至少 3 次，然后再在咽后壁上下擦拭至少 3 次，将拭子头浸入含 2~3 mL 病毒保存液（也可使用等渗盐溶液、组织培养液或磷酸盐缓冲液）的管中，尾部弃去，旋紧管盖。口咽拭子也可与鼻咽拭子放置于同一管中。

（3）鼻咽抽取物或呼吸道抽取物：用与负压泵相连的收集器从鼻咽部抽取黏液或从气管抽取呼吸道分泌物。将收集器头部插入鼻腔或气管，接通负压，旋转收集器头部并缓慢退出，收集抽取的黏液，并用 3 mL 采样液冲洗收集器 1 次（亦可用小儿导尿管接在 50 mL 注射器上来替代收集器）。

（4）深咳痰液：要求患者深咳后，将咳出的痰液收集于含 3 mL 采样液的 50 mL 螺口塑料管中。如果痰液未收集于采样液中，可在检测前，加入 2~3 mL 采样液，或加入痰液等体积的痰消化液。痰消化液储存液配方见表 4-2-1。临用前将储存液以去离子水稀释至 100 mL。也可以采用痰液等体积的含 1 g/L 蛋白酶 K 的磷酸盐缓冲液将痰液化。

表4-2-1　痰消化液储存液配方

成分	每瓶
二硫苏糖醇	0.1 g
氯化钠	0.78 g
氯化磷	0.02 g
磷酸氢二钾	0.112 g
磷酸二氢钾	0.02 g
水	7.5 mL
pH7.4 ± 0.2（25 ℃）	

（5）支气管灌洗液：将收集器头部从鼻孔或气管插口处插入气管（约 30 cm 深处），注入 5 mL 生理盐水，接通负压，旋转收集器头部并缓慢退出。收集抽取的黏液，并用采样液冲洗收集器 1 次（亦可用小儿导尿管接在 50 mL 注射器上来替代收集）。

（6）肺泡灌洗液：局部麻醉后将纤维支气管镜通过口或鼻经过咽部插入右肺中叶或左肺舌段的支管，将其顶端插入支气管分支开口，经气管活检孔缓缓加入灭菌生理盐水，每次 30~50 mL，总量 100~250 mL，不应超过 300 mL。

（7）粪便标本：取 1 mL 标本处理液，挑取黄豆粒大小的便标本加至管中，轻轻吹吸 3~5 次，室温静置 10 min，以 8 000 rpm 离心 5 min，吸取上清液进行检测。

粪便标本处理液可自行配制：1.211 gTris，8.5 g 氯化钠，1.1 g 无水氯化钙或 1.47 g 含结晶水的氯化钙，溶解至 800 mL 去离子水中，用浓盐酸调节 pH 为 7.5，以去离子水补充至 1 000 mL。也可使用 HANK'S 液或其他等渗盐溶液、组织培养液或磷酸盐缓冲液溶解便标本制备便悬液。如患者出现腹泻症状，则留取粪便标本 3~5 mL，轻轻吹打混匀后，以 8 000 rpm 离心 5 min，吸取上清液备用。

（8）肛拭子：用消毒棉拭子轻轻插入肛门 3~5 cm，再轻轻旋转拔出，立即放入含有 3~5 mL 病毒保存液的 15 mL 外螺旋盖采样管中，弃去尾部，旋紧管盖。

（9）血液标本：建议使用含有 EDTA 抗凝剂的真空采血管采集血液标本 5 mL，根据所选用核酸提取试剂的类型确定以全血或血浆进行核酸提取。如需分离血浆，将全血 1 500~2 000 rpm 离心 10 min，收集上清于无菌螺口塑料管中。

（10）血清标本：用真空负压采血管采集血液标本 5 mL，室温静置 30 min，1 500~2 000 rpm 离心 10 min，收集血清于无菌螺口塑料管中。

（11）其他材料：依据设计需求规范采集。

5. **标本包装**　标本采集后在生物安全二级实验室生物安全柜内分装。

（1）所有标本应放在大小适合的带螺旋盖内有垫圈、耐冷冻的标本采集管里，拧紧。采集管外注明样本编号、种类、姓名及采样日期。

（2）将密闭后的标本装入密封袋，每袋限一份标本。要求标本包装要符合《危险品航空安全运输技术细则》相应的标准。

（3）涉及外部标本运输的，应根据标本类型，按照 A 类或 B 类感染性物质进行 3 层包装。

（4）标本保存：用于病毒分离和核酸检测的标本应尽快进行检测，能在24 h内检测的标本可置于4 ℃保存；24 h内无法检测的标本则应置于–70 ℃或以下保存（如无–70 ℃保存条件，则于–20 ℃冰箱暂存）。血清可在4 ℃存放3 d，–20 ℃以下可长期保存。应设立专库或专柜单独保存标本。标本运送期间应避免反复冻融。

6. 标本送检　标本采集后应尽快送往实验室，如果需要长途运输，建议采用干冰等制冷方式进行保藏。

（1）上送标本：聚集性病例的标本，上送疾病预防控制中心进行检测复核，并附样本详细送检单。

（2）病原体及标本运输。

1）国内运输：新型冠状病毒毒株或其他潜在感染性生物材料的运输包装分类属于 A 类，对应的联合国编号为 UN2 814，包装符合国际民航组织文件 Doc9 284《危险品航空安全运输技术细则》的 PI602 分类包装要求；环境标本属于 B 类，对应的联合国编号为 UN3 373，包装符合国际民航组织文件 Doc9284《危险品航空安全运输技术细则》的 PI650 分类包装要求；通过其他交通工具运输的可参照以上标准包装；新型冠状病毒毒株或其他潜在感染性材料运输应按照《可感染人类的高致病性病原微生物菌（毒）种或样本运输管理规定》（原卫生部令第 45 号）办理《准运证书》。

2）国际运输：新型冠状病毒毒株或样本在国际间运输的，应规范包装，按照《出入境特殊物品卫生检疫管理规定》办理相关手续，并满足相关国家和国际相关要求。

3）毒株和样本管理新型冠状病毒毒株及其样本应由专人管理，准确记录毒株和样本的来源、种类、数量、编号登记，采取有效措施确保毒株和样本的安全，严防发生误用、恶意使用、被盗、被抢、丢失、泄露等事件。

四、新型冠状病毒的实验室检测

新型冠状病毒感染的常规检测方法为实时荧光 RT-PCR。任何新型冠状病毒的检测都必须在具备条件的实验室由经过相关技术安全培训的人员进行操作。本指南中的核酸检测方法主要针对新型冠状病毒基因组中开放读码框（open reading frame 1ab，ORF1ab）和核壳蛋白（nucleocapsidprotein，N）。实验室确认新型冠状病毒核酸检测为阳性的病例须满足以下 2 个条件中的一个：

（1）同一份标本中新型冠状病毒 2 个靶标（ORF1ab、N）实时荧光 RT-PCR 检测结果均为阳性。如果出现单个靶标阳性的检测结果，则需要重新采样，重新检测。如果仍然为单靶标阳性，判定为阳性。

（2）两种标本实时荧光 RT-PCR 同时出现单靶标阳性，或同种类型标本 2 次采样检测中均出现单个靶标阳性的检测结果，可判定为阳性。

核酸检测结果阴性不能排除新型冠状病毒感染，需要排除可能产生假阴性的因素，包括：样本质量差，比如口咽等部位的呼吸道样本；样本收集得过早或过晚；没有正确的保存、运输和处理样本；技术本身存在的原因，如病毒变异、PCR 抑制等。

1. 实时荧光 RT-PCR 方法检测新型冠状病毒核酸

（1）目的：规范实时荧光 RT-PCR 方法检测新型冠状病毒核酸的工作程序，保证实验结果的正确可靠。

（2）范围：适用于实时荧光 RT-PCR 方法检测新型冠状病毒核酸。

（3）职责：

1）检测人员：负责按照本检测细则对被检样本进行检测。

2）复核人员：负责对检测操作是否规范及检测结果是否准确进行复核。

3）部门负责人：负责对科室综合管理和检测报告的审核。

（4）样本接收和准备：核对被检样本姓名、性别、年龄、编号及检测项目等；待检样本的状态如有异常，需注明；待检样本应存放于 –70 ℃冰箱保存。

（5）检测体系：新型冠状病毒核酸测定（实时荧光 RT-PCR 方法）推荐选用针对新型冠状病毒的 ORF1ab、N 基因区域的引物和探针。

靶标一（ORF1ab）

正向引物（F）：CCCTGTGGGTTTTACACTTAA

反向引物（R）：ACGATTGTGCATCAGCTGA

荧光探针（P）：5'-FAM-CCGTCTGCGGTATGTGGAAAGGTTATGG-BHQ1-3'

靶标二（N）

正向引物（F）：GGGGAACTTCTCCTGCTAGAAT

反向引物（R）：CAGACATTTTGCTCTCAAGCTG

荧光探针（P）：5'-FAM-TTGCTGCTGCTTGACAGATT-TAMRA-3'

核酸提取和实时荧光 RT-PCR 反应体系及反应条件参考相关厂家试剂盒说明。

（6）结果判断：

阴性：无 Ct 值或 Ct ≥ 40。

阳性：Ct 值 < 37，可报告为阳性。

灰度区：Ct 值在 37~40，建议重复实验，若重做结果 Ct 值 < 40，扩增曲线有明显起峰，该样本判断为阳性，否则为阴性。

注：如果用的是商品化试剂盒，则以厂家提供的说明书为准。

2. 非核酸检测项目

（1）标本包装、转运及接收：

1）标本采集后用 75% 乙醇或 1 000 mg/L 含氯消毒液对标本容器外表面进行擦拭或喷洒消毒液，容器外注明样本编号、种类、姓名及采样日期。

2）将密闭后的标本放入大小合适的塑料袋内密封，每袋装一份标本。并对自封袋外表面用 75% 乙醇或 1 000 mg/L 含氯消毒液进行消毒。

3）院内标本转运及接收：院内标本将自封袋中的标本放入专用密闭转运箱，对转运箱外表面进行消毒后立即转运。标本运送过程中，运送人员应佩戴一次性圆帽、一次性口罩、手套、隔离衣；运送过程应严格防止溢洒。检验科接到标本时，打开转运箱时用 75% 乙醇或 1 000 mg/L 含氯消毒液对运送箱内进行喷洒消毒，再取出标本密封袋；把密封袋放入生物安全柜做进一步处理，同时用"新冠标本专用登记本"进行详细的接收登记。

4）院外标本转运：报请医院疾控科联系所属疾控中心，按照《可感染人类的高致病性病原微生物菌（毒）种或样本运输管理规定》（原卫生部令第 45 号）二类病原菌的运送标准执行。

（2）标本处理：

1）生化、免疫、凝血等离心开盖标本的处理：①操作人员应在生物安全二级实验室进行，同时采用生物安全三级实验室的个人防护。②从密封袋取出标本后，放入生物安全柜，紫外照射或 75% 酒精喷雾消毒后再做处理。③标本试管必须带盖离心，离心人员不能远离离心机，如果发生意外，尽快停止离心，三级防护下按意外事故进行处理。如无意外，静置 15 min，喷 75% 乙醇后再打开离心机盖。④关键点：在生物安全柜中打开试管盖（操作人员必须严格按照标准操作规程操作生物安全柜）；将试管放在已消毒的试管架上，试管帽喷洒 75% 酒精或 1 000 mg/L 含氯消毒液后再放入医疗废物专用包装袋中准备高压处理。⑤更换手套或喷洒75%乙醇消毒后，将试管架安全转运至相应检验设备上机。转运过程和上机操作时应避免溢洒，同时尽量减少气溶胶产生。⑥检测结束后加盖封闭，再用医疗废物专用包装袋封闭，专门地点保存；统一高压消毒处理，同时做好记录。

2）无须离心的血常规试管混匀后，在生物安全柜内开盖，其他操作同上述。

3）甲流和乙流抗原筛查操作：必须全程在生物安全柜中进行，检测后的咽拭子立即放入利器盒中。

4）细菌培养：新型冠状病毒相关患者各种类型标本（尤其是呼吸道标本）的培养，必须在二级生物安全实验室中进行，操作人员按照三级防护装备。

5）所有的手工操作都应在生物安全柜内进行。

五、废弃物管理

（1）开展新型冠状病毒相关实验活动的实验室应当制定废弃物处置程序文件及污物、污水处理操作程序。

（2）所有的危险性废弃物必须依照统一规格化的容器和标示方式，完整并且合规地标示废弃物内容。

（3）应当由经过适当培训的人员使用适当的个人防护装备和设备处理危险废弃物。

（4）废弃物的处理措施。废弃物的处理是控制实验室生物安全的关键环节，切实安全地处理感染性废弃物，必须充分掌握生物安全废弃物的分类，并严格执行相应的处理程序。

1）废液的处理：实验室产生的废液可分为普通污水和感染性废液。①普通污水产生于洗手池等设备，对此类污水应当单独收集，排入实验室水处理系统，经处理达标后方可排放。②感染性废液即在实验操作过程中产生的废水，采用化学消毒或物理消毒方式处理，并对消毒效果进行验证，确保彻底灭活。③工作人员应当及时处理废弃物，不得将废弃物带出实验区。

2）固体废物的处理：①固体废物分类收集，固体废物的收集容器应当具有不易破裂、防渗漏、耐湿耐热、可密封等特性。实验室内的感染性垃圾不允许堆积存放，应当及时压力蒸汽灭菌处理。废物处置之前，应当存放在实验室内指定的安全地方。②小型固体废物如组织标本、耗材、个人防护装备等均需经过压力蒸汽灭菌处理，再沿废弃物通道移出实验室。③体积较大的固体废物如HEPA过滤器，应当由专业人士进行原位消毒后，装入安全容器内进行消毒灭菌。

不能进行压力蒸汽灭菌的物品如电子设备可以采用环氧乙烷熏蒸消毒处理。

④经消毒灭菌处理后移出实验室的固体废物，集中交由固体废物处理单位处置。

⑤实验过程如使用锐器（包括针头、小刀、金属和玻璃等）要直接弃置于锐器盒内，高压灭菌后，再做统一处理。

（5）建立废弃物处理记录 定期对实验室排风 HEPA 过滤器进行检漏和更换，定期对处理后的污水进行监测，采用生物指示剂监测压力蒸汽灭菌效果。

六、实验室消毒

1. 环境空气消毒 实验室配备充足的空气消毒机或紫外线灯，每天试验前后常规消毒（空气消毒机 1 h/ 次，紫外线灯 30 min/ 次）。

2. 物表消毒

（1）每天试验前后用 75% 乙醇对生物安全柜进行擦拭。

（2）实验操作后及时使用 75% 乙醇或 1 000 mg/L 含氯消毒液擦拭或喷洒操作台面和接收窗口的玻璃。

（3）所用门把手等公共设施每天使用 1 000 mg/L 含氯消毒液擦拭消毒 3 次；地面消毒由外向内喷洒 1 次，喷药量为 100~300 mL/m²，待室内消毒完毕后，再由内向外重复喷洒 1 次，消毒时间应不少于 30 min。

（4）转运及存放标本的容器使用前后用 75% 乙醇或 1 000 mg/L 含氯消毒液进行擦拭或喷洒。

七、意外事故的处理

（1）当出现标本溢洒、破损等意外事故时应参照特定场所消毒技术方案进行处理。并通知相关科室重新采集标本。

（2）当潜在感染性材料污染生物安全柜的操作台造成局限污染，使用 75% 酒精和 3 000 mg/L 含氯消毒剂对生物安全柜进行消毒。消毒液需要现用现配，24 h 内使用。

（3）当产生大量污染物时，应保持实验室空间密闭，避免污染物扩散，使用 5 000~10 000 mg/L 有效氯消毒液浇在吸水材料上，作用 30 min 以上。必要时（大量溢洒时）可用过氧乙酸加热熏蒸实验室，剂量为 2 g/m³，熏蒸过夜；或 20 g/L 过氧乙酸消毒液用气溶胶喷雾器喷雾，用量 8 mL/m³，作用 1~2 h；熏蒸时室内湿度 60%~80%。

（4）清理污染物严格遵循生物安全操作要求，采用压力蒸汽灭菌处理，并进行实验室换气等，防止次生危害。

参考文献

［1］中华医学会肾脏病学分会专家组.中华医学会肾脏病学分会关于血液净化中心（室）新型冠状病毒感染的防控建议（试行第1版）[J].中华肾脏病杂志，2020，36(2)：82-84.

［2］中华医学会呼吸病学分会感染学组.中国成人医院获得性肺炎与呼吸机相关性肺炎诊断和治疗指南（2018年版）[J].中华结核和呼吸杂志，2018，41(4)：255-280.

［3］郑旭锐，杨宇，郑秀丽，等.从肺肠微生态变化研究肺与大肠的相关性[J].中医杂志，2011，52(10)：60-62.

［4］朱美英，曹鄂洪.降钙素原的检测和应用：《感染相关生物标志物临床意义解读专家共识》解读[J].上海医药，2018，39(01)：14-18.

［5］朱蕾，张静.机械通气的压力［J］.中华结核和呼吸杂志，2016，39（5）：416.

［6］朱蕾，刘莉.常用机械通气模式的特点和临床合理选用［J］.中华结核和呼吸杂志，2008，31（7）：556-558.

［7］周筱青，刘皈阳，朱士俊.医院抗生素政策的制定、实施和成效［J］.中国抗生素杂志，2003，28（4）：204-206，211.

［8］周小东.新型冠状病毒肺炎患者焦虑恐惧心理的防治措施[J].解放军医药杂志，2020，32(02)：3-5.

［9］赵春草，吴飞，张继全，等.知母的药理作用研究进展[J].中国新药与临床杂志，2015，34(12)：898-902.

［10］张明发，沈雅琴.中药苍术炮制前后药理作用的研究进展[J].抗感染药学，2017，14(03)：11-15.

更多参考文献请扫码查看